医疗护理员规范化培训与管理

主编　张玉侠

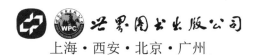

世界图书出版公司

上海·西安·北京·广州

图书在版编目(CIP)数据

医疗护理员规范化培训与管理 / 张玉侠主编. —上海：上海世界图书出版公司，2022.10
ISBN 978-7-5192-1634-4

Ⅰ. ①医… Ⅱ. ①张… Ⅲ. ①护理人员－岗位培训－教材 Ⅳ. ①R192.6

中国版本图书馆 CIP 数据核字(2022)第 174225 号

书　　名	医疗护理员规范化培训与管理	
	Yiliao Huliyuan Guifanhua Peixun yu Guanli	
主　　编	张玉侠	
责任编辑	芮晴舟	
装帧设计	南京展望文化发展有限公司	
出版发行	上海世界图书出版公司	
地　　址	上海市广中路 88 号 9-10 楼	
邮　　编	200083	
网　　址	http://www.wpcsh.com	
经　　销	新华书店	
印　　刷	上海景条印刷有限公司	
开　　本	787mm×1092mm　1/16	
印　　张	18.5	
字　　数	350 千字	
版　　次	2022 年 10 月第 1 版　2022 年 10 月第 1 次印刷	
书　　号	ISBN 978-7-5192-1634-4/R·635	
定　　价	60.00 元	

编　委　会

主　编　张玉侠（复旦大学附属中山医院）

副主编　程　云（复旦大学附属华东医院）

编　者　（按姓氏笔画排列）

王　颖（复旦大学附属中山医院）

冯　丽（复旦大学附属中山医院）

朱唯一（上海交通大学附属瑞金医院）

苏　伟（复旦大学附属中山医院）

沈　军（复旦大学附属中山医院）

张育红（复旦大学附属中山医院）

陈　潇（复旦大学附属中山医院）

胡三莲（上海交通大学附属第六人民医院）

俞静娴（复旦大学附属中山医院）

秦　薇（复旦大学附属中山医院）

顾　莺（复旦大学附属儿科医院）

奚慧琴（上海交通大学附属仁济医院）

高晓东（复旦大学附属中山医院）

曹艳佩（复旦大学附属华山医院）

序

近来,"取消护工"以及"规范护工"的呼声多次出现在媒体头条,成为社会热点问题,受到广泛关注。随着我国老龄化、独子化日益加深,医疗和生活护理需求矛盾凸显。一方面护理离职率高,另一方面护工服务和管理规范性问题极为显著,这反映了我国护理体系亟待完善。

护理工作是卫生健康事业的重要组成部分,2022年4月29日,国家卫生健康委发布的《全国护理事业发展规划(2021—2025年)》中,明确指出探索建立和发展医疗护理员职业队伍,并加强能力培训和管理。随着医疗技术的进步,护理专业内涵不断深化,根据护理工作内容对护理工作进行合理分层,是解决护理人员短缺,提高工作效率的重要方式。

在医疗机构设置医疗护理员岗位作为护理队伍的辅助和补充,让注册护理承担专业的医疗护理,护理员承担技术含量和风险低的病区内患者照护任务,是满足患者群体多层次的健康服务需求,提高护理人力资源的使用效率,缓解护理队伍短缺的有效策略。

然而,现阶段医疗护理员队伍普遍缺乏基本的医疗、护理和院内感染知识,服务对象又多为自理能力下降的患者,这支队伍在服务患者,缓解患者家庭照顾困难的同时,也带来了诸如增加院感发生率等一系列的问题。因此,护理员队伍的基础培训成为当务之急。

本书的诞生恰逢其时,正如书名"规范化管理"所示,本书凝集了数十位医院管理者、护理管理者及院感专家的经验与智慧,在分析全球医疗护理员发展状况的基础上,深入真实临床情景,对中国国情下医疗机构护理员的角色、功能、工作内容进行科学界定,并系统地梳理了医疗护理员所需的知识、技能及管理方式,对医疗护理员这一角色进行了科学的、系统的、全面的阐释。

我相信本书将为医疗机构规范化使用、培养、考核、评价医疗护理员提供极大的借鉴与参考,将推动我国打造一支"技能混合(skill mix)"型护理队伍,从而适应人民群众日益增长的健康需求和经济社会发展对护理事业发展的新要求。

朱同玉

复旦大学上海医学院副院长

上海现代服务业联合会医疗服务专业委员会主任委员

2022 年 6 月

前　言

在医疗卫生保健体系中，患者作为一个"整体人"具有多元化、多层次的服务需求，包括低水平的基本照护需求和高水平的复杂医疗护理需求。通过设置经过一定规范培训的医疗护理员，承担低技术含量、低风险的日常生活护理及简单的基础护理任务，从而使专业的护理人员能够有更多时间提供复杂的、高水平的医疗护理服务，既能全方位满足患者需求，落实整体护理，又能提高人力资源使用的成本效益，增强护理队伍的活力，从而实现护理队伍分层科学管理。继 2019 年国家卫健委医政医管局发布了《关于加强医疗护理员培训和规范管理工作的通知》后，2022 年国家卫健委发布了《全国护理事业发展规划（2021—2025 年）》，明确指出探索建立和发展医疗护理员职业队伍。医疗护理员的规范化培训将成为未来 5 年护理服务队伍建设的重点工作之一。

以史为鉴方知今，以人为鉴方知己。《医疗护理员规范化培训与管理》一书首先对全球医疗护理员发展概况和历史沿革进行了系统分析，在总结发达国家医疗护理员发展经验的基础上，编委会多次组织临床实践经验丰富的医院管理者、护理管理者及院感专家开展研讨会，对本书结构的科学性和全面性、医疗护理员的功能定位反复论证，以期为医疗机构和相关培训机构提供一册具有指导性、参考性、实用性的管理书籍。

本书共 14 章，分为上下两篇。上篇为"医疗护理员的发展与管理"，对医疗护理员的历史起源、工作内涵、职业守则、道德伦理、认证、培训等理论知识进行了系统、全面的阐述，旨在提高医疗卫生系统对于护理员角色的认知。下篇为"医疗护理员的基础知识与核心技能"，以临床使用需求为导向、以岗位胜任为标准，明确了与医疗护理员岗位匹配的知识、技能、态度、价值观，内容贴近患者、贴近临床，涵盖基础护理、医院感染控制、急救技能、人文等，理论和实践并重，旨在促进医疗护理员知识和技能的标准化、规范化。

医疗护理员职业队伍将成为打造全方位、全周期护理服务的重要辅助力量，其服务能力直接影响了人民群众多样化护理需求的满足程度，其管理水平直接影响了人民群众健康权益的保障程度。以此为出发点，我们真诚地希望本书既能够使医疗护理员掌握足够的知识与技能，为制定医疗护理员规范化管理方案，也为医疗机构规范化使用、培养、考核、评价医疗护理员提供一定的借鉴与参考，从而进一步保障患者安全和提升服务质量。

本书在编写过程中得到了众多的医疗管理者、护理管理者、医院感染控制专家以及一线护理人员的全力支持与帮助，在此表达真诚的谢意。同时由于我们理论水平和实践经验有限，书中不当之处在所难免，诚恳希望同道不吝指正，以便修正。

张玉侠

复旦大学附属中山医院护理部主任

复旦大学护理学院副院长

2022 年 6 月

CONTENTS | **目 录** |

下篇 医疗护理员的基础知识与核心技能

上　篇

医疗护理员的发展与管理

第一章

全球医疗护理员的发展状况

第一节　英国医疗护理员的发展状况

一、英国医疗护理员的起源与历史沿革

历史上医疗护理员出现于克里米亚战争时期（1854—1856 年），南丁格尔护理团队首次考虑了训练有素的护理员（nurses' aides）在照料伤员中的价值。1860 年，在南丁格尔创建护士学校时，擦洗、喂食等基础照护工作即不纳入护士的教育范畴，而是由护理员完成。自此，医疗护理员作为医疗辅助人员成为医疗机构人力资源的一部分。1945 年，英国政府决定系统整合社会医疗资源，建立全民医疗服务体系（National Health Service，NHS），护理员作为护理照护队伍不可或缺的一部分受到了正式认定。自从护理员角色在英国被认定以来，其角色名称多样，英文名称包括"under nurse""nurse aide""nursing auxiliary""untrained nurse""generic support worker""ward assistant"等。1986 年，英国护士监管机构和卫生署首次提出将"卫生保健助手"（Health Care Assistant，HCA）作为护理员的官方名称，尽管并未在立法层面强制执行，HCA 还是很快成为最普遍使用的称呼。20 世纪 80 年代，英国注册护士承担低技术水平基础任务的耗时占到了全部工作时间的 50%～70%，这使得注册护士无法专心投入"他们应该承担的事情"及"他们被培训从事的事情"。1988 年，英国护理和卫生理事会（United Kingdom Central Council for nursing，UKCC）发布了一份关于 HCA 的文件，该文件首次在官方层面指出应该设立 HCA 岗位，建议 HCA 从事环境清洁、患者清洁、文书和其他与维护直接护理环境相关的工作。20 世纪 80 年代后期，英国 HCA 的数量急剧增加，直至稳定在占护理人力资源总量的 1/4 左右，从而保证了注册护士有足够的时间满足患者更高水平的需求，HCA 逐渐成为卫生保健系统的重要组成部分。在数量激增的同时，HCA 的角色也迎来了另一重要变革。多篇文献报道，20 世纪末到 21

世纪初,HCA 开始需要承担原本由护理专业学生和初级临床护士负责的常规护理措施。1997 年,英国公共服务业总工会的一项大型全国范围调查结果显示,HCA 承担了更多护理操作,20％的 HCA 承担了非侵入性护理操作,包括伤口护理、导管护理等,10％的 HCA 更是承担了静脉穿刺类侵入性护理操作。导致这一重要变革的原因主要包括两方面。一方面,随着医生人力资源的紧张和护士受教育程度的提高,注册护士角色发生了改变,原本属于医生的一部分工作由执业护士承担,从而造成了原本属于护士的一部分工作需要由 HCA 承担;另一方面,护理人力资源同样短缺,随着人口老龄化的发展、护士离职率的上升以及老龄护士的退休,20 世纪初期护士人数需求量增加 10％,这一巨大人力资源空缺最终通过将 12.5％的护理活动转移给 HCA 而得到填补。

在英国 HCA 发展史上,另一个重要的变革同样发生在 20 世纪 80 年代后期,伴随着教育改革计划"Project 2000"引入,HCA 作为"编外人员"首次被纳入护理教育体系。1999 年,英国皇家助产士学院发布声明表示欢迎 HCA 加入助产士团队,与之相呼应的是,2000 年,英国皇家护理学院(the Royal College of Nursing,RCN)发起成员投票,结果显示,78.1％的成员对 HCA 进入护理教育体系表示赞成,同意 HCA 接受相关的学历教育。2004 年,在 RCN 发布的"未来护士"文件中,正式将 HCA 纳入护理队伍。HCA 在卫生保健事业中的作用和贡献开始获得学术界和教育界的认可,HCA 可以报名学习护理专业学历课程,若通过国家规定的资格考试可获得护理专业学历,HCA 与专业保健人员的职业发展路径正式打通。

进入 21 世纪后,伴随着由医疗技术进步引起的护理专业活动需求激增、由医疗成本上升引起的人力成本考量、护理人力资源短缺,英国 NHS 对于 HCA 的需求与依赖程度也逐年渐增。在政策和需求的双重驱动下,HCA 已经成为英国卫生保健系统不可或缺的一部分。根据欧盟统计局的统计结果,2013 年英国 HCA 数量超过每千人口 15 名,且呈上升趋势,2018 年达到每千人口有 18 名,占到英国 NHS 总人力的 40％,HCA 总人数约 13 万。

二、英国医疗护理员的使用现况

自 2010 年开始,英国护士采用新的分级系统"agenda for change",在英国 NHS 认可的医院中,护士被分为 1～9 级,其中 1～3 级为 HCA。不同级别的护理员需要掌握的知识和能力水平不同,拥有的责任和权利亦是不同的,对应其层级,"能级对应的原则"使得英国的护理员对自身的照护权限与职责有着更明确的认知。

(一)准入资格

英国 HCA 无正式的资格准入要求,医疗机构直接聘用非专业人员成为 HCA,

HCA 由医疗机构经过短期临床培训后上岗,入职前通常需要进行基础的数学和英语测试,确保能够胜任记录脉搏、血压和管理基本药物等工作。2014 年,英国健康教育协会(Health Education England,HEE)推出了一套 HCA 认证方法,规定每名新 HCA 必须在入职 12 周内完成认证,HCA 必须通过包括保护隐私、尊重患者、基本生命支持、感染预防与控制等在内的 15 项考核后方能继续工作。认证方法包括面试和从同事、上级领导、患者方获得相应反馈。

(二)职业发展路径

3 级的 HCA 在积累了足够的工作经验后,即可向英国护士和助产士协会(Nursing & Midwifery Council,NMC)提交申请成为护理助理(Nursing Associate,NA),NA 项目的申请准入资格包括 2 级数学和英语能力。为了取得 NA 资格证书,HCA 需要完成为期 2 年的课程,课程通过在职学习完成,主要包括临床实践实习以及理论文化学习两大部分,通过 NMC 的资格审查,即可成为 NA,即 4 级护士。HCA 成为 NA 后,可向英国 NMC 申请成为注册护士。在英国 NMC 批准的高等教育机构,以在职的方式完成为期 4 年的课程,并在不同实践场所进行培训,包括儿科、妇产科,最终英国 NMC 以与其他护士学生同样的标准进行严格的资格审查,合格后予以注册成为护士。

(三)管理方式

英国 HCA 的临床实践不受官方机构 NMC 的监管与约束,而是由雇佣的医疗机构进行管理与培训,在注册护士的监督下开展临床实践的。在工作及休假制度方面,英国 HCA 的标准工作时间约为每周 37.5 h,每年享有 27 天年假,在工作时间以轮班的方式承担工作,包括早班、白班、夜班等。在薪酬制度方面,英国政府和公共行业采取公开透明的薪资体系,在卫生保健领域,英国 NHS 实行 Agenda for Change(AfC)薪资体系,覆盖了绝大多数工作人员的薪资水平(除了医生、牙医以及高级管理者)。AfC 体系包括 9 个级别,大部分英国 HCA 的薪资属于 AfC 薪资体系的级别 2(56.5%)或级别 3(36.0%)。其中级别 2 为每年收入约 18 005~19 337 英镑,级别 3 为每年收入 19 737~21 142 英镑,此外,每年还有 4 000~7 000 英镑额外补助。

(四)培训方式

尽管英国 HCA 在卫生保健系统中发挥了重要作用,英国卫生体系对于 HCA 的培训重视程度还是不够,在英国 NHS 的教育与培训经费中,HCA 占到的预算份额仅为 5%,在缺乏财政经费的支持下,英国尚未建立系统、规范的培训方案,培训形式多为医疗机构或者其他非官方机构组织的短期岗前培训,由此导致 HCA 的实践安全性受到了部分医疗保健专家和卫生学者质疑。此外,"健康院长理事会"指出 HCA 培训存在可及性不高和质量参差不齐的问题,而且雇主和教育提供者之间存在沟通不畅,导致培训方案难以胜任工作需求。

（五）工作内容

英国 HCA 的 60％工作时间用于直接和间接患者照护，是注册护士的 2 倍。尽管不同医疗机构间 HCA 的工作内容有所差异，但是在英国 NHS 层面认可的职责仅为最基础的生活照护，不允许涉及临床决策和判断。英国 HCA 主要职责包括：维持患者个人清洁卫生；提供膳食、协助喂养患者；协助患者下床活动；整理床单位、准备与消毒；让患者感到舒适；通过测量体温、脉搏、呼吸和体重来监测患者的状况；协助生活不能自理者大小便；陪伴患者外出检查。在健康中心和全科医生手术室，英国 HCA 会承担消毒设备、做健康检查、物品管理、处理实验室样品、取血样、开展健康促进或健康教育工作。除了护士，英国 HCA 还与医生、助产士和其他医疗保健专业人员合作。

（六）群体特征

从人口统计学上看，与注册护士不同，HCA 更接近于他们所服务的患者群体的种族多样性，同时也更加稳定，流失率低。在英国 NHS 中，超过一半（54.1％）的 HCA 年龄为 40～59 岁，15.8％来自少数族裔背景，84.3％是女性。

三、英国医疗护理员的使用效益

（一）降低医疗成本

根据 AfC 薪资体系，一名正式的注册护士的平均工资约为 6 万英镑/年，而一名 HCA 的平均工资约为 2 万英镑/年。众多研究表明，雇佣 HCA 从事低技术含量的直接照护工作，能够在不降低照护质量的同时减少医疗机构的人力成本、提高人力资源使用效率。尤其在英国政府财政紧缩的背景下，明显降低了医疗成本。

（二）提高高质量照护的可及性

HCA 承担了部分低技术含量的直接照护工作，使得注册护士能够有更多的时间提供复杂的、专科的照护，如伤口护理，并满足患者更高层次的需求。对注册护士的调查研究显示，91％的护士认为 HCA 的设置使他们能够提供更高质量的照护，97％的护士认为设置 HCA 是有必要的。

（三）保障患者安全

HCA 在维护患者安全方面也发挥潜在的重要作用。2018 年，英国一项纳入 13 万患者的回顾性研究结果表明，每例患者入院前 5 天中 HCA 的工作量与患者死亡呈双向关系，即过度与不足均导致患者病死率增加。这项研究既提示了 HCA 对患者安全的保障作用，也引起了学者对于确定 HCA 和注册护士的合适配置比例的关注。正如研究所述，HCA 承担了部分直接照护任务，但是不能替代注册护士，在评估人员需求或进行比较时,HCA 和注册护士也不应同等对待。因此,HCA 和注册护士的合适配置比例关系需要进一步研究,从而明确最优的 HCA 配置水平。

第二节　美国医疗护理员的发展状况

一、设置背景

1898 年美西战争期间,由于男性医务兵数量不足,在医院病房接受过正规培训的女性护理人员作为补充进入战场。训练有素的护理人员带来了关于无菌理论和急救相关知识,并将这些知识与严格执行清洁卫生结合起来。受过训练的护士降低了士兵的死亡率。1901 年,美国众议院通过立法,正式成立美国陆军护士军团(女性)(United States Army Nurse Corps)。该组织扩大了女性的工作范围,将女性安排到主管、总参谋长、参谋和后备护士等领导岗位上。经过培训的毕业护士主要承担军队护理的主要责任,同时监管医务兵。女性护士在战争期间发挥的重要作用在一定程度上推动了该组织的成立。在该组织成立之前,美国陆军组织一直拒绝接受女性护士。1908 年,效仿陆军护士军团成立了海军护士军团(United States Navy Nurse Corps)。女性护士对服役条件和作战能力的良好适应,以及较男性医务兵在照顾伤病员中的优势得到了大众认可。

第一次世界大战(1914—1918 年)期间,美国专业护士严重短缺,原因之一便是军队不愿意招募训练有素的非洲裔护士参与服务,所以"短缺"是一个相对的概念。最终的替代方案是陆军和海军护士军团雇佣没有接受过正规培训的白人护士助手进入战场,美国医疗护理员角色在特殊时代背景下首次进入大众视野。第二次世界大战(1931—1945 年)之后,医院依旧面临专业护士短缺问题,护理员使用人数大大增加。2015 年,美国医疗护理员数量即达到 142 万,占全部护理人员的 27.1%。

二、发展沿革

与许多西方发达国家采取的全民社会保险体制不同,美国是发达国家中唯一没有全民医疗保险的国家,美国推行的是以市场经济为主导的医疗保险制度。政府提供的医疗保险主要分为 4 类:面向 65 岁以上老年人及残障人士的医疗照顾计划(Medicare);面向低收入人群的医疗救助计划(Medicaid);儿童健康保险(CHIP)和军人医保计划。此外,约 60%的美国人被排除在公共医疗保险制度之外,只能购买商业医疗保险。

美国在 20 世纪存在看病难、看病贵的社会问题，应运而生的管理式医疗（managed care operation，MCO）打破了"好＝贵"的铁律。因为医疗与普通商业行为不同，主导权不在服务接受方，而在于服务提供方。管理式医疗起源于 20 世纪前期，其前身是预付制医疗服务，是指将医疗服务所需资金与提供的服务相结合的一种运行系统，这套系统的医疗服务对象是加入该系统的成员，与通过挑选的医疗服务提供者（医院、医生）达成协议，制定改善医疗服务质量与价格的医药审核计划，向会员提供预防疾病和治疗疾病等一系列的医疗保健服务，其核心是通过医疗资源的合理使用控制医疗费用。

20 世纪 90 年代，MCO 制定了成本降低政策。这一政策促使医疗机构通过减少护士及其他辅助人员数量来削减成本，从而导致护士数量减少，而在职护士工作量骤增，造成的结果是护士需要花费更多时间在运送非危重患者、收拾餐盘、接电话、文书等非护理工作。研究显示，花费在患者护理上的每一个小时中，有 30～60 分钟用于执行行政职责，这极大地增加了护士的工作量并降低了护士工作满意度，从而护士流失率较高，进一步导致护士短缺。

此外，护士薪资自 20 世纪 90 年代以来一直停滞不前，1994—1997 年护士收入增长低于同期的平均通货膨胀率，这与 MCO 拥有更大的市场占有率有关。医院和养老机构护士配置管理医学委员会（Medicine's Committee on the Adequacy of Nurse Staffing in Hospitals and Nursing Homes）及医疗卫生行业患者保护和质量咨询委员会（President's Advisory Commission on Consumer Protection and Quality in the Health Care Industry）均评价了 MCO 对护理人力资源配备和收入产生了负面影响。

然而，随着美国人口老龄化加剧，对于护士的需求开始逐渐增加。根据美国人口普查局调查数据显示，随着人口平均寿命延长以及美国社会婴儿潮一代人的老去，美国 65 岁以上老年人口数量将从 2005 年的 3 700 万增长到 2030 年的 7 000 万，老年人口占总人口比例从 12％增长到约 20％。超过 75％的老年人口至少患有一种慢性病，20％参保 Medicare 项目的老年人患有 5 种甚至更多慢性病。照顾这些老年人口是医疗卫生系统面临的重大挑战。目前由于具备专业老年知识的卫生保健人员数量不足，需要增加助理护士规模来应对老年人增加的医疗服务需求。应对人口老龄化增加的助理护士执业场所主要位于养老机构或疗养院，其次是医院、退休社区。

三、管理机制

美国护士职业等级从高级到低级共分为 4 级，分别是高级实践注册护士（Advanced Practice Registered Nurses，APRN），通常需要研究生学历；注册护士（Registered Nurses，RN），至少需要 2～3 年的大学文凭，大多数 RN 拥有学士学位；

执业护士(Licensed Practical/Vocational Nurses,LPN/LVN),需要接受 1 年的护理教育;助理护士即医疗护理员(Certified Nursing Assistants/Aides,CNA),准入门槛最低,通常没有学历限制,参加政府规定的培训并通过考核即可进行认证。一项覆盖美国 11 个州 799 家医院共计 6 万例患者的研究显示,每个患者的每日护理时长为 11.4 小时,其中注册护士提供 7.8 小时,执业护士提供 1.2 小时,助理护士提供 2.4 小时。

(一) 准入资格

医疗护理员在美国各州的称谓有所差异,包括"Certified Nurse Aides""Certified Nursing Assistants""State Registered Nurse Aides"。助理护士在卫生系统中发挥着重要作用,他们的执业环境包括养老机构(nursing homes)、医院长期照护病房(hospital long-term care wards)和社区康复中心(community rehabilitation)。

美国各州都要求 CNA 进行注册登记,并规定培训和考核评估标准。各州培训准入条件和考核标准有所差异,联邦政府要求最低培训时间为 75 小时,有些州规定的最低培训时间为 120 小时甚至更长时间。以加州为例,CNA 的准入条件包括:年龄达到 16 岁;无犯罪记录;完成加州政府认可的培训课程并通过考核。相关培训机构可在加州公共卫生部官网进行搜索,这些培训机构包括护理中心、康复医院、健康管理中心等。

(二) 职业发展路径

CNA 培训项目可以得到政府更多的支持和优待,例如加州圣芭芭拉城市学院的一项 CNA 项目对州内学员免费,而该学校的 RN 项目则需花费 6 500 美元。此外,取得 CNA 认证后在养老机构工作的 CNA 可以报销学费,由联邦政府承担费用。

一些组织呼吁建立 CNA 职业上升路径,让 CNA 晋升到专业岗位,比如康复护理员(restorative nursing assistant),目前一些 CNA 已经接受过这方面的培训。其他晋升机会因州而异,有些州要求获得额外的证书才能担任药物治疗助手(medication aide)。一些州允许 CNA 自主创业。

此外,优秀的 CNA 可以获得奖学金继续接受护士教育从而晋升到 RN 岗位,不再从事长期照护工作,而是作为 CNA 的监管者。

2008 年美国注册护士抽样调查研究结果显示,36% 的 RN 曾经从事 CNA 工作,而只有 13.3% 的 LPN 曾从事 CNA 工作,这表明 CNA 更倾向于从事 RN 工作。

(三) 管理方式

CNA 主要在注册护士或者执业护士的监督下进行执业活动。

(四) 培训和考核要求

美国联邦政府规定 CNA 在入职前至少需要进行 75 小时培训并通过考核才可获得资格认证。各州规定的培训时间有所差异。有些州规定的最低培训时间为 120 小时甚至更长时间。下面以加州为例阐述培训和考核要求。

培训要求：培训课程至少包含 60 小时的课堂理论学习和 100 小时的临床培训，临床培训在正规执业环境中完成。若申请人已完成部分 LPN、RN 或认证精神治疗师（Licensed Psychiatric Technician，LPT）课程，也被认为同等完成 CNA 培训项目，具备同等资格的申请人必须证明最近在该领域有过带薪工作。

考核要求：加州是使用国家护理员评估项目（National Nurse Aide Assessment Program，NNAAP）进行 CNA 认证的 25 个州之一，考核由相关认证机构组织。申请者必须通过技能考核和理论考核，技能考核包括手卫生、测量血压等基础照护服务；理论考核包括口头测试和书写两种形式，其中，口头测试包括 60 个口头问题和 10 个单词识别、阅读理解，确保 CNA 可以完成基础工作。申请者在 2 年培训期内拥有 3 次考试机会，考核不通过需要重新培训。

（五）工作内容

美国联邦医疗保险和医疗补助服务中心（CMS）2016 年发布的医疗政策中，重点关注了医疗护理员对护理质量和安全的重要性，并将 CNA 的工作内容分为以下 9 类。

1. 生活照护：擦浴、穿衣、合理喂食、皮肤护理等。

2. 安全或紧急救助：应对噎食、跌倒、火灾等情况，配合医疗团队执行应急计划。

3. 基本护理：测量身高体重、记录生命体征、识别患者身体功能异常情况并根据轻重缓急向管理者报告、照顾濒危患者。

4. 感染控制：评估并维持环境安全、向注册护士报告可能为院感的体征和症状、监督和监测。

5. 沟通和人际交往能力：与患者及照护者、医疗团队沟通。

6. 照顾认知功能受损的患者：与认知功能障碍患者进行交流，理解他们的行为模式并给出相应的回复，从而降低认知障碍对患者的不良影响。

7. 基础康复护理：根据患者能力进行针对性的自我照护训练、在转换体位、移动、进食和穿衣时使用辅助装置、维持活动度、排便和排尿训练等。

8. 心理健康和社会服务需求：根据患者行为修正自身行为、允许患者做出自主选择、提供并加强符合患者尊严的其他行为、让患者家属提供情感支持等。

9. 尊重患者权益：对患者私密性事件进行保密、协助解决冤屈和纠纷、保管患者的私人物品并处于安全状态、保护患者免受虐待和忽视，如发生此类情况需要向机构工作人员报告。

然而，除了根据《联邦管理法规》对 CNA 进行实践指导，有些州依据注册护士条例对 CNA 的职责进行拓展补充，这些职责往往超越了《联邦管理法规》内容。主要包括以下 4 个方面。

1. 用药管理：给药、提醒患者服药、帮助患者打开或放回药瓶。

2. 伤口护理：使用药膏和辅料护理伤口。

3. 导管和管道护理及治疗：灌肠、通过除静脉导管外的其他导管进行液体滴注、使用经阴道或直肠栓剂或药膏、将尿袋固定到大腿上。

4. 医疗信息管理：识别健康照护问题、收集数据并提供给注册护士和职业护士进行评估。

（六）工作制度

美国《劳动法》规定医疗机构和居家照护机构雇员每周工作时间为 40 小时。工作模式分为白班、中班和夜班。

（七）薪酬及社会保障制度

美国劳工统计局数据显示，2020 年全职 CNA 平均年薪 32 050 美元，其中执业场所位于联邦附属机构平均年薪 37 450 美元，养老机构平均年薪 26 590 美元。同时，超过 1/3 的 CNA 可以得到某些形式的公共援助。

其中 17% 的 CNA 家庭收入低于联邦贫困线。尽管作为医疗工作者的重要组成部分，20% 的 CNA 没有任何健康保险。

四、群体特征

美国护理员的工作场所主要包括：医院、养老机构和社区康复中心，美国劳工统计局数据显示，CNA 主要的执业场所位于养老机构，这与美国严重的人口老龄化息息相关。由于移民国家的特性，美国的少数族裔占据了护理员总数的一半，其中，35% 为非裔。医院 CNA 男性占比 20%，高于养老机构和家庭的 10%。

第三节　日本医疗护理员的发展状况

一、设置背景

（一）超老龄化社会衍生的医疗需求剧增

日本是世界上人口老龄化最严重的国家之一。1970 年，日本 65 岁以上老年人超过 7%，进入老龄化社会；1994 年，65 岁以上老年人超过 14%，进入老龄社会；2007 年，65 岁以上老年人超过 21%，进入超老龄社会。随着医学技术的不断进步和少子化的加剧，预计到 2025 年，日本 65 岁以上老年人将超过 30%。

老年人面临着多病共存、危急重症高发、失智失能等诸多卫生健康问题，这些问题给社会的发展带来了负面影响。卫生经济学相关研究表明,老龄化已成为医疗保健支出最大的负担。为了应对老龄化背景下激增的医疗需求与疾病负担,亟须扩大医护人员队伍。

(二) 护理人力严重短缺难以满足社会需求

近年来日本护士总数不断上升,2018 年日本每千人口注册护士数为 11.8 人,但其离职率一直保持在 11% 左右,且未见降低的趋势。据调查,目前在职护士中仅有 58.1% 的护士有较高的留职意愿,对于处于超高老龄化社会的日本,新护士的流失更让其护理人力资源面临严峻挑战。与此同时,日本少子老龄化形势越来越严重,18 岁以下人口比例正逐步下降,新毕业护士的招聘将变得越来越困难,护理人员新生力量的不足成为影响日本壮大护理团队的重要原因。据日本经济产业省估计:到 2025 年日本护理人才缺口将达 43 万,2035 年将达 2015 年的约 20 倍,这对老年负担日益加重的日本能否应对未来 20 年的医疗形势提出了严峻挑战。

在超老龄化社会以及护理人力短缺的双重驱动下,医疗护理员应运而生。一方面,与注册护士相比,医疗护理员仅需短期培训,无须取得专业资格证书,具有较好的可及性;而注册护士需要接受系统、专业的教育。因而,日本医院管理者和护理管理者认为,他们的技能和专业需要明智地使用,倾向于将一些简单的、不会影响护理质量的工作分配给医疗护理员承担,使得注册护士能够最大程度发挥专业价值。根据 2010 年日本劳动卫生署的统计结果,目前日本有 4 种类型护理人员,其中 3.4% 是公共卫生护士、2.3% 是助产士、68.2% 是注册护士,剩余的 26.2% 均为医疗护理员。

二、医疗护理员的使用模式

(一) 工作内容

日本医疗护理员在注册护士的指导下进行工作,把患者的情况报告及反馈给注册护士,在医院、长期护理机构、康复诊所、医生诊室帮助护士为患者提供基本的医疗服务。护理员的工作需要具备搬运患者的能力、社交能力、幽默感及照料不能自理患者的能力。当情况紧急时,护理员还需要具备优秀的应急操作和保持冷静的能力。日本医疗护理员工作内容存在较大的异质性,取决于医疗机构的具体要求。一般内容包括:① 满足患者的呼叫;② 为卧床患者翻身,并选择避免压力性损伤发生的合适体位;③ 通过测量和记录患者食物和液体的摄入量和尿量以及其他生命体征观察患者的状态,并交由注册护士监测观察结果;④ 帮助患者移动,进行医生建议的锻炼,并帮助他们上下床;⑤ 为患者提供包扎伤口的护理;⑥ 为患者接受手术、专科治疗或会诊医生检查做准备;⑦ 使用轮椅或担架推车将患者运送到处置室;⑧ 整理、清洁、消毒房间以及整理、清洁、铺设、消毒床单位;⑨ 整理、清洁、消毒护理用具;⑩ 接听电话、管理病区访客、倾倒垃圾等。

(二) 工作模式

日本医疗护理员与注册护士以"合作制"的方式开展工作。一方面,护理员承担病房以及患者的基本活动,减轻注册护士的工作负担;另一方面,注册护士对护理员进行监督、教育与培训,保证护理员工作的安全性。注册护士与医疗护理员相互配合,保证病房运营和患者管理高效、有效地开展。日本劳动卫生署对于医疗护理员的配置比例做出了规定,即白班每25名患者最多配置一名护理员,夜班每50名患者最多配置一名护理员。

(三) 培训与认证体系

日本医疗护理员的培训方式以在职培训为主,没有认证体系,也不需要资格证书即可就业。而日本另一种护理员——养老护理员(即"介护士")已经形成系统的培训与认证体系。日本政府对于介护士的培养非常重视,出台了一系列专门的法律法规对其加以规范。如2000年4月,日本正式施行《介护保险法》,对介护士的培养体系、资格认证机制、培养机构及院校做出了明确规定;2007年,《社会福祉士与介护福祉士法》修正案对介护士的培养标准和质量要求做出了更为详尽的专业化规范。然而,对于医疗护理员的安全执业,尚缺少立法层面的保障。

第四节　中国医疗护理员的发展状况

一、设置背景

在中国的传统文化中,当家庭成员生病住院时,其他亲属具有较为强烈的陪伴意愿和陪伴责任感。然而,改革开放后,快速的人口转变与剧烈的社会变迁持续影响着中国家庭发展。在中国社会转型的过程中,随着低生育率的持续、城市化的推进、住房条件的改善和家庭观念的转变,越来越多的大家庭"裂变"为小家庭。中国家庭规模在近40年来呈现出不断小型化的趋势,从1982年的每户平均4.41人减少到2010年的3.09人,平均每户减少了1.32人。中国家庭户结构正进一步趋于简化,家庭户内的代数趋减,"少子化"或"独子化"现象相对普遍,而"老龄化"成为常态。因此,当家庭成员生病住院时,家庭支持网络在持续缩减,其他亲属既要履行社会角色,又要承担家庭角色,往往无法全程住院陪伴。在此背景下,催生了"护工"这一行业,其主要职能是替代家庭成员的陪伴以及基本生活照护功能。

与此同时,我国护理人力资源严重短缺。近20年来,我国每千人口护士数虽由

1.02 增长到了 3.34,但仍远低于发达国家水平。世界经济合作组织 2020 年报告显示,我国每千人口护士数仅高于南非、哥伦比亚、印度以及土耳其,位居世界倒数第五。《全国护理事业发展规划(2016—2020 年)》强调,要根据功能定位、服务半径、床位规模、临床工作量等科学合理配置护理人力,满足临床工作需求,要求全国三级医院的护士配置应当达到全院护士总数与实际开放床位比不低于 0.8:1,但 2019 年卫生统计年鉴数据显示,我国三级医院整体护床比仅为 0.57:1。中华护理学会一项对全国 87 所医院的调查显示,三级医院的平均护床比为 0.63:1,且床护比达 0.8:1 的三级医院不足 1/4。2022 年发布的《全国护理事业发展规划(2021—2025 年)》中提出,老龄化程度不断加深,对护理服务特别是老年护理服务提出迫切需求,需要有效增加老年护理服务供给。虽然主要发展指标中提出,2025 年,每千人口护士数将由目前的 3.34 增长到 3.8,但还是远远不能满足社会对护理服务的需求。

在以上两大背景下,部分医疗机构设立医疗护理员的角色,其主要职能是承担低技术含量、低风险的患者照护任务,使得护理人员有更多时间从事专业技术活动,既弥补护理人力资源不足,也提高护理人力资源使用效率与效益。

二、使用模式

目前我国医疗机构内存在两种辅助人员——"护工"与"医疗护理员"。虽然"护工"与"护理员"是截然不同的两种职业属性,具有特定的工作范畴,然而,目前中国社会和卫生医疗体系对于两者处于模糊界定阶段,存在角色名称混用、角色功能不清等问题。

(一)管理模式

目前我国有 3 种医疗护理员管理模式,分别为:① "医院经公开招标,确定某一家或多家有资质的第三方机构,并签订协议,由其统一安排医疗护理员(护工)到院内,由患者及家属按需自行雇佣";② "医院经公开招标,确定某一家或多家有资质的第三方机构,并签订协议,由医院统一派遣医疗护理员(护工)到院内提供服务,由医院按第三方用工统一支付劳务费用";③ 两种模式并存。其中,以患者及家属自行雇佣所占比例最高,其次是两种模式并存,而医疗机构统一派遣比例最低。

(二)资格条件

2019 年,国家卫生健康委员会对医疗护理员的资格条件做出了界定,规定医疗护理员的年龄需在 18 周岁及以上,同时,需要身体健康、品行良好、有责任心、尊重关心爱护服务对象,具有一定的文化程度和沟通能力。

(三)培训及认证

2019 年,国家卫生健康委员会发布了《关于加强医疗护理员培训和规范管理工作的通知(国卫医发〔2019〕49 号)》,建议充分发挥市场在资源配置中的决定性作用,各地可以依托辖区内具备一定条件的高等医学院校、职业院校(含技工院校)、行业学会、医疗机构、职业培训机构等承担医疗护理员培训工作。同时,规定医疗护理员需要采用理论和实践相结合的培训方式。培训总时间不少于 120 学时,其中理论培训不少于 40 学时,内容包括法律法规、规章制度、职业道德和工作规范、生活照护、消毒隔离、沟通、安全与急救、生命体征正常值、基本康复锻炼、安宁疗护内容及照护要点以及中药服用基本知识和中药饮片的煎煮方法及注意事项。实践培训不少于 80 学时,内容包括饮食照护、清洁照护、睡眠照护。睡眠环境的准备、促进睡眠的方法、排痰照护、排泄照护、移动照护、消毒隔离、沟通技巧、安全与急救以及协助身体活动、协助功能位摆放、协助肢体被动活动等。

医疗护理员的认证则主要由各省、市的护理学会自行开展,申请者完成医疗护理员课程并通过考核后,发放证书。

(四) 工作内容

目前我国对于医疗护理员的工作内容界定较为模糊,尚未形成具体指导意见,根据《关于加强医疗护理员培训和规范管理工作的通知(国卫医发〔2019〕49 号)》主要从事辅助护理等工作,根据培训大纲的内容,医疗护理员的工作内容主要是参与患者直接照护任务。

第五节　国际医疗护理员发展历程对中国医疗护理员设置的启示

目前,我国医疗护理员存在诸多问题,其中最重要的就是"护工"与"护理员"的混淆使用,导致我国医疗护理员缺乏统一的设置与使用模式,主要存在以下 3 种模式。① 医院直接聘用医疗护理员:医院按照劳动保障相关法律法规规定直接聘用医疗护理员在病区开展"一对多"的生活照护、辅助活动等辅助护理服务。此种类型的医疗护理员主要角色定位是承担低技术含量的护理工作,由医疗机构进行管理。② 医院通过第三方用工方式统一聘用护工:医院通过公开招标流程,与有合法资质的劳务派遣机构、家政服务机构签订协议,依临床需求聘用一定数量的护工在病区开展"一对多"的生活照护、辅助活动等辅助护理服务,作为临床整体护理的一部分。护工由派遣机构对其进行管理,照护费用由家属支付。③ 患者及家属根据自身需求自行聘用护工:患者及家属根据自身实际情况,经医院允许后,自愿与劳务派遣机构或家政服务机构签订协议,自行聘用培训合格的护理员为其提供"一对一"的个性化陪护,护工不承担医院的工作任务。除了角色混淆使用，医疗护理员也面临着专业技能参差不齐、从业门槛较低问题，严重影响了医疗护理员的职业化与规范性。

一、将医疗护理员纳入护理队伍，充分释放护士潜力和价值

在医疗卫生保健体系中，患者作为一个"整体人"，具有多元化、多层次的服务需求，包括低水平的基本照护需求和高水平的复杂医疗护理需求。打造一支与患者需求相匹配的"技能混合（skill mix）"护理队伍是欧美发达国家的通用做法，通过设置未接受过正规、系统医学教育的医疗护理员，承担低技术含量、低风险的日常生活护理及简单的基础护理任务，从而使专业的护理人员能够有更多时间提供复杂的、高水平的医疗护理服务，既能全方位满足患者需求，又能提高人力资源使用的成本效益，增强护理队伍的活力，从而实现科学管理。有学者做过研究，在3所医疗机构的3个病房单元引入了医疗护理员，并通过自身前后对照研究从护士角色层面探讨技能混合（skill mix）护理队伍的使用效益，结果显示，引入医疗护理员后，护士队伍感知的角色功能发生了明显变化，尤其是教育者、患者照护的监督者、护理结局的评估者、医疗团队的协调者和整合者等角色得到了加强。因此，面对患者多层次的照护需求和护理人力资源的短缺，我国亦需打造一支与患者需求相应对的技能混合护理队伍。

二、明确界定医疗护理员工作内容

科学界定工作内容是安全、合理地使用医疗护理员的前提条件。目前，全球范围内护理员的工作内容存在较大异质性，多达50余项项目，少则10余项，在有的国家和地区医疗护理员可承担药物相关的治疗性工作，而在一些国家和地区医疗护理员仅承担患者生活照料类基础性工作。由此可见，各国均基于特定国情将护理工作分层，建立符合本国社会文化及卫生医疗系统特征的医疗护理员使用模式，提高护理人力资源使用效率。

目前，在我国的医疗卫生体系中，患者照护需求并未得到分层。因此，现阶段应凝集医院管理者、护理管理者及院感专家的经验与智慧，对中国国情下医疗机构护理员的工作内容进行科学界定，为医疗机构规范化使用、培养医疗护理员提供前提与参考。

三、完善医疗护理员的认证体系

我国医疗护理员多来自农村转移劳动力，具有文化程度较低、健康素养不足等特点，因此，为了保障临床照护质量和患者安全，必须不断完善医疗护理员的职业认证制度，只有理论考试、技能操作考试合格的人员方能通过资格认证，只有拿到资格证

书才能从事临床照护的工作,推动行业的专业性与规范性。根据国家卫生健康委员会、财政部等五部门联合印发的《加强医疗护理员培训和规范管理工作的通知》,医疗护理员需要持证上岗,然而,对于准入资格、执业认证条件以及认证机构等问题仍未形成统一规范,不利于医疗护理员的职业化发展,未来应进一步完善认证体系。

四、建立系统、全面的医疗护理员培训体系

充分培训是安全、合理地使用医疗护理员的保障。纵观英国医疗护理员的发展历程,虽然其在英国 NHS 中不可或缺的地位得到越来越多的认可,然而,由于缺乏系统培训,医疗护理员一直被认为是"untrained"(未经培训的)以及"unqualified"(不称职的),其实践的安全性也一直受到卫生管理学者的质疑。因此,我国发展医疗护理员时,应该以使用需求为导向、以岗位胜任为标准,建立系统、全面的培训体系,包括培训内容、培养方式、考核方式等,形成规范化、多层次、持续性的医疗护理员培训课程,以及发证机构,使医疗护理员具有与岗位匹配的知识、技能、态度、价值观,掌握人文、院感、急救技能等知识,充分保障患者安全。

五、确立医疗护理员的最优配置水平

研究显示,医疗护理员配置不足与过度均导致患者死亡率增加,配置不足时,护士大部分工作时间用于承担低水平的照护任务,而观察病情、评估患者、制定护理计划的时间大大缩短,使得护士对于患者病情预警信息感知、应对不足,对患者安全造成了威胁;配置过度时,医疗护理员承担了职责以外的工作内容,直接造成护理质量降低,患者安全难以得到保障。因此,应将护理工作内容进行合理分层,并量化不同水平照护任务的耗时,确定医疗护理员和护士的科学配置关系和数量,最大程度提高人力资源使用的成本效益、成本效果以及成果效用。

(张玉侠,陈　潇)

第二章

医疗护理员的概述

第一节 医疗护理员的定义

《中国卫生管理词典》将"护理员"定义为护理辅助人员,受过短期护理培训,具有初中文化水平或职业学校毕业生。《职业大典》将医疗护理员类属第四大类社会生产服务和生活服务人员中的中类 4 - 14 健康服务人员中的小类 41401,是医疗辅助服务人员之一,不属于医疗机构卫生专业技术人员,主要从事护理辅助工作。美国护士协会将医疗护理员定义为受过培训的个人,当注册护士将任务委派给他们时,可以在直接和间接护理中协助注册护士。除了未形成统一定义,医疗护理员的名称在全球范围内也具有较大异质性,包括护理员、卫生保健助手、护理助理、认证护士助理、护理服务员、患者护理助理、患者服务助理和患者护理技术员等。

尽管目前医疗护理员的定义尚未统一,但是世界范围内这一角色具有以下共同特点:① 各级医疗机构中协助护士担任患者生活护理和部分简单的基础护理工作;② 未接受系统性的医学教育;③ 不属于医疗技术人员;④ 需接受职业技能培训并考核合格。

第二节 医疗护理员的岗位职责

医疗护理员的岗位职责是指对医疗护理员所从事的照护工作的职责和任务进行规定,以明确工作内容和范围,使工作井然有序,提高工作效率和质量,减少不良事件的发生,使患者得到周到、满意的服务。医疗护理员在医院、养老机构、临终关怀机构、社区卫生服务中心等场所从事基本的护理服务,帮助服务对象保持、恢复和促进健康,维持生命,减轻痛苦,预防疾病,提高生活质量。医疗护理员的主要服务对象是患者,也包括老年患者、孕产妇、新生儿患者等。从全球范围内看,医疗护理员的工作内容可为 6 个类别,42 项活动。6 个类别分别为:① 直接照护:是指与患者护理直接相关的活动,包括身体擦浴、面部清洁或如厕照护;协助患者翻身活动和(或)基本护理观察,如体温、脉搏、呼吸和血压;皮肤护理和压力性损伤预防;监测饮食和营养;运送患者;协助管饲;协助进行身体约束等。② 间接照护:包括清理或布置房间及设备;清洁或更换床单;安置患者;设备的清洁、维护和测试;协助患者收集非无菌标本、倾倒小便等。③ 沟通:包括与其他卫生专业人员、患者和(或)家属的沟通。④ 文件相关活动:通过任何媒介更新或完善护理或与病房相关的文件。⑤ 与病房有关的活动:病房运作所需的一般和行政活动,包括每小时病房巡视、有目的地沟通以及评估患者需求。⑥ 更高级别的职责和高级技能:如在心理治疗活动中,为社会或治疗团体准备环境、游戏等娱乐活动;提升各种形式的社会心理支持;评估精神状态。

根据各国国情不同,医疗护理员的岗位职责会有一定的差异。我国医疗护理员根据服务对象和服务内容不同分为以下 3 类:以成人患者为主要服务对象的医疗护理员;以老年患者为主要服务对象的医疗护理员;以孕产妇和新生儿患者为主要服务对象的医疗护理员。不同医疗护理员的岗位职责如下。

一、以成人患者为主要服务对象的医疗护理员岗位职责

总体要求:医疗护理员应在护理管理者的管理下以及责任护士的监督下,承担低技术含量以及低安全风险的照护活动,应具有医院感染防控意识,掌握医院感染控制原则与方法,掌握清洁、消毒以及隔离的知识与技术,在任何照护活动中必须严格遵守和实施消毒隔离规范。禁止执行其他有创性、侵入性、无菌性技术护理操作,如注射、配药等。不能单独执行危重患者的生活护理,需在注册护士的带领下执行。

(一)日常卫生照护

日常卫生照护是医疗护理员重要的工作内容之一。有效的日常卫生照护可保持患者身体清洁,降低感染概率;维持良好的外观,维护个体自尊与自我形象;提高患者舒适度和生活质量。因此,对于自理能力降低的患者,医疗护理员应在责任护士的监督下,协助患者进行日常卫生照护。

1. 口腔清洁:医疗护理员应掌握口腔卫生评估技术以及口腔清洁技术,为机体衰弱和(或)存在功能障碍的患者提供口腔清洁照护。对于意识障碍、惊厥、谵妄、气管插管等特殊患者,禁止医疗护理员单独为其行口腔清洁,应在责任护士的监管下,协助责任护士共同完成。

2. 皮肤清洁:医疗护理员应掌握床上擦浴的方法及注意事项,为长期卧床、制动

或活动受限(如使用石膏、牵引)及身体衰弱而无法自行洗浴的患者清洁眼部、面部、颈部、胸腹部、背部以及四肢皮肤。对于存在引流管道的特殊患者,禁止医疗护理员单独为其行皮肤清洁,应在责任护士的监管下,协助责任护士共同完成。

3. 会阴部清洁:对于泌尿生殖系统感染、大小便失禁或会阴部分泌物过多导致皮肤刺激或破损、长期卧床失能老人、留置导尿及产后的患者,医疗护理员应协助其进行会阴部清洁,预防和减少生殖系统、泌尿系统的逆行感染。对于各种会阴部手术的患者,禁止医疗护理员单独为其行会阴部清洁,应在责任护士的监管下,协助责任护士共同完成。

4. 头发清洁:对于长期卧床、关节活动受限、肌肉张力降低或共济失调的患者,医疗护理员应协助其梳头和清洁头发,去除头皮屑和污秽,保持头发清洁。对于病情危重和极度衰弱的患者,禁止医疗护理员单独为其清洁头发,应在责任护士的监管下,协助责任护士共同完成。

5. 协助更换衣服:当患者由于偏瘫、身体虚弱、肢体功能障碍等原因导致自理能力下降时,医疗护理员应为患者更换衣物。对于关节术后患者,禁止医疗护理员单独为其更换衣物,应在责任护士的监管下,协助责任护士共同完成。

6. 床单位的清洁、整理与消毒

(1)协助更换床单:当患者的床单位被汗液、分泌物、大小便等污染时,医疗护理员应及时为患者更换。其中对于重症卧床患者,禁止医疗护理员独立为其更换床单,必须在责任护士的指导和监督下共同完成。

(2)整理病室及床单位:医疗护理员应掌握各种床单位的准备方法,及时完成备用床、暂空床以及麻醉床的整理和准备,保持床单位和病室的清洁与整齐。

(3)床单位终末处理:医疗护理员应掌握床单位终末处理的方法,在患者出院后对床单位进行清洁、更换及消毒。

(二)休息与活动照护

1. 协助取合适卧位:医疗护理员应掌握常见特殊体位的要求和方法,如半坐卧位、端坐卧位、俯卧位、侧卧位等,在责任护士的监督和指导下,合理使用支持物或保护性设施,协助责任护士为术后、心力衰竭、呼吸衰竭等患者取合适体位,适应病情与治疗需要。

2. 协助变换卧位:医疗护理员应掌握变换卧位的要求和方法,对因疾病或治疗限制不能起床的患者,在责任护士的监督和指导下,合理使用支持物或保护性设施,协助责任护士定时为患者变换体位,包括协助患者移向床头、协助患者翻身侧卧等,以保持舒适和安全,并预防并发症的发生。严禁医疗护理员单独为颈椎、脊椎损伤患者变换卧位,必须在责任护士的指导和监督下共同完成。

3. 协助下床活动：医疗护理员应掌握下床活动的注意事项和方法，对需要下床活动的患者，如术后患者、疾病恢复期患者等，在责任护士的监督和指导下，合理使用支持物或保护性设施，共同协助患者下床活动。

4. 协助床椅转移：医疗护理员应掌握轮椅的使用方法，护送不能行走但能坐起的患者检查、治疗或室外活动。安全护送患者外出检查和诊疗。

5. 协助平车运送患者：医疗护理员应掌握平车的使用方法，协助运送不能起床的患者做检查、治疗或转运。严禁医疗护理员单独运送颈椎、脊椎损伤患者，须在责任护士的指导和监督下共同完成。

6. 协助肢体被动练习：医疗护理员应掌握常见肢体被动练习的方法，如肢体按摩、抬高等，在责任护士的监督和指导下，为偏瘫、下肢功能障碍以及长期卧床的患者行肢体被动练习，防止肌肉萎缩和功能退化。

7. 协助看管约束患者：医疗护理员应掌握约束患者的观察要点，在责任护士的监督和指导下，协助看管约束患者，防止患者意外伤害行为以及约束不良反应，禁止医疗护理员单独为患者采取约束措施。

（三）饮食和排泄照护

1. 协助患者进食、进水：医疗护理员应掌握基本饮食和常见治疗饮食的种类，对于因身体虚弱、肢体瘫痪或肢体制动无法自行进食的患者，在责任护士的监督和指导下，遵医嘱给予经口喂食、喂水。医疗护理员不得为患者行鼻饲喂养以及胃空肠造瘘注食。给吞咽障碍者喂食、喂水时应该在责任护士的指导下进行。

2. 协助床上大小便：当患者由于疾病限制无法如厕，需要床上排便时，医疗护理员应协助患者使用便器，满足患者排便需要，促进患者舒适。

3. 协助如厕：当患者由于身体虚弱、肢体功能障碍等原因导致自理能力下降时，医疗护理员应协助患者下床如厕，满足患者排便需要，促进患者舒适。

4. 协助评估出入量：医疗护理员应掌握正常尿液的颜色、量以及性状，对于需要计算出入量的患者，医疗护理员应按时测量患者尿量（包括集尿袋内尿液的量），并及时汇报至责任护士。

（四）协助标本采集

1. 协助采集非无菌要求的尿液标本：医疗护理员应掌握常规尿标本（如晨尿、随机尿等），12小时或24小时尿标本的采集方法，在护士的指导和监督下，遵医嘱为患者采集非无菌要求的尿液标本。禁止医疗护理员采集尿培养标本。

2. 协助采集非无菌要求的粪便标本：医疗护理员应掌握常规粪便标本的采集方法，在护士的指导和监督下，遵医嘱为患者采集非无菌要求的粪便标本。禁止医疗护理员采集粪便培养标本、隐血标本以及寄生虫和虫卵标本。

（五）观察与巡视

1. 巡视病房：医疗护理员应定时巡视病房，观察患者情况并应答需求，若患者存在输液管道脱落、监护仪异常报警等情况，及时汇报护士，但是不得擅自处理。

2. 识别与处理患者异常情况：医疗护理员应掌握呛咳、噎食、低血糖、异常情绪等异常情况的识别与初步处理方法，并及时通知护士。

（六）情感支持及临终关怀

1. 为患者提供情感支持：医疗护理员应了解患者心理特征，并掌握基本人文沟通技巧，对于存在焦虑、抑郁、孤独、恐惧等负性情绪的患者，医疗护理员应及时识别，积极疏导患者负面情绪，并提供陪伴。

2. 为患者提供临终关怀：医疗护理员应了解临终患者的生理、心理以及社会需求，并协助护士给予全面照护，安抚患者，帮助患者减轻死亡的恐惧。

3. 为家属提供哀伤疗护：医疗护理员应具备同理心，了解家属的心理反应，为其提供情感支持，使其缩短哀伤过程。

4. 尸体护理：医疗护理员应尊重死者和家属的民族习惯和要求，以高尚的职业道德和情感，尊重死者，严肃认真地协助护士做好尸体护理工作，包括清洁面部、整理遗容、清洁全身和包裹尸体等。

（七）协助病房管理

医疗护理员应帮助护士传送文件、物品请领、清洁、归类放置，并参与被服、耗材以及其他病区管理活动。

二、以老年患者为主要服务对象的医疗护理员岗位职责

老年期是人生过程的最后阶段，在这个阶段，老年人的生理和心理会逐渐出现老化的表现。生理老化主要表现在人体结构成分的变化和组织器官功能的减退和丧失，心理老化主要表现在感知觉减退，如视力、听力、嗅觉、味觉下降，记忆力、注意力、判断力、语言功能衰退，消极情绪增多，兴趣爱好减少，性格改变等各个方面。

老年人身体各系统的生理变化影响其心理健康状态，同时，老年人的心理健康也影响着他们的身体健康，心理健康的老年人较少患有身体疾病；相反，如果老年人的心理不健康，可能会导致各种疾病，而情绪的变化直接影响着身体变化。所以，养老护理员要了解老年人生理、心理特点和心理问题，有助于帮助老年人预防和解决问题。

根据老年人的生理和心理特点，养老护理员的岗位职责如下。

（一）生活照护

包括进食、排泄、如厕、面部清洁、头部清洁、身体清洁、剪指甲等。其中饮食应注意：少量多餐，细嚼慢咽，预防呛咳和误吸；食物全面多样化，荤素搭配合理；多吃瓜

果蔬菜,适当补充水分;补充足够优质蛋白质,适当身体活动量,延缓肌肉衰减综合征;预防贫血,防止矿物质及维生素缺乏;不过度苛求减重。做好口腔卫生,协助去除义齿表面的食物残渣、软垢,避免损坏义齿。在护士指导下,协助完成老年人的部分生活护理工作,如翻身、扣背、会阴清洁、更换床单等。长期卧床者,注意防止坠积性肺炎:维持室温 22~24℃,湿度 50%~60%,以充分发挥呼吸道的自然防御功能;保持舒适体位,采取坐位或半坐位有助于改善呼吸和咳嗽排痰;注意保暖;进食注意方式方法和食物选择,避免呛咳误吸;督促定期进行翻身扣背,进行有效咳嗽及呼吸功能锻炼;督促患者适当活动,包括床上活动,肢体活动障碍者给予肢体被动运动或协助主动运动等。经常与老年人沟通交流,了解老年人生活习惯,满足其正常需求。若患者合并有糖尿病、慢性肾病、心血管疾病、慢性阻塞性肺疾病、肿瘤,应根据疾病特点配合责任护士给予合适饮食及照护。

(二)休息与活动

鼓励老年人培养兴趣爱好、独立完成日常力所能及的事务、适度运动,保证老年人充足日照,运动时应陪伴老年人,防止跌倒以及其他意外伤害的发生。

(三)疾病照护

关心、尊重认知障碍老年人,在注册护士的指导下,监督患者服药,防止风险的发生,包括跌倒、坠床、意外伤害、走失。配合注册护士防治骨质疏松、吞咽障碍、听力和视力障碍、睡眠障碍等老年综合征,适当处理大小便失禁、便秘、疼痛等情况,在护士指导下,给予相应照护。

(四)姑息照护

了解姑息疗法的含义和理念,并掌握相应的照护要点,帮助临终者能舒适、有尊严、安详地走完人生最后一个阶段;对临终患者家属做好相应的心理安慰;在患者离世后,协助做好遗体清洁及遗物整理。

(五)病房管理

协助护士做好病房、床单位、被服等的管理和终末消毒工作,保证病房环境安全、安静、整洁、舒适。协助护士对科室物资及护理仪器进行保管维护。协助护士做好各种检查、治疗的准备工作和标本的采集。

(六)病情观察

随时巡视病房,回应老年人呼唤。注意识别老年人常见症状,如发热、咳嗽、呕吐等。如遇意外及突发事件,及时向医务人员汇报。

三、以孕产妇和新生儿患者为主要服务对象的医疗护理员岗位职责

产科护理员应具备一定的职业道德水平和基础的服务技能,能根据孕妇、产褥期

妇女和新生儿的生理特点和生活需求,进行孕产相关的常规照护和专业服务;尤其要对新生儿及孕期、产褥期妇女的常见生理现象及疾病观察有一定的了解和掌握,能够满足多数情况下孕产妇和新生儿的基本护理要求,以协助产科护士完善临床护理工作,促进孩子健康成长、孕产妇身心恢复。

产科护理员的服务对象主要是孕产妇和新生儿,服务的内容以母婴照顾为主。

(一) 孕产妇的护理

1. 孕妇产前的心理安慰、生活服务及基础指导。

2. 养胎、胎教技术指导。

3. 了解围产期常见症状:尿频、尿急、夜尿增多、便秘、痔疮、水肿、下肢肌肉痉挛、贫血、腰背痛、仰卧位低血压综合征、白带增多、失眠等,做好相应的预防性和对症照护。

若产妇为多胎妊娠,或有产科常见疾病,如妊娠高血压、妊娠期糖尿病、羊水量异常、前置胎盘、胎盘早期剥离、胎膜早破、早产、产后出血等,在注册护士指导下,配合给予相应照护。

4. 产妇的生活起居照顾,包括换洗、清洁、饮食。尤其要做好产褥期产妇的日常卫生的指导和照护措施,并保持外阴清洁舒适。

5. 根据产褥期营养需求,安排膳食计划,指导产妇饮食,促进早开奶及乳汁分泌。指导母乳喂养方法及人工喂养技术,基本的乳房护理,如早开奶,协助产妇排空乳房、按摩乳房。帮助产妇下床,指导产妇早期适当运动,利于产妇恶露排出,促进身体恢复。

6. 产褥期常见症状的照护,如尿潴留、尿失禁、褥汗、会阴水肿疼痛。产褥期常见疾病的观察及预防,如产褥热、急性乳腺炎、产后便秘。

7. 做好产妇产后的心理疏导,协助度过母婴磨合期,预防产后抑郁。

(二) 新生儿的护理

1. 熟练完成婴儿喂养(母乳、人工、混合喂养),做到早开奶、早接触、早吸吮和按需哺乳。

2. 按照新生儿护理级别的要求全面负责新生儿生活照护、基础护理等方面的工作。如新生儿沐浴、抚触、哄抱,眼部、鼻部、耳部、口腔、指甲、脐部、臀部的照护及处理等。

3. 观察新生儿的大小便,协助护士做好大小便标本的采集工作;观察新生儿有无身体异常,及时和护士沟通。熟悉新生儿基本生命体征和常见症状的识别,如新生儿黄疸、尿布疹、脐炎、湿疹、发热、咳嗽、漾奶、便秘、腹泻等,遵照护士的指导对症处理。防止新生儿意外伤害,如坠床、烫伤、呛奶、窒息等的发生。遇有意外及突发事件,及时向医务人员汇报,不可隐瞒。

4. 整理床单位及周围环境,保持整洁。清洁消毒用具,换洗新生儿的尿布及衣服。做好新生儿被服、物品管理,做好病室消毒隔离及床单位终末消毒工作。

第三节　医疗护理员的跨专业协同合作

跨专业合作(interprofessional collaboration,IPC)是指 2 种或 2 种以上健康照护专业人员在帮助患者解决健康和社会问题方面,共同参与、互相协作、彼此协调,并与患者一起做出一致决定的一种合作模式。这一合作模式涉及各专业人员之间的定期交流和互动。跨专业合作目前被认为是解决患者安全、卫生保健人力问题以及改造卫生保健系统的重要政策方法。

在进行跨专业协同合作时,应以"以服务对象为中心"为前提,在医疗环境下,将"服务对象"解释为患者及其家属,并从患者及其家属的角度出发,主动与他们展开跨专业合作,充分考虑患者及其家属的权益。在临床实践过程中,跨专业协同合作是指不同专业背景的医务工作者为患者、家属及社区提供综合性照护而进行的共同合作,不仅可以解决患者复杂的临床问题使其获得积极的健康结果,而且在促进医疗资源利用、改善医疗服务质量及提高医疗服务价值方面起着重要的作用。

医疗护理员主要服务对象是患者,其主要职责是给患者提供生活照护、辅助活动,是与患者接触时间最长的工作者,是跨专业合作中不可或缺的一员,其对患者的全程照护在跨专业协同合作中可以发挥非常重要的作用。因此,了解医疗护理员的跨专业协同合作能力,更进一步培养其相应能力显得尤为重要。

2011 年美国跨专业教育协会(Interprofessional Education Collaboration,IPEC)发布关于跨专业合作实践的核心能力,2016 年更新,提出在遵循患者及家属为中心、社区和人群为导向等的原则和前提下,跨专业合作实践能力包含:价值和伦理(values/ethics)、角色和责任(roles/responsibility)、跨专业沟通(interprofessional communication)、团队与团队合作(teams and team-work)4 个核心能力及相应的亚能力。结合医疗护理员的工作性质,将其跨专业协同合作内容总结如下。

一、医疗护理员跨专业沟通

在跨专业合作中,沟通起着关键作用,被认为是医疗保健专业人员在个人层面或专业层面进行协作过程的核心。在我国社会背景下医疗团队合作与沟通,尤其是团队分工及与患者沟通能力的改善,更是缓解医患矛盾、减少医疗纠纷的重要措施,所以,跨专业合作时,团队成员之间的沟通必须有效且相互尊重。医疗护理员作为团队一员、为患者提供最基本服务的照护者,促进患者或家属与医护人员的沟通,是联系患者、家属和医护人员的纽带,必然要掌握相关的沟通技巧。

(一) 沟通相关概念

1. 沟通:是人与人之间、人与群体之间思想与感情传递和反馈的过程,以求思想达成一致和感情的通畅。沟通的主要类型包括语言性沟通和非语言性沟通。

2. 沟通技巧:是指人具有收集和发送信息的能力,能通过书写、口头与肢体语言的媒介,有效与明确地向他人表达自己的想法、感受与态度,亦能较快、正确地解读他人信息,从而了解他人的想法、感受与态度。沟通技巧涉及许多方面,如简化运用语言、积极倾听、重视反馈、控制情绪等。

(二) 与患者沟通的基本技巧与方法

1. 鼓励患者主动表达:护理员与患者交谈时应尽量鼓励患者自行选择话题,倾听、引导患者诉说,切勿打断。患者通过诉说,不仅可以调节情绪,还可以提升自尊,增强其自我价值感。

2. 加强人文关怀,运用影响技巧:不要试图用说理的方式来说服患者,或者就此纠正他的想法,这样反而会阻碍患者的表达,应尽量用影响的方式改变患者。

3. 采用开放式的交流:护理员在询问患者时,尽可能不采用封闭式问句,如"是"或"不是"的问法;应使用开放式问句,如"你认为呢?"以收集更多信息。互动中,给予立即反馈,以鼓励患者更多地表达。

4. 把握语言环境:语言环境的构成,一是主观因素,包括使用语言者的身份、思想、职业修养、性格、心情、处境;二是客观因素,受语言的时间、地点、场合、对象等客观因素的制约。应创造一种积极的氛围促进有效沟通。

5. 评估了解沟通对象:护理员的沟通对象,通常包括患者、患者家属、护士、医生等。护理员应根据患者或其他人员的知识水平、理解能力、性格特征、心情处境,以及不同时间、场合的具体情况,选择患者易于接受的语言形式和内容进行沟通交流。

6. 运用语言和非语言交流:语言是沟通交流的工具,是建立良好护患关系的重要载体。护理员要善用语言的技巧达到有效沟通,使患者能积极配合治疗;要善于运用美好的语言,避免伤害性语言,讲究与患者沟通的语言技巧,如安慰性语言、鼓励性语言、劝说性语言、积极的暗示性语言等。非语言性沟通要适当运用肢体语言和把握好沟通距离,肢体语言主要指仪表姿态、面部表情、目光交流、手势触摸等,触摸和非语言表达关心也被认为是重要的沟通表现。

7. 建立彼此信任和尊重:信任是人际关系的重要内容,也是患者授权护理员对其照护的先决条件,更是有效沟通的前提。护理员具备基本的照护知识和技能,是获得信任和尊重的关键。同时护理员在照护过程中也要尊重患者和家属,为患者提供优质服务，工作积极主动，说话通情达理，做事认真负责。

（三）与医护人员的沟通

护理员通过与患者及家属的有效沟通，可以恰当地提供患者社会家庭背景、生活习惯、个性特征、病情、排泄等信息，帮助医护人员正确诊断疾病、有效治疗疾病，使医患双方达成共识并建立信任合作关系，从而促进患者恢复健康。

护理员既要主动观察和询问患者的感受，也应主动向医护人员了解或反映患者的情况，准确反映医患双方的信息。在医护人员查房前，准备好要反映的情况和要询问的问题。及时、准确、全面反映患者情况，并记录和执行医护人员的嘱咐。如遇到困难或疑惑，尽快寻求医护人员的帮助和支持。

（四）与家属的沟通

护理员是患者及家属因各种原因聘请的协助生活照料者，应将家属不在身边时了解和知晓的信息及时、准确、完整地反馈给家属，让家属正确了解患者的情况，结合家庭经济、人力、陪护能力等实际情况选择治疗方案，照护患者，促进患者康复。

初次护理患者时，应询问直系亲属和亲密友人关于患者的生活习惯和需求，以及需要协助的护理工作内容等情况。护理患者后，应及时准确报告医护人员的嘱咐以及护理过程中发现的患者生理和心理动态，病情变化，衣、食、住、行、药方面需购置的物品等。遇到不熟悉的亲属探望者应谨言慎行，不要随意透露信息，避免造成误会或纠纷。

（五）与其他相关人员的沟通

护理患者时，护理员可能会与各种人员交流，如病友、探视亲友、社区服务人员、志愿者等，护理员应努力通过沟通，尽快帮助患者回归社会活动，寻求社会情感支持，促进心理和身体康复。

对不熟悉人员应慎重交流，不可泄露患者隐私，防止意外发生。对关系密切的熟悉人员，应根据患者需要，主动寻求帮助。为帮助患者康复，可以请求病友、探视亲友、社区服务人员、志愿者等给患者进行心理疏导。交谈内容应谨慎，避免谈及患者隐私，仅创造一个让患者自主交流的氛围。

二、团队与团队合作

团队是为了实现某一目标而由相互协作的个体所组成的正式群体。团队合作是指团队里面通过共同的合作完成某项事情。团队不同于小组，两者之间有区别。小组所具有的特征是强调个人的工作成果，相互间的互补性较弱，注重个人的工作责任，有固定的领导人；而团队的特征是有共同的目标和成果，相互间是一种积极互补的协作关系，解决问题的方式是共同讨论与决策，所有组员都是团队的管理者。更具体而言，团队具有目标明确、任务明确、角色明确、沟通渠道明确的特征。一个良好的团队之所以能获得成功,离不开开放的氛围、高度的责任感、准确的反馈能力、清晰的目标、有效的组织协调以及合理而有效的角色分配等。

在任何医疗保健环境中,医疗保健提供者之间的合作都是必要的,因为没有一种职业可以满足患者的所有需求,所以,跨专业团队合作是不同专业背景团队共同合作的过程,其核心理念是坚持"以患者为中心"。医疗护理员是联系患者、家属和医护人员的纽带,其团队合作精神的培养至关重要。

团队精神的核心是集体主义,是个人利益服从集体利益,是合作共享、相互扶持、乐于奉献。在合作中要正确处理好个人与集体的关系,个人与他人的关系,学会欣赏他人,取长补短。良好的团队合作精神,要求医疗护理员具备以下素质。

1. 沟通:沟通是合作的开始,优秀的团队一定是一个沟通良好、协调一致的团队。没有沟通就没有效率。沟通带来理解,理解带来合作;同时,沟通也是一个明确目标、相互激励、协调一致、增强团队凝聚力的过程。

2. 协作:发挥团队精神,可以集群体之优势,形成合力、聚为焦点,推进治疗护理效果。跨专业协同合作团队中,大家必须互相团结合作,才能发挥更大的效能。如果团队意识不强烈,各自为战,就会大大地削弱团队的力量。

3. 勤奋:这是一种积极向上的人生态度,一种持之以恒的精神力量,一种坚韧不拔的意志品质。每个人都要用积极的态度去适应变化,对自己提出反思,以勤奋改变现状,创造价值。

4. 敬业:是将使命感注入自己的工作中,敬重自己的职业,明确自己职业的价值,从努力工作中找到人生的意义,并尽最大努力实现这种价值。

5. 主动:能自觉出色地完成任务,主动承担责任。

6. 信任:团队是一个相互协作的群体,需要团队成员之间建立相互信任的关系。信任是合作的基石,没有信任,就没有合作。

7. 诚信:是做人的基本准则,也是作为一名团队成员所应具备的基本价值理念。没有合格的诚信精神,就不可能塑造出一个良好的个人形象,也就无法得到上级和团队伙伴的信赖。团队精神是建立在团队成员之间相互信任的基础上的。

8. 热心:做一个热心人,去帮助身边每一个需要帮助的人。

总之,一个团队不仅强调个人的工作成果,更强调团队的整体业绩,只有团队的整体业绩良好,个人的工作成果才能得到落实。团队间应坦诚相待、互相扶持、互相信任、互相尊重,并认可彼此的专业知识。

三、医疗护理员在跨专业协同合作中角色和责任

在跨专业协同合作中,各团队成员应清楚地理解自身专业角色和实践范围,了解

彼此的工作范畴、教育和培训以及自身的局限性。这种认识促进了患者的转诊过程，从而增强了协作。此外，角色还应具有灵活性，在提供服务时是动态的和反应性的。

目前来说，缺乏如何将医疗护理员整合至跨专业协同合作中的相关指导，这增加了医疗护理员无法获得最佳住院护理相关信息的可能性。再加上，缺乏对医疗护理员职业的正确认知、缺乏对医疗护理员参与跨专业协同合作必要性的认知、缺乏对医疗护理员工作的尊重以及权力差异，都影响了医疗护理员和其他跨专业协作成员间的有效沟通。但是，在医疗机构中，医疗护理员作为照护者，相比其他工作人员花费了最多的时间在患者的护理活动中，他们最适合传达患者的情感和身体需求，可以比其他人员更早地识别患者状况的变化，推荐相应护理服务，记录患者可能面临的困难和挑战。所以，医疗护理员必须具备识别患者健康状况下降或护理需求变化的能力，参与制订护理计划；接受相关培训，比如如何观察记录患者状况及需求、如何对其他跨专业协作成员分享患者信息、如何将从跨专业协作中学到的信息应用于患者照护。同时，其他跨专业协作成员也应了解护理员为团队做出的贡献，消除其参与跨专业协作的疑虑。

医疗护理员在跨专业协同合作中可以发挥以下作用。

（一）评估、报告与管理患者疼痛

美国医学研究所（IOM）在 2011 年承认，疼痛是一种疾病，而不仅仅是其他疾病的症状，疼痛如果没有得到充分的治疗，可能导致抑郁和焦虑、生活质量下降和功能障碍。

医疗护理员与患者的接触时间长，在照护过程中应给予患者关怀并建立感情，使其可以直接观察患者疼痛行为以及可能表明存在严重健康问题的细微行为变化。当患者主诉疼痛与检查结果不符时，护理员的评估通常比其他人员（包括护士）更实时、动态。此外，护理员可以采取行动来评估、报告和管理疼痛，如确保药物准确给予、照护动作轻柔、分散患者注意力以及检查引起患者疼痛的原因。

医疗护理员最容易观察到下列可能与患者疼痛相关的表现：① 口头表达或发声：大多数是非语言的声音，包括大喊大叫、尖叫、哭泣、呻吟等。② 身体运动：僵硬或坐立不安。③ 人际间的互动变化：好斗、激动或不说话。④ 活动模式变化：嗜睡、不想吃饭、不想走动或不想待在一个地方。⑤ 精神状态变化：心烦意乱、悲伤、情绪波动、易怒。⑥ 手势：用手指摩擦疼痛部位，或在回答疼痛相关问题时点头。特别是认知障碍或沟通障碍的患者，尤其需要依靠护理员平时的观察。

在跨专业协作时，提倡医疗护理员将患者的疼痛情况进行记录和汇报，以便医护人员正确评估患者，给予非药物干预措施，必要时为其开具止痛药物。医疗护理员也可以给予患者相应的非药物干预措施，包括轻柔、平稳、快速地完成照护任务，改变照护方式(如用擦身替代淋浴),给患者安置合适的体位,按摩疼痛部位,与患者交谈分散注意力等,来减轻患者疼痛。同时,观察患者疼痛改善情况,并保持与医护人员的密切沟通。

当然,利用医疗护理员管理患者疼痛目前仍存在一些问题。例如,一项在评估护理员与疼痛管理相关的实践和教育需求的研究中发现,由于患者的特点和态度,以及工作人员对疼痛根深蒂固的信念和偏见,改变实践是困难的。护理员对疼痛评估缺乏安全感,他们对相关知识缺乏了解,无法获得相关知识导致无法保证疼痛评估的质量,所以,医疗护理员应学习疼痛相关知识,以便在工作中能更好地评估和管理患者疼痛。

(二)观察报告皮肤状况,预防压力性损伤

压力性损伤是需长期照护患者常见且后果严重的并发症,会对患者的生活质量产生负面影响,而且会延长恢复和住院的时间、增加感染和病死率。由于承担了患者大部分的基础照护任务,且护理员与患者相处的时间通常超过了护士,因此,护理员对于识别压力性损伤高风险患者至关重要,在跨专业协同合作中发挥着关键作用。

护理员能够早期识别患者的皮肤和黏膜变化,并及时实施预防措施,从而影响皮肤完整性、防止皮肤破裂,但目前护理员在压力性损伤预防和病因学方面存在重大知识差距,有必要对护理员进行压力性损伤相关知识培训和指导。增加护理员对压力性损伤的了解,并指导他们在观察到皮肤状况后立即与护士沟通和报告皮肤变化,包括部位、程度和类型。同时,还应报告患者皮肤清洁度、活动能力和营养状况等与压力性损伤发生相关的因素。护士接到报告后,应立即完成压力性损伤评估,并给予相应的护理措施。

(三)做好临终患者护理,及时报告病情变化及支持需求

安宁疗护是以疾病终末期患者和家属为中心,以多学科协作模式进行的一种照护实践。随着疾病的进展和症状加重,医疗照护的重点从延长生命转向舒适护理。通过减轻患者的痛苦和不适症状,为患者提供身体、心理、精神等多方面的照护和人文关怀等服务。安宁疗护需要多学科协作进行,包括医生、护士、麻醉师、营养师、药剂师、养老照护人员、志愿者等多种类型人员组成的团队。此外,安宁疗护也包括对患者家属的照护,无论是患者在世时还是离世后都要为家属提供适宜的支持。

护理员要了解临终患者常见的症状,如疼痛、呼吸困难、咯血、恶心、呕吐、呕血、便血、腹胀、水肿、厌食、失眠、谵妄等,发生病情变化及时通知医护人员。了解患者和家属精神心理状态,协助医护人员对患者和家属进行沟通和心理安慰。当患者或家属出现情绪无法调节,提醒团队成员联系心理师进行心理咨询。

总之,医疗服务员在照护患者的过程中,坚持"以患者为中心"的理念,不仅应主动观察患者病情变化,还应注意患者和家属的心理社会需求,通过跨专业团队协作的方式,联系相应的团队成员帮助患者及家属解决身心问题,改进沟通、团队合作和照护实践技能,更好地为患者和家属服务。跨专业团队成员包括但不限于医护人员、麻醉师、营养师、药剂师、心理咨询师、律师、社工等。

第四节 医疗护理员的配置意义

一、护理员与护士的有效合作对于提高护理质量有着重要的作用

医疗保健合作被定义为医疗保健专业人员承担互补的角色并协同工作,分担解决问题的责任并做出决策以制订和实施患者护理计划。注册护士和护理员之间的合作对于患者提供高质量的照护至关重要。在医疗卫生保健体系中,患者作为一个"整体人",具有多元化、多层次的服务需求,包括基本生活照护需求和复杂医疗护理需求。护理员承担患者日常生活护理及简单的基础护理任务,从而使专业的护理人员能够有更多时间提供复杂的、高水平的医疗护理服务,既能全方位满足患者需求,又能提高人力资源使用的成本效益,增强护理队专科技术水平,从而实现科学管理。

二、护理员与护士的有效合作能够有效降低医院不良事件的发生

医疗护理员承担了部分低技术含量的直接照护工作,使得注册护士从简单重复的基础工作中解放出来,能够有更多的时间提供复杂的、专科的照护,如病情监测、伤口护理、用药护理,并满足患者更高层次的需求,包括情感需求、信息需求等,能够提高照护质量、有效降低医院不良事件的发生。一项纵向研究显示,合理配置医疗护理员可以减少患者病死率,提高患者自我管理能力,增强健康促进行为,还有助于发挥其自身潜力、改善预后和生活质量。

三、护理员与护士的有效合作能够合理利用人力资源

人力资源管理的根本目的是合理开发各级人员的工作能力,人尽其才。随着护理教育体系的日渐完善,越来越多的临床护理人员接受了系统的高等医学教育,具备较高的医学理论和实践水平。因此,注册护士从事大量、重复的低技术含量和低风险照护任务,不仅是人力资源的浪费,也是教育资源的浪费。设置未接受过系统医学教

育的医疗护理员承担这部分基础性工作,改变护理人员岗位职责不清、花大量时间从事基础照护工作的局面,让注册护士有更多的时间从事临床质量控制、教学、科研及管理工作,从而理顺、完善护理人员的岗位职责,使护理管理更科学,也能够使护理人员看到护理专业的前景,稳定护理队伍,加速护理学科的建设和不断发展。

第五节　医疗护理员的职业守则

1. 遵守国家的法律、法规,无犯罪及被公安机关拘留处理记录。

2. 严格执行医院规章制度,自觉履行医院的文明礼仪、医疗规范。

3. 在护士长的领导下及医护人员的指导下开展工作,接受护士长和护士对其工作的具体安排、指导、检查、监督等。

4. 仪表仪容端庄,衣着整齐干净,礼貌用语,文明服务。

5. 敬重患者的生命和权利,不泄漏病患隐私。

6. 按要求完成相关培训,持证上岗不得擅离岗位。

7. 不得私下讨要小费、礼物,不得参与与照护无关的其他工作。

8. 不得私自占用或挪用公共设施、财物。

9. 爱护公共财物,自觉保持病房设施的完好性。

10. 按要求定期体检,不得带病上岗。

11. 严禁参与的工作:

(1) 不向患者或家属解释病情,不探听、不泄露患者信息和隐私。

(2) 不参与治疗活动和技术性护理操作。包括注射药物、输液及调节输液速度、更换补液、拔除输液管路,调节氧气开关、各种仪器参数,独立连接各种仪器管线或连接引流管道,拔除氧气管及胃管、尿管等各种引流管,以及各种引流管冲洗。私自为患者冷热敷、独立为患者用灯照射或红外线照射、雾化吸入以及测量脉搏、呼吸、血压等。任何无菌操作,包括伤口换药。

(3) 对大手术后、骨科及危重患者未经医护人员同意,不可擅自、独自改变患者体位。

(4) 不可擅自移动各种引流物件,引流瓶内液体须等待护士观察、记录后方可帮助倾倒。

(5) 不得给新生儿沐浴、喂水、喂奶。

(6) 凡禁食患者,未经医护人员同意不可喂水、喂食;不能给危重患者灌注食物和药物。

第六节　医疗护理员的道德伦理

一、护理伦理学概述

护理伦理学(nursing ethics)是指一般伦理学原理在护理学科学活动和临床护理实践中的具体应用,是以一般伦理学原理为指导,研究护理道德的科学。医疗护理员作为医疗辅助服务人员之一,主要从事辅助护理等工作,也应遵循相应的伦理道德规范。

二、护理伦理学的基本原则

(一) 尊重原则

护理员应认同患者享有人的尊严和权利,在为其提供服务时做到平等对待,并且对涉及患者利益的行为应事先征求患者的意见。遵循尊重原则是现代护患关系发展的客观要求;是保障患者健康利益的必要条件和可靠保障。要求护理员增强对患者及家属人格权利尊重的意识;履行责任,协助患者行使自主权。

(二) 有利原则

护理员应始终把患者健康利益置于首位,并将其作为选择照护行为的首要标准,多为患者做善事,做有利于患者健康利益的事。有利原则是生命神圣观念的体现,是一切照护行为的目的。要求护理员树立为患者利益服务的观念;为患者提供最佳的照护服务;尽力减轻患者受伤害的程度;综合考虑患者、他人及社会利益。

(三) 不伤害原则

护理员在为患者提供照护服务时,应避免使其身心受到伤害。强调培养护理员高度的责任心及严谨的职业意识与职业作风,正确对待医疗伤害,努力使患者免受各种不应有的身体伤害、精神伤害及经济伤害。要求护理员重视患者利益,绝不能为了个人利益而滥用不当手段,坚决杜绝责任伤害;具有认真负责的态度,避免或减少由于技术不精或粗心大意给患者造成的可控伤害得不到控制情况的出现,保证患者健康和生命安全。

(四) 公正原则

护理员应公正地对待负责的每一位患者,使有同样照护需求的患者,得到同样的照护待遇。公正原则主要体现于两个方面:人际交往的公正与医疗卫生资源分配的公正。在人际交往方面,患者与护理员拥有平等的人格权利与尊严,护理员应做到平等待患,一视同仁。在医疗卫生资源的分配方面,以公平优先、兼顾效率为基本原则,优化配置和合理使用医疗卫生资源。同时,要求公正地解决护理员与患者的纠纷。

三、护理员人际关系的伦理道德

(一) 护患双方的权利和义务

患者权利(patients' rights)是指患者在医疗卫生服务中应该享受的基本权利和应当保障的利益。根据我国国情,患者应享有如下的权利:基本医疗权、知情同意权、隐私保密权、医疗监督权、医疗诉讼权、免除社会责任权、被照顾和被探视权和复制个人病历资料权。

患者义务(patients' obligation)是指在医疗卫生活动中,患者应履行的责任。患者的义务有:配合医疗护理的义务;尊重医务人员的义务;保持和恢复健康的义务;维护医院秩序和遵守医院规章制度的义务;缴纳医疗费用的义务;支持医学教育和科研的义务。

护理员是医疗的辅助护理人员,故应享有和护士相同的一些权利,也应遵守、履行和护士相同的与己有关的一些义务。护理员权利包括:人格尊严和人身安全不受侵犯的权利;在注册护士的指导下,有对患者生活照护的权利;有要求合理待遇,维护个人正当利益的权利;有协助护士完成护理工作的权利;有监督维护病区管理的权利。护理员应承担的道德义务包括:有尊重患者生命权,维护健康的义务;有配合医生诊治和护理措施落实的义务;有遵守医院规章制度的义务;有尊重医务人员的人格和劳动的义务;有帮助患者康复的义务;有保护医院公共设施和维护病区管理的义务。

一般来说,护理员权益和患者权益在本质上应该是一致的,都是为了增进健康、预防疾病、减轻痛苦而存在的。多数情况下,患者权利和护理员义务、患者义务与护理员义务的目的也是一致,但也可能会存在不一致的情况,具体问题应具体分析。总而言之,护患权利义务是统一的,良好的医疗效果需要护患双方共同努力。作为医疗护理员,我们更应当强调患者的权利和护理员的义务。

(二) 护理员人际关系的道德规范

临床护理活动是以患者为中心的群体活动,在这个群体中,医疗护理员除了需要正确处理与患者的关系外,还需要与其他医务人员建立良好的沟通和人际关系,共同承担起患者的医疗护理责任。

1. 在临床医疗活动中,护理员与患者相处时间最长,联系最为密切,因此,就需要护理员遵循护理道德规范,并用于指导自身的照护行为和正确处理护患关系。护理员要支持和维护患者的权利和利益,护理员要为其提供的照护服务负责任,护患之间要加强沟通、互信。

2. 护理员之间要建立良好的关系,有利于满足患者的需要,有利于护理员的成长和发展,有利于提高护理员工作效率,体现护理员良好的专业形象。建立良好的关系,需要护理员做到以下原则:患者至上、荣辱与共,尊重同行、维护形象,相互学习、取长补短。

3. 护理员需要与医护人员建立相互协作的良好关系。护理员的照护工作需要在护士的指导下开展,而医生与护士之间相互协作、互为补充,三者之间保持良好的关系,有利于患者康复,提高医疗护理质量、建立积极稳定的医护团队。护理员与医护间彼此平等、相互尊重,团结协作、密切配合,加强沟通、协调一致。

医疗护理员的照护工作包括患者从入院到出院、从患病到病愈过程中的环境安排、饮食营养、排泄睡眠、清洁卫生、活动锻炼等服务,可以促进患者身心舒适、增强自尊感,有利于疾病恢复。在实施照护的过程中,护理员要正确理解护患双方的权利和义务,遵循护理伦理规范和原则,加强与患者、护士和医生之间的沟通,有利于收集患者的生理、心理等方面的资料,以便为患者提供个性化的整体护理,为跨专业协同合作奠定基础。

第七节　医疗护理员的必备素质

医疗护理员作为服务病患的群体,应该具有必备的身体条件和职业素养。国家卫生健康委员会、财政部等五部委于 2019 年 7 月印发了《关于加强医疗护理员培训和规范管理工作的通知》,明确了医疗护理员的定义、职责、条件、培训、聘用等相关管理规定。医疗照护机构中医疗护理员需必备的身体条件和职业素养。医疗护理员需要通过规定时数的培训以及考核,相关部门和机构发证才能上岗工作。

医疗护理员必要的身体条件:年满 18 周岁及以上,身体健康、品行良好、有责任心,尊重、关心、爱护服务对象,具有一定的文化程度和沟通能力。职业素养:了解相关法律法规、规章制度;具备良好的职业道德、协作意识和人文关怀素养;熟悉医疗机构规章制度和护理员岗位职责;掌握生活照护的基本知识和技能;掌握消毒隔离的基本知识和技术;掌握与患者及其他医务人员沟通的基本技巧和方法;具备患者和医疗安全意识;掌握职业安全防护、急救的基本知识和技术;掌握中药等常用药物服用的基本知识和方法;掌握体温、脉搏、呼吸、血压等生命体征正常值。

对于服务于老年人群的护理员:需要了解《中华人民共和国老年人权益保障法》;熟悉老年人的常见疾病及照护要求;掌握老年人的生理、心理特点;掌握老年人生活照护特点;掌握老年人营养需求和进食原则;掌握老年人常见疾病使用药物的注意事项;掌握老年人沟通技巧和方法。

对于从事母婴保健的护理员：需要了解《中华人民共和国母婴保健法》；熟悉产科常见疾病的临床表现和照护要点；了解产科围产期、产褥期的照护特点，常见并发症的预防和注意事项；熟悉综合医院产科、妇产医院、妇幼保健院等机构相关规章制度和护理员岗位职责；掌握产妇的生理、心理变化；掌握产妇产褥期营养膳食和生活照护；掌握产褥期产妇焦虑、抑郁等心理问题的识别、预防和应对措施；掌握新生儿的日常照护；掌握新生儿的喂养相关知识和母乳喂养技巧；掌握新生儿意外伤害的预防和应对措施；熟悉新生儿的生理特点、常见疾病临床表现及照护要点。

第八节　医疗护理员的相关法律、法规

根据《中华人民共和国职业分类大典（2015年版）》，医疗护理员是医疗辅助服务人员之一，主要从事辅助护理等工作。其不属于医疗机构卫生专业技术人员。各级医疗机构要切实保障所聘病患护理员的合法权益，向护理员提供工作必要的更衣、值班休息场所及劳动防护用品。对于有传染风险的科室，要定期为护理员注射疫苗。根据《加强医疗护理员培训和规范管理工作的通知》中要求医疗护理员需要持证上岗，同时发布了医疗护理员培训大纲（试行）。

美国注册护理助理的相关法律法规：注册护理助理需要无犯罪记录，且在2年内每年至少完成48小时的在职培训中的12小时，在48小时的在职培训中，有24小时可通过部门许可和认证部批准的在线计算机培训计划获得认证取得认证资格，证书持有人提交每2年完成48小时在职培训的文件，需要每2年再更新一次证书，不及时更新的，证书将失效。该培训是通过批准的培训计划获得的，由州教育部、美国红十字会和其他组织协商对注册护理助理培训计划进行审核。

（1）审查目前批准的注册护士助理培训计划的考试，以确保准确评估护士助理是否获得了与基本患者护理服务相关的知识和技能。

（2）制订计划，确定和鼓励认证护士助理的职业阶梯机会，包括将在职认证后时间应用于教育学分。

对于不同级别的机构和年限的注册护士助理要求完成不同培训计划，医疗机构或护理院应确定每个模块内的特定临床小时数，还规定了以上限定不适用于任何教会或教派为培训该教会或教派的信徒根据其宗教信条照顾患者的计划。

（程　云）

第三章

医疗护理员的管理

第一节　医疗护理员的认证

一、国外医疗护理员的认证

目前对于医疗护理员的认证,尚无统一的国际标准,美国、英国等发达国家较早进入老龄化社会,对医疗护理员的需求迅速增长,均发展出各自的认证体系。

(一)美国

1987 年,美国联邦政府规定,助理护士需要通过国家批准的培训项目,包括至少 75 小时的培训,其中含 16 小时有监督的临床培训,除此之外,还需要完成一个能力评估以证明其自身能力,最终成为经过认证的助理护士(Certified Nursing Assistant, CNA)并获得一个证书,之后还需要每年完成 12 h 的继续教育。整个培训、资格认证以及证书更新等所有事宜由独立的联邦助理护士登记处(The Utah Nursing Assistant Registry,UNAR)负责。这是联邦政府对于助理护士认证的最低要求,实际每个州对于初级培训的最低时数的要求各不相同,例如哥伦比亚特区在内的 13 个州要求助理护士必须接受至少 120 小时的培训才能获得认证。同样,各州对临床培训时间的最低要求也不尽相同,从 16 小时到 100 小时不等。

所有 CNA 都需要持证上岗,医疗机构也可以先提供工作岗位,但是需要在 120 天内通过 CNA 理论和操作考试并拿到证书。每个人有且只有一次考前提供工作的机会。

(二)英国

2014 年,英国健康教育协会(Health Education England,HEE)推出了一套医疗护理员的认证方法,规定每名新医疗护理员必须在入职 12 周内完成认证,护理员必须证明自己满足包括保护隐私、尊重患者、基本生命支持、感染预防与控制等在内的

15 项标准后方能继续工作。认证方法包括 2 种,分别是面试以及从工作场所的同事、上级以及患者方获得相应反馈。

(三) 德国

在德国的 5 级护士制度中,后 2 级是经过短期培训即可参加工作的护士,相当于我国的医疗护理员,需要参加为期 1 年的培训课程,培训结束后由各州组织笔试、口试和操作考试后方可上岗。

二、中国医疗护理员的认证

根据《中华人民共和国职业分类大典(2015 年版)》,医疗护理员是医疗辅助服务人员之一,又称为中医健康养老护理员,主要从事辅助护理等工作,其不属于医疗机构卫生专业技术人员。主要在医院、养老机构、临终关怀机构、社区卫生服务中心、家庭等场所从事基本的护理技术服务,帮助服务对象保持、恢复和促进健康,维持生命,减轻痛苦,预防疾病,提高生活质量。根据服务对象的不同,将医疗护理员分为不同的专业,分别是以成人患者为主要服务对象、以老年患者为主要服务对象、以孕产妇和新生儿患者为主要服务对象的医疗护理员。

2019 年中国人力资源和社会保障部规定,要从事医疗护理员的相关工作,需要获得人力资源和社会保障部教育培训中心颁发的医疗辅助护理员(中医健康养老护理员)培训证书。意向人员可报名参加中央或地方在全国范围内开展的"医疗辅助护理员培训项目",并完成统一组织安排的考试。考试采取闭卷笔试与实际操作考试两种形式结合,每两个月集中安排一次,参加培训并考试成绩合格者,可获得该证书。携证书即可应聘相关工作,用人单位可在人力资源和社会保障部教育培训中心网站进行证书查验。

第二节　医疗护理员的培训

一、国外医疗护理员的培训

(一) 美国

一直以来,美国联邦政府为了改善劳动力的工作质量,将助理护士的职业培训和认证看作一个十分关键的解决方案,这可以提高助理护士的特定职业知识和技能来帮助提高工作质量,反过来促进他们拥有更高的薪酬。联邦政府要求助理护士受雇于家庭卫生机构或养老院的服务报销医疗保险或医疗补助应该接受至少 75 小时的培训,包括 16 小时的监督实践(临床)培训,并通过评估证明他们的能力认证,但是在上岗后机构还需要对护士助理进行至少每隔 12 个月 1 次的评估,评估内容主要是实践技能及患者满意度,针对不合格者在后期会加强其薄弱环节的培训。

助理护士在基本护理技能、个人护理技能、心理健康和社会服务技能、照顾认知障碍居民的技能、基本恢复技能和住院医师权利方面进行重点培训和认证。家庭健康助理的培训和认证更侧重于包括沟通技能在内的领域;维护清洁、安全和健康的环境;紧急情况的识别和程序;安全转移技术;正常的活动范围以及基本的营养。而在医疗护理保险和医疗补助环境之外的直接护理工作者并没有联邦政府要求的最低工作小时的培训或能力评估程序。在私营公司工作或被患者直接雇佣为护理人员的工人不需要接受任何培训或认证程序,尽管他们可以选择接受国家要求的培训和认证。

然而,在美国的助理护士行业中一直存在一种相反的观点,即培训和认证要求限制了合格助理护士的数量,阻碍了那些尚未接受培训和认证的求职者参加招聘,导致了助理护士的短缺。这种观点在最近的新型冠状病毒肺炎(COVID-19,简称新冠肺炎)大流行期间更为盛行,因为医疗保险和医疗补助服务中心(CMS)发布了一项全面豁免,允许护理中心暂时雇佣护理助手进行 8 小时在线培训,至少 3 个州直接采取了在线培训和认证的方式,解决了人力短缺问题。

(二)日本

自从 1987 年日本实施《社会福利士法》以来,培训机构不断扩大,由开始的 25 所培训学校发展到 2006 年的近 500 所学校,学校配有专职的老师、统一的教材。在最近的 20 年中,先后培养了约 80 万名介护人员。预计每年将增加 5 万人。介护的来源较广,包括全日制学校介护专业的毕业生、非介护专业但经过正规培训的其他专业大学生。介护培训科目近 20 门,包括人文、自然、社会、外语等基础学科,还有医学基础知识、心理学、福利知识、家政学、介护技术等专业科目。培训时间为 2～3 年,修习理论、实践在内的总计 1 650 学时,经考试合格获得国家资格认证。根据患者失能程度及病情严重程度分级,给予不同侧重点的照护服务,不同级别的介护士培训学时也不同。

(三)德国

德国与日本相比,培训课程重在一般的护理操作技能,如翻身、拍背、床单位的整理等,其次是对护理员基本素养的培训,强调沟通技巧的掌握、仪容仪表的要求及职业道德。培训学制为 1 年,其中实践课程为 1 100 学时,理论课程为 500 学时,总计 1 600 学时,培训结束后参加笔试、口试及操作考试,合格后即可获得从业证书。

二、中国医疗护理员的培训

2019 年国家卫生健康委在《关于加强医疗护理员培训和规范管理工作的通知》

中提出,为响应健康中国战略,满足中国养老服务需求的迫切性,要加强医疗护理员的培训和管理,这是加快发展护理服务业的关键环节,对全面建成小康社会具有重要意义。

1. 培训对象及条件

(1) 培训对象:拟从事医疗护理员工作或者正在从事医疗护理员工作的人员,积极支持农村转移劳动力、城镇登记失业人员、贫困劳动力等人群参加培训。

(2) 培训对象条件:年龄在18周岁及以上,身体健康、品行良好、有责任心、尊重关心爱护服务对象,具有一定的文化程度和沟通能力。

2. 培训管理

(1) 培训场所:各地具备培训能力的高等医学院校、职业院校(含技工院校)、行业学会、医疗机构、职业培训机构应积极同当地人社部门对接,纳入"两目录一系统"中,承担医疗护理员培训工作。

(2) 培训方式:在信息飞速发展与新型冠状病毒肺炎疫情的双重推动下,鼓励有条件的培训机构采用线上线下相结合的培训方式开展培训工作。多样化的培训形式相结合,将互联网教学模式融入其中,既为护理员的培训提供便利,也响应了当下疫情防控常态化的政策方针。

(3) 培训时间:以一般患者为主要服务对象的医疗护理员(一般照护类)培训总时间不少于120课时,以老年患者为主要服务对象的医疗护理员(老年照护类)、以孕产妇和新生儿患者为主要服务对象的医疗护理员(孕产妇和新生儿照护类)培训总时间不少于150课时。每课时不少于45分钟,确保从业人员完全掌握相应护理技能。

(4) 培训内容:培训应按照《医疗护理员培训大纲(试行)》开展理论和实践培训,主要培训内容为医疗辅助护理原则与界限、医疗辅助护理基本技能、生理、心理、营养、运动、感染控制等基础知识。同时根据社会对人才多样化的需求,适应学员不同潜能和发展的需要,在共同必修的基础上,针对特定人群开展选修课程。医疗护理员培训要将职业道德、法律安全意识以及保护服务对象隐私等纳入培训全过程,注重德技兼修。

(5) 培训考核:各省护理学会需要与人力资源和社会保障部联合统一组织考核,并为考核合格的医疗护理员授予培训合格证书。培训合格证书按照学员培训方向分为医疗护理员(一般照护类)、医疗护理员(老年照护类)、医疗护理员(孕产妇和新生儿照护类)3种类型。考核合格的医疗护理员可以申请职业等级认定。

(6) 培训信息管理:各省护理学会建立全省医疗护理员数据库,动态管理全省培训合格的医疗护理员信息,探索开设医疗护理员信息平台,服务需求方可在信息平台自行选择所需医疗护理员。

3.资金保障：县级人力资源和社会保障部门按照相关规定,在培训期间,可对符合条件的培训对象给予培训补贴,取得证书即可根据各省就业补偿标准领取 1 000～2 500 元的相关补贴,由培训机构代为申领。

4.现有不足与展望：2019 年出台的《医疗护理员培训大纲(试行)》对于护理员培训体系中的培训目标、培训要素(讲师、学员、教材)有了明确的界定,但我国目前医疗护理员普遍培训时间较短,且主要集中在岗前培训阶段,后续无持续的继续培训教育。关于培训效果评估,各培训中心都只是在培训结束后进行简单理论、操作考核,缺乏系统的评估体系。日后对护理员的培训,可以借鉴日本、美国等国家的经验,明确规范医疗护理员的准入条件、服务内容、收费考核、评价标准体系,同时应加快对护理员培训学校、培训教师的资质认证。对于上岗后的医疗护理员,可安排临床督导人员对其工作进行监督和评价,针对薄弱环节进行复训,还可对护理员划分等级,激励其接受继续教育,不断提升专业技能与照护水平。

第三节　医疗护理员的管理模式

一、国外医疗护理员管理模式现状

在国外,医疗护理员发展较早,基本形成一个较成熟的体系。医疗护理员被纳入卫生保健系统,由医疗机构管理,在注册护士的监督下承担部分低技术含量的直接照护工作,与注册护士组成一支与患者需求相应对的技能混合护理队伍,成为现代保健系统中必不可少的组成部分。尤其是在美国、日本、英国等国家,护理员的发展较为成熟。从 20 世纪 50 年代开始,由于受到完备的立法与制度的保护,许多国家在护理员聘用、职业准入、资格授予、服务规范等方面都具有较为科学与先进的经验。

二、国内医疗护理员管理模式现状

我国的护理员发展较晚,目前正处于探索如何更好地管理护理员的阶段。与发达国家相比,我国护理员管理较不规范。护理员的职责与管理隶属模糊不清,导致医院与护理员公司在护理员管理中存在真空地带。现阶段许多医院都配备有护理员,但护理员管理部门尚不明确,护理员直接管理者分别为护理员公司经理或护理员组长、病房护士、普通家政公司主管。目前,对护理员的管理大致分为 4 种模式：家属自聘自管、公司管理、公司和医院双重管理以及医院管理。公司管理主要有家政公司、保安公司、物业管理公司、护理员公司等一些社会化的机构,对护理员进行管理和培训;医院管理方面主要由医院的护理部、后勤部,对护理员进行统一的管理和培训。各种管理方式形式不同,特点不同,各有优缺点。护理员管理模式的不统一、不规范、不科学,导致了护理员这一职业在发展过程中出现越来越多的问题。最主要的问题是护理员的服务质量不达标,有研究指出,大多数护理员没有经过正规培训,这使得患者的安全和利益得不到保障。其次,管理模式的混乱和不规范,使护理员的收入不统一,且大多未购买保险,这使得护理员的安全和利益得不到保障。现对 4 种管理模式进行详细阐述,医院管理者应根据自身情况、家属意愿和社会需求选择合适的管理模式。

(一) 家属自聘自管

最初,为患者提供生活照护的护理员是由家属自聘,性质类似于保姆。除了家属自聘,护理员管理还存在另外一种自由群体模式,当患者需要聘请护理员时,一些经验丰富的护理员会作为介绍人,介绍自己相熟的同伴为患者提供护理员服务,该群体一般由一两个经历丰富的护理员中心人物作为介绍人进行工作推荐和管理。这种非正规性的就业方式给此类群体构建自己的内部社会关系网提供了机会,他们为了获取更多的工作机会或更好的工作报酬,经常向患者和家属讨价还价,有些病区还存在自由护理员拉帮结派现象,扰乱了护理员市场的秩序。但不可否认的是,无论是家属自己聘请护理员或是通过"介绍人"聘请护理员,这两者均存在一个共同的问题,即自聘自管的陪护人员未经过培训、无正规管理、无平台监督,最终可能增加患者受伤的风险。

(二) 公司管理

虽然护理员的工作地点在医院,但绝大部分并不是医院的正式或聘用员工,而是隶属于第三方公司,实行的是社会化管理模式。第三方公司全权负责护理员招聘、培训、派遣、监督以及考核。在这种模式下,医院经公开招标,确定某一家或多家有资质的第三方机构,并签订协议,由其统一安排护理员到院内,由患者及家属按需自行雇佣。

(三) 公司和医院双重管理

护理员工作质量与整体护理服务质量直接相关,随着患者、家属对护理员服务质量要求的提高,医院开始介入对护理员的管理,形成了公司和医院双重管理的模式。在这种模式中,陪护基本上实行社会化管理,由具有一定资质的陪护公司负责护工的招聘、培训、管理,按患者的需求提供各种类型的陪护服务,由医疗机构进行质量监管,从而确保医疗安全和医疗秩序,维护医疗机构、患者和医疗护理员各方面的合法权益,双重管理模式取得了较好的效果,促进了医疗护理员的规范化管理,显著提高了患者及家属满意度。2020 年 8 月 31 日东莞市拟定了《东莞市医疗机构医疗护理员管理办法(试行)》(下简称《办法》),《办法》中详细说明了医院与有合法资质的劳务派遣机构、家政服务机构签订协议时的具体细则，进一步为这种管理模式提供了政策上的支持和保障。

（四）医院管理

早在 1997 年原卫生部发布的《关于进一步加强护理管理工作的通知》中，就已明确护工（现护理员、护工的总称）的管理方是医院护理部。然而，在 20 余年的临床实践中，这一要求并没有得到落实，反而随着医院后勤的逐渐社会化，第三方护理员公司得到了迅速发展。随着时间的推移，第三方公司管理模式暴露出越来越多的弊端，因此医院管理模式又得到了学者们的重视。张玉玲等人的研究结果表明，由医院统一设置、培训护理员，并应用于老年住院患者的生活照护，能够提高护理满意度、降低患者不安全事件的发生率。吴金凤等人的研究显示，医院统一管理后，护理员的综合素质和专业化生活照护技能有所提高，其团队合作精神和归属感也得以增强，有效降低了护理员队伍的流动性，缓解了护理人力资源紧缺的状况。

三、小结

目前我国 4 种护理员管理模式均存在，但以公司管理及公司和医院双重管理模式为主导，在整体护理质量要求不断提高的背景下，医院统一管理模式将是护理员未来发展趋势。医院统一管理护理员虽有很多优点，但实施起来有一定难度，还需要大量的实践与探索。

（曹艳佩）

下　篇

医疗护理员的基础知识与核心技能

第四章

基 础 知 识

第一节　人体结构与功能

一、基本概念

人体结构的基本单位是细胞,细胞之间存在着非细胞结构的物质,称为细胞间质。形状相似、功能相同的细胞集在一起,再加上他们所产生的细胞间质形成的结构称为组织。当几种组织结合起来,共同执行某一种特定功能,并具有一定形态特点,就构成了器官。若干个功能相关的器官联合起来,共同完成某一特定的连续性生理功能,即形成系统。

二、组织

根据组织的结构和形态分类,人体组织可分为上皮组织、结缔组织、肌肉组织、神经组织四大类。

(一) 上皮组织

上皮组织是由密集排列的上皮细胞和极少量细胞间质构成的基本组织。一般彼此相连成膜片状,被覆在机体体表,或衬于机体内中空器官的腔面,以及体腔腔面。依功能和结构的特点可将上皮组织分为被覆上皮、腺上皮、感觉上皮等3类。其中被覆上皮为一般泛称的上皮组织,分布最广。

(二) 结缔组织

由细胞、细胞间质和纤维构成。其特点是细胞分布松散,细胞间质较多。结缔组织主要包括:疏松结缔组织、致密结缔组织,如脂肪组织、软骨、骨、血液和淋巴等。它们分别具有支持、联结、营养、防卫、修复等功能。

（三）肌肉组织

肌肉组织由特殊分化的肌细胞构成,许多肌细胞聚集在一起,被结缔组织包围而成肌束,其间有丰富的毛细血管和纤维分布。主要功能是收缩,机体的各种动作、体内各脏器的活动都由它完成。肌组织按形态和功能可分为骨骼肌、平滑肌和心肌三类。

1. 骨骼肌:一般通过肌腱附于骨骼上,但也有例外,如食管上部的肌层及面部表情肌并不附于骨骼上。骨骼肌的肌肉纤维有许多明亮和暗淡的横纹,所以又称为横纹肌。

2. 平滑肌:分布于内脏和血管壁,在血管、胃肠、膀胱、子宫、支气管、瞳孔周围以及毛发根等处均有分布。平滑肌有较大的伸展性,可拉长、扩大,收缩时缓慢而持久。

3. 心肌:分布于心脏,构成心房、心室壁上的心肌层,也见于靠近心脏的大血管壁上。心肌纤维有分支,互相连接成网,因此心肌可同时收缩。心肌的生理特点是能够自动、有节律地收缩。

（四）神经组织

由神经元和神经胶质细胞构成,具有高度的感应性和传导性。神经元由细胞体、树突和轴突构成。树突较短,像树枝一样分支,其功能是将冲动传向细胞体;轴突较长,其末端为神经末梢,其功能是将冲动由胞体向外传出。

三、器官

当几种组织结合起来,共同执行某一种特定功能,并具有一定形态特点,就构成了器官,器官的组织结构特点跟它的功能相适应。比如:眼、耳、鼻、舌等感觉器官;心、肝、肺、胃、肾等内脏器官。

四、系统

人体由九大系统组成,即运动系统、消化系统、呼吸系统、泌尿系统、生殖系统、内分泌系统、免疫系统、神经系统和循环系统。这些系统相互协作、保护、支持、控制着人体。

（一）运动系统

1. 运动系统的组成:由骨、骨连接和骨骼肌三种器官组成,约占成人体重的60%。全身各骨借关节骨以不同形式连接在一起构成骨骼,起支撑体重、保护内脏和维持人体基本形态的作用。骨骼为肌肉提供附着,在神经支配下,肌肉收缩,牵拉其所附着的骨,以可动的骨连接为枢纽,产生运动。

2. 运动系统的功能

（1）运动:骨和关节是运动系统的被动部分,骨骼肌是运动系统的主动部分,简单的移位和高级活动如语言、书写等,都是由骨、骨连接和骨骼肌实现的。

（2）支持:包括构成人体体形、支撑体重和内部器官以及维持体姿。人体姿势的维持除了骨和骨连接的支架作用外,主要靠肌肉的紧张度来维持。骨骼肌经常处于不随意的紧张状态中,即通过神经系统反射性地维持一定的紧张度,在静止姿态,需要互相对抗的肌群各自保持一定的紧张度达到动态平衡。

（3）保护：人的躯干形成了几个体腔,颅腔保护和支持着脑髓和感觉器官;胸腔保护和支持着心、大血管、肺等重要脏器;腹腔和盆腔保护和支持着消化、泌尿、生殖系统的众多脏器。这些体腔由骨和骨连接构成完整的壁或大部分骨性壁;肌肉也构成某些体腔壁的一部分,如腹前、外侧壁、胸廓的肋间隙等,或围在骨性体腔壁的周围,形成颇具弹性和韧度的保护层,当受外力冲击时,肌肉反射性地收缩,起着缓冲打击和震荡的重要作用。

3. 运动系统常见的疾病：肩周炎、生长痛、骨质增生（颈椎骨质增生、腰椎骨质增生）、氟骨病、佝偻病（先天性佝偻病、婴幼儿佝偻病、儿童期佝偻病、青少年佝偻病）、软骨病、骨质疏松、骨折、骨坏死等。

（二）消化系统

1. 消化系统的组成

（1）消化道：指从口腔到肛门的管道,可分为口、咽、食管、胃、小肠（十二指肠、空肠、回肠）、大肠（盲肠、阑尾、结肠、直肠）和肛门。常把口腔到十二指肠的这一段称上消化道,空肠及以下的部分称下消化道。

（2）消化腺：按体积大小和位置不同可分为大消化腺和小消化腺。大消化腺位于消化管外,如唾液腺、肝脏和胰腺。小消化腺位于消化管内黏膜层和黏膜下层,如胃腺和肠腺。人体共有 5 个消化腺,分别为唾液腺、胃腺、肝脏、胰腺、肠腺。

1）唾液腺：分泌唾液、唾液淀粉酶,将淀粉初步分解成麦芽糖。

2）胃腺：分泌胃液,将蛋白质初步分解成多肽。

3）肝脏：分泌胆汁并储存在胆囊中,将大分子的脂肪初步分解成小分子的脂肪,称为物理消化,也称作"乳化"。

4）胰腺：分泌胰液,是对糖类、脂肪、蛋白质都有消化作用的消化液。

5）肠腺：分泌肠液,将麦芽糖分解成葡萄糖,将多肽分解成氨基酸,将小分子的脂肪分解成甘油和脂肪酸,也是对糖类、脂肪、蛋白质有消化作用的消化液。

2. 消化系统功能：食物在消化管内被分解成结构简单、可被吸收的小分子物质的过程就称为消化。具体可分为摄取、转运、消化食物和吸收营养、排泄废物等步骤,这些生理功能的完成有利于整个胃肠道协调的生理活动。

消化过程包括物理性（机械性）消化和化学性消化两种功能。就对食物进行化学分解而言,由消化腺所分泌的各种消化液,将复杂的各种营养物质分解为肠壁可以吸收的简单的化合物,如糖类分解为单糖,蛋白质分解为氨基酸,脂类分解为甘油及脂肪酸。这些分解后的营养物质被小肠(主要是空肠)吸收进入体内,进入血液和淋巴液。这种消化过程叫化学性消化。机械性消化和化学性消化两功能同时进行,共同完成消化过程。

3. 消化系统的常见疾病:肝胆疾病(胆结石、脂肪肝、肝炎、肝硬化)、胃酸过多、消化道溃疡、慢性肠胃炎、腹泻、痔疮等。

(三) 呼吸系统

1. 呼吸系统的组成:人体与外界空气进行气体交换的一系列器官的总称,包括鼻、咽、喉、气管、支气管、肺以及胸膜。

(1) 上呼吸道:鼻、咽、喉。

(2) 下呼吸道:气管以下的气体通道部分,包括气管、支气管、肺以及胸膜。

2. 呼吸系统的功能

(1) 呼吸:呼吸功能是呼吸系统最主要的功能,使空气进入肺泡并与肺泡毛细血管内的血液进行气体交换,氧气进入血液,血液中的二氧化碳进入肺泡,通过呼气排出体外。上呼吸道具有传导气体的作用,还具有湿化、加温、净化空气、嗅觉和发声的功能;胸廓具有保护肺的功能。呼吸系统的各个组成部分是相辅相成的,共同协作完成呼吸功能,任何一部分功能异常都会影响呼吸功能。

(2) 防御:呼吸道是与外界相通的,在呼吸过程中,外界环境中的粉尘、各种微生物、有害气体、蛋白变应原等,皆可进入呼吸道及肺,从而引发各种疾病。一般情况下人体是不发病的,这与呼吸系统的防御功能相关。呼吸系统的防御功能包括:

1) 对吸入的空气过滤、加温、湿润。

2) 支气管黏膜的黏液纤毛运动及咳嗽反射等,排出异物和过多的分泌物,保持呼吸道的通畅。

3) 各级细支气管和肺泡分泌免疫球蛋白,具有抗病原微生物的作用。

(3) 其他:呼吸系统还有一些非呼吸的功能,如肺泡Ⅱ型上皮细胞可分泌肺表面活性物质、鼻腔的嗅黏膜是嗅觉感受器、喉是发声器官等。

3. 呼吸系统常见疾病:肺部疾病(婴幼儿肺炎、肺心病、肺结核)、支气管痉挛、呼吸衰竭(呼吸性碱中毒、呼吸性酸中毒、感冒)等。

(四) 泌尿系统

1. 泌尿系统的组成:泌尿系统由肾、输尿管、膀胱和尿道组成。由肾产生的尿液经输尿管流入膀胱暂时贮存,当尿液达到一定数量后,经尿道排出体外。所以也可以说泌尿系统是造尿、输尿、贮尿、排尿器官的总称。

2. 泌尿系统的功能:泌尿系统的主要功能为排泄,即以尿液的形式排出机体的代谢产物,如尿素、尿酸和多余的水分等,泌尿系统各器官协同完成排泄的过程。

（1）肾脏：肾脏有三大基本功能，分别是生成尿液、排泄代谢产物；维持体液平衡及体内酸碱平衡；内分泌功能。

（2）输尿管：将在肾脏形成的尿液输送到膀胱。

（3）膀胱：储存尿液，将尿液输送到尿道，膀胱正常可存尿液 500～600 mL。

（4）尿道：将体内的尿液排出体外。

3. 泌尿系统常见疾病：肾病（肾盂肾炎、急性肾炎、慢性肾炎、急性肾衰竭、慢性肾衰竭）、泌尿系统结石（输尿管结石、肾结石、膀胱结石）等。

（五）生殖系统

1. 生殖系统的组成：生殖系统是繁殖后代，延续种族诸器官的总称。生殖系统的器官，男女有别，但按其功能均由生殖腺、生殖管道和附属器官等组成。

男性的生殖系统包括生殖腺、输送管道、附属腺体和外生殖器。睾丸为生殖腺。输送管道有附睾、输精管、射精管和尿道。附属腺体有精囊腺和前列腺。外生殖器有阴茎和阴囊。阴囊是会阴部下垂的皮肤囊袋，内容纳睾丸和附睾。阴茎可分根、体、头三部分，阴茎头与阴茎体之间有环形冠状沟。

女性的生殖系统包括生殖腺、输送管道、附属腺体和外生殖器。卵巢是女性生殖腺。输送管道包括输卵管、子宫与阴道。输卵管是一对弯而长的喇叭形肌性管道，内侧端开口于子宫腔，外侧端开口于腹膜腔。外生殖器又称女外阴，包括阴阜、大、小阴唇、阴蒂、阴道前庭等。

2. 生殖系统的功能：生殖系统具有繁衍后代和分泌作用。

女性和男性的生殖系统构造不同，卵巢是产生成熟的卵子和分泌女性激素（雌激素和孕激素）的器官。雌激素能促进女性生殖器官的生长发育和第二性征的出现。孕激素（也称黄体酮）能促进子宫内膜的生长，从而保证受精卵的植入和维持妊娠。

睾丸会分泌男性激素，称为雄激素。雄激素并不是一种物质，它由多种物质组成，包括脱氢表雄酮、雄烯二酮和睾酮。其中睾酮含量最多，生物活性也最强。胎儿期具有促进男性生殖器官发育的作用，青春期具有促进男性第二性征出现以及维持第二性征的作用，还有促进精子形成，加速机体生长等作用。

3. 生殖系统常见疾病：女性生殖系统常见疾病包括生殖系统感染如盆腔炎、阴道炎，不孕症，围绝经期综合征，妇科肿瘤如宫颈癌、子宫内膜癌等。男性生殖系统常见疾病包括睾丸鞘膜积液，精索鞘膜积液以及精索静脉曲张，性功能障碍，感染性疾病如包皮龟头炎、睾丸炎等。

（六）内分泌系统

1. 内分泌系统的组成：内分泌系统是神经系统以外的一个重要的调节系统，包括弥散内分泌系统和固有内分泌系统：一是在形态结构上独立存在的肉眼可见器官,即内分泌器官,如垂体、松果体、甲状腺、甲状旁腺、胸腺及肾上腺等;二是分散存在于其他器官组织中的内分泌细胞团,即内分泌组织,如胰腺内的胰岛、睾丸内的间质细胞、卵巢内的卵泡细胞及黄体细胞。人体主要的内分泌腺有甲状腺、甲状旁腺、肾上腺、垂体、松果体、胰岛、胸腺和性腺等。

2. 内分泌系统的功能:内分泌系统的功能是传递信息,参与调节机体新陈代谢、生长发育和生殖活动,维持机体内环境的稳定。

(1) 激素的调节:为了保持机体内主要激素间的平衡,在中枢神经系统的作用下,有一套复杂系统。激素一般以相对恒定速度(如甲状腺素)或一定节律(如皮质醇、性激素)释放,生理或病理因素可影响激素的基础性分泌,也由传感器监测和调节激素水平。

(2) 激素的传输:肽类激素在循环中主要呈游离形式,固醇激素和甲状腺激素(除醛固醇酮外)均与高亲和力的特异血浆蛋白结合,仅少量(1%～10%)呈有生物活性的游离状态。这种对结合与游离比例控制可以辅助性地调节腺体功能,既可以调节生物活性,又可以调节半衰期。

(3) 激素与受体:激素需与特异的受体结合以启动其生理活性。不同激素可有不同的过程;多肽激素和儿茶酚胺与细胞表面受体结合,通过对基因的影响发挥其生物效应;胰岛素与细胞表面受体结合后共同进入细胞内形成胰体素－受体复合物,再与第二受体结合产生生物效应,激素与受体的结合为特异性的,并且是可逆性的,符合质量与作用定律。

3. 内分泌系统常见疾病:肥胖症、糖尿病、甲状旁腺疾病、甲状腺疾病(甲亢、甲减)、库欣综合征等。

(七) 免疫系统

1. 免疫系统的组成:免疫系统由免疫器官(骨髓、胸腺、脾脏、淋巴结、扁桃体、小肠集合淋巴结、阑尾、胸腺等),免疫细胞(淋巴细胞、单核吞噬细胞、中性粒细胞、嗜碱粒细胞、嗜酸粒细胞、肥大细胞、血小板等)以及免疫分子(抗体、免疫球蛋白、干扰素、白细胞介素、肿瘤坏死因子等)组成。

2. 免疫系统的功能:免疫系统是人体抵御病原菌侵犯最重要的保卫系统,具有识别和排除抗原性异物,与机体其他系统相互协调,共同维持机体内环境稳定和生理平衡的功能。

(1) 免疫防御:识别和清除外来入侵的抗原,如病原微生物等,使人体免受病毒、细菌、污染物质及疾病的攻击。

(2) 免疫监视:识别和清除体内发生突变的肿瘤细胞、衰老细胞、死亡细胞或其他有害的成分。

（3）免疫调控：通过自身免疫耐受和免疫调节使免疫系统内环境保持稳定。修补免疫细胞能修补受损的器官和组织，使其恢复原来的功能。

3. 免疫系统常见疾病：过敏性疾病、风湿性关节炎、艾滋病、系统性红斑狼疮等。

（八）神经系统

1. 神经系统的组成：神经系统是由神经细胞（神经元）和神经胶质所组成。神经系统分为中枢神经系统和周围神经系统。中枢神经系统是神经系统的主要部分，包括脑和脊髓；周围神经系统包括脑神经、脊神经和内脏神经。

2. 神经系统的功能

（1）调节和控制其他各系统的功能活动，使机体成为一个完整的统一体。例如，当参加体育运动时，随着骨骼肌的收缩，出现呼吸加快加深、心跳加速、出汗等一系列变化。

（2）调整机体功能活动，使机体不断地适应外界环境，维持机体与外界环境的平衡。如气温低时，通过神经系统的调节，使周围小血管收缩，减少体内热量散发；气温高时，周围小血管扩张，增加体内热量的散发，以维持体温在正常水平。

（3）语言和思维：人类在长期的进化发展过程中，神经系统特别是大脑皮质得到了高度的发展，产生了语言和思维能力，人类不仅能被动地适应外界环境的变化，而且能主动地认识客观世界、改造客观世界，使自然界为人类服务，这是人类神经系统最重要的特点。

3. 神经系统常见疾病：脑血管疾病如脑卒中和蛛网膜下腔出血等；颅内占位病变如肿瘤和脓肿；老年性变性疾病如帕金森病和阿尔茨海默病；周围神经病变如面瘫和格林-巴利综合征；神经肌肉接头病变如重症肌无力和周期性瘫痪等。

（九）循环系统

1. 循环系统的组成：循环系统是分布于全身各部的连续封闭管道系统，包括心血管系统和淋巴系统。心血管系统内循环流动的液体称为血液。淋巴系统内流动的液体称为淋巴液。淋巴液沿着一系列的淋巴管道向心流动，最终汇入静脉，因此淋巴系统也可认为是静脉系统的辅助部分。

2. 循环系统的功能

（1）内分泌功能：心肌细胞、血管平滑肌和内皮细胞可分别产生分泌心钠素、内皮素和血管紧张素等多种生物活性物质，参与机体多种功能调节。

（2）运输血液：将血液等输送到全身，确保各组织器官正常物质交换，维持正常功能活动。

（3）保持新陈代谢正常进行：将消化系吸收的营养物质和肺吸收的氧运送到全身器官的组织和细胞，同时将组织和细胞的代谢产物及二氧化碳运送到肾、肺和皮肤,排出体外,以保证机体新陈代谢的不断进行。

(4)维持和调节血压:输送内分泌器官和分散在体内各处的内分泌细胞所分泌的激素以及生物活性物质,作用于相应的靶器官,以实现机体的体液调节;维持机体内环境理化特性的相对稳定以及机体防卫功能等。

3.循环系统常见疾病:包括心脏和血管的疾病。心脏疾病包括心力衰竭、心律失常、冠状动脉粥样硬化性心脏病、心肌病(如扩张性心肌病、肥厚性心肌病、心肌炎等)等。血管性疾病包括主动脉夹层、闭塞性周围动脉粥样硬化等。

第二节 基本生命体征

一、生命体征

四大生命体征包括体温、脉搏、呼吸、血压,是临床评估患者疾病情况的重要指标。

(一)体温

体温也称为体核温度,指身体内部胸腔、腹腔和中枢的温度,具有相对稳定且较皮肤温度高的特点。皮肤温度也称为体表温度,指皮肤表面的温度,皮肤温度会受到环境温度和衣着情况的影响。人的基础体温是指人体在较长时间的睡眠后醒来,尚未进行任何活动之前所测量到的体温。医学上所说的体温是指机体深部的平均温度,由于机体深部温度不容易被测量,临床上常以口腔、直肠、腋窝等处的温度来代表体温,体温可随昼夜、年龄、性别、活动、药物等情况出现变化,不过人体正常体温比较恒定,变化范围很小,一般不超过 0.5～1℃,人体体表温度通常在 36.3～37.2℃,异常的体温可分为低热(37.3～38℃)、中等高热(38.1～39℃)、高热(39.1～41℃)、超高热(41℃以上)。

(二)脉搏

脉搏是指心脏舒缩时,动脉管壁有节奏地、周期性地起伏。检查脉搏通常用两侧桡动脉。正常脉搏次数与心跳次数一致,节律均匀、间隔相等。白天由于进行各种活动,血液循环加快,因此脉率快些,夜间活动少,脉搏慢些。正常人在安静状态下,脉搏为每分钟 60～100 次(一般为每分钟 70～80 次),婴幼儿每分钟 130～150 次,儿童每分钟 110～120 次,老年人可慢至每分钟 55～75 次,新生儿可快至每分钟 120～140 次。

(三)呼吸

呼吸是呼吸道和肺的活动。人体通过呼吸,吸进氧气,呼出二氧化碳,是重要的生命活动之一,是人体内外环境之间进行气体交换的必要过程。正常人的呼吸节律均匀、深浅适宜。平静呼吸时,呼吸正常值为成人每分钟 16～20 次,儿童每分钟 30～40 次。儿童的呼吸频率随年龄的增长而减少,逐渐到成人的水平。呼吸的计数可观察患者胸腹部的起伏次数,一吸一呼为一次呼吸;或用棉絮放在鼻孔处观察吹动的次数,数 1 分钟的棉絮摆动次数是多少次即每分钟呼吸的次数。

(四) 血压

推动血液在血管内流动并作用于血管壁的压力称为血压,是衡量心血管功能的重要指标之一。最常用的血压测量方式为肱动脉血压测量,也就是从手臂测量血压。心室收缩时,动脉内最高的压力称为收缩压;心室舒张时,动脉内最低的压力称为舒张压。

收缩压与舒张压之差为脉压。当收缩压和舒张压均低于正常值下限(90/60 mmHg)时,应考虑可能为急性周围循环衰竭、心肌梗死、心脏衰竭、急性心包填塞等。当高血压脑病或颅内压增高时,血压常在 200/120 mmHg 以上。

二、观察生命体征的意义

生命体征是最常用于判断患者的病情轻重和危急程度的指征。观察生命体征可以了解机体重要脏器功能活动情况,了解疾病的发生、发展及转归,为预防、诊断、治疗及护理提供依据。对生命四大体征认真观察,做出正确判断,有利于发现病情变化,以便于及时采取针对性的治疗及抢救措施。

(一) 体温

体温测量可以用于临床疾病的预防、诊断。体温过高或过低都对病情有一定的提示意义,测量体温可以观察体温的变化趋势,为疾病的诊断提供依据。感染性发热是由各种病原体,如细菌、病毒、支原体、真菌、寄生虫等,入侵人体后引起的发热。引起非感染性体温过高的常见疾病包括恶性肿瘤、风湿热、甲亢等。体温过低多见于长期处于低温寒冷环境以及长期贫血、营养不良、甲状腺功能减退等疾病。

(二) 脉搏

脉搏会受到年龄、性别、体型、活动与情绪、饮食与药物等因素的影响。当心功能不全、休克、高热、严重的贫血和疼痛、甲状腺危象、心肌炎以及阿托品等药物中毒时,心率和脉搏显著加快。当颅内压增高、完全性房室传导阻滞时,脉搏减慢。在一般情况下心率与脉搏是一致的,但在心房颤动、频发性早搏等心律失常时,脉搏会少于心率,称为短绌脉。

(三) 呼吸

呼吸的快慢和精神是否紧张有很大的关系,所以在测量呼吸前,应该让患者安静,也不和患者交谈,使患者呼吸自然。呼吸增快多发生在肺部疾病、心脏疾病或高热患者。双吸气、点头呼吸、鼻翼扇动以及呼气时胸廓不但不鼓反而下陷的现象,提示病情严重。

(四)血压

血压测量是评估血压水平、诊断高血压及观察降压疗效的主要手段,准确地测量血压对高血压的管理有重要的指导意义。年龄、性别、昼夜和睡眠、环境、体型、体位、运动、情绪状态等都会影响血压水平。高血压常伴随心、脑、肾等重要脏器的损害,低血压常见于大量失血、休克、急性心力衰竭等。

第三节 基本生理需求

生理需求是人类最基本的需求,人类对食物、水和空气等的需求都是生理需求,这类需求的级别最低,人们在转向较高层次的需求之前,总是尽力满足这类需求,这些需求如果不能得到最低程度的满足,人类就无法继续生存和繁衍。因此,生理需求是人类的第一需求。

一、休息与活动

休息与活动是人类生存和发展的基本需要之一。对于健康人,适当的休息与活动可以消除疲劳、促进身心健康;对于患者,适当的休息与活动是减轻病痛、促进康复的基本条件。休息不足会导致人体出现一系列躯体和精神反应,如疲乏、困倦、注意力分散,甚至出现紧张、焦虑、急躁、易怒等情绪体验,严重时造成机体免疫力下降,导致身心疾病的出现。充分的休息需要从身体方面、心理方面、环境方面、睡眠方面去考虑。

(一)身体舒适

身体舒适是保证有效休息的重要条件,身体功能正常,皮肤完整,各部位清洁、无异味、无疼痛、无感觉异常,卧位舒适才能得到真正的休息。任何一方面出现异常或不适,都会直接影响休息的质量。

(二)心理和情绪状态

个体的心理和情绪状态同样会影响休息的质量,情绪的变化会引起焦虑、烦躁不安、抑郁、沮丧、依赖等情绪变化和精神压力,这些都会直接影响患者的休息和睡眠形态。

(三)环境舒适

环境是影响患者休息的重要因素,环境中的空间、温度、湿度、光线、色彩、空气、声音等对患者的休息、疾病康复均有不同程度的影响,应全方位考虑这些因素,为患者创造一个和谐、舒适的环境。

（四）足够的睡眠

睡眠的时长和质量是影响休息的重要因素，无论患者属于原发性睡眠障碍或住院后继发性睡眠障碍，都可以引起睡眠时长不足或质量下降，影响患者的休息和疾病的康复。

二、饮食与营养

为了维持生命与健康、预防疾病促进疾病康复，人体必须从食物中获取一定量的热能及营养素。当机体患病时，通过适当的途径给予患者均衡的饮食以及充足的营养也是促进患者康复的有效手段。影响饮食与营养的因素有身体因素、心理因素及社会因素等。

（一）身体因素

1. 年龄：人体不同生长发育阶段对热能及营养素的需求量有所不同，不同年龄的患者对食物质地的选择也有差异，不同年龄的患者可有不同的饮食喜好。

2. 活动量：各种活动是能量代谢的主要因素，活动量大的个体对热能及营养素的需求大于活动量小的个体。

3. 特殊生理状态：处于妊娠期、哺乳期的女性对营养的需求显著增加，同时会有饮食习惯的改变。

4. 疾病及药物影响：许多疾病可影响患者对食物及营养的摄取、消化、吸收及代谢。药物也会影响患者的饮食及营养，有的药物可增进食欲，有的药物可影响营养素的吸收。

5. 食物过敏：某些人对特定的食物如牛奶、海产品等过敏，出现腹泻、哮喘、荨麻疹等过敏反应，影响营养的摄入和吸收。

（二）心理因素

一般情况下，焦虑、抑郁、恐惧、悲哀等不良情绪可导致人的食欲降低，引起进食少、偏食、厌食等。愉快、轻松的心理状态会促进食欲，有些患者在进食时会有不正常的心理状态，如孤独、焦虑时想吃食物。

（三）社会因素

1. 经济状况：经济状态决定了个体的购买力，影响人们对食物的选择。

2. 饮食习惯：每个人都有自己的饮食习惯，包括食品的选择、烹饪方法、饮食方式、饮食嗜好、进食时间等。饮食习惯还会受到民族、宗教信仰、社会背景、文化习俗、地理位置、生活方式等的影响。

3. 饮食环境：进食时周围的环境，食具的洁净，食物的色、香、味等可影响人们对食物的选择和摄入。

4. 营养知识：患者对营养知识的了解程度也决定了其饮食和营养状态。

三、排泄

排泄是机体将新陈代谢所产生的终产物排出体外的生理过程，是人体的基本生理需要之一，也是维持生命的必要条件之一。人体的排泄途径有皮肤、呼吸道、消化道及泌尿道，其中消化道和泌尿道是主要的排泄途径。

（一）排尿

一般成人白天排尿 3～5 次，夜间 0～1 次。尿量是反映肾脏功能的重要指标之一，正常情况下每次尿量 200～400 mL，24 小时的尿量为 1 000～2 000 mL，平均在 1 500 mL左右，尿量和排尿次数受多因素影响。疾病、治疗及检查、液体和饮食摄入、心理、环境、个人习惯、气候变化等都会对排尿有影响。

（二）排便

排便是人体的基本生理需要，排便次数因人而异。一般成人每日排便 1～3 次，婴幼儿每日排便 3～5 次，每天排便超过 3 次（成人）或每周少于 3 次，应视为排便异常，如腹泻、便秘。生理、心理、社会文化、饮食与活动、病理等因素均可影响排便。

（顾 莺）

第五章

医院感染的控制

第一节　医院感染概述

一、定义

医院感染是指住院患者在医院内获得的感染,包括在住院期间发生的感染和在医院内获得出院后发生的感染,但不包括入院前已开始或者入院时已处于潜伏期的感染。医院工作人员在医院内获得的感染也属医院感染。

医院感染暴发:在医疗机构或其科室的患者中,短时间内发生3例以上同种同源感染病例的现象。

疑似医院感染暴发:在医疗机构的或其科室的患者中,短时间内出现3例以上临床症候群相似、怀疑有共同感染源的医院感染病例;或者3例以上怀疑有共同感染源或感染途径的感染病例现象。

二、对象

广义地讲,医院感染的对象包括住院患者、医院工作人员、门急诊就诊患者、探视者和患者家属等,这些人在医院的区域里获得感染性疾病均可以称为医院感染,但由于就诊患者、探视者和患者家属在医院的时间短暂,获得感染的因素多而复杂,常难以确定感染是否来自医院,故实际上医院感染的对象主要是住院患者和医院工作人员。

三、医院感染的历史

自有医院以来就存在着医院感染问题,回顾历史医院感染的历史可概括为细菌学时代以前、细菌学时代、抗菌药物时代3个阶段。

四、疾病分类

（一）按感染部位分类

全身各器官、各部位都可能发生医院感染，可分为呼吸系统医院感染、手术部位医院感染、泌尿系统医院感染、血液系统医院感染、皮肤软组织医院感染等。

（二）按病原体分类

可将医院感染分为细菌感染、病毒感染、真菌感染等，其中细菌感染最常见。每一类感染又可根据病原体的具体名称分类，如金黄色葡萄球菌感染、诺如病毒感染等。

（三）按来源分类

1. 内源性感染：又称自身感染，是指各种原因引起的患者在医院内遭受自身固有病原体侵袭而发生的医院感染。

2. 外源性感染：又称交叉感染，是指各种原因引起的患者在医院内遭受非自身固有的病原体侵袭而发生的感染。包括病原体从个体到个体的直接传播和通过物品、环境而引起的间接感染。

五、传播特点

医院感染的传播过程包括 3 个环节，即感染源、传播途径和易感人群，缺一不可。

感染源：是指病原微生物自然生存、繁殖并排出宿主。包括已感染的患者、带菌者或自身感染者、环境贮菌源、动物感染源。

传播途径：是指病原体从感染源排出并侵入易感人群的途径。包括接触传播、空气传播、水和食物传播、医源性传播、生物媒介传播。

易感人群：包括机体免疫功能受损者、婴幼儿及老年人、营养不良者、接受免疫抑制剂治疗者、长期使用广谱抗菌药物者、住院时间长者、手术时间长者、接受各种介入性操作的患者。

六、疾病危害

医院感染已成为全球瞩目的公共健康问题，不仅会导致医疗资源浪费，显著延长患者住院时间，增加经济负担和社会负担，严重者还会导致患者死亡。

七、医院感染的预防与控制

1. 加强感染源的管理。
2. 开展医院感染的监测。
3. 加强医院消毒灭菌的监督管理。

4. 加强医务人员手的清洁与消毒。

5. 加强重点部门、重点环节、高危人群与主要感染部位的医院感染管理。

6. 加强医院卫生学监测。

7. 加强医源性传播因素的监测与管理。

8. 加强临床抗菌药物的管理。

9. 严格探视与陪护制度。

10. 加强临床使用一次性无菌医疗用品的管理。

11. 对易感人群实行保护性隔离。

12. 及时总结与反馈临床上分离的病原体及其对抗菌药物的敏感性。

13. 开展医院感染的宣传教育。

第二节　清洁、消毒与隔离

一、清洁、消毒

（一）基础知识

1. 清洁：去除物体表面有机物、无机物和可见污染物的过程。

2. 消毒：清除或杀灭传播媒介上病原微生物，使其达到无害化的处理。

3. 清洁剂：洗涤过程中帮助去除被处理物品上有机物、无机物和微生物的制剂。如洗手液、洗衣粉、洗衣液、多酶洗液等。

4. 消毒剂：能杀灭传播媒介上的微生物并达到消毒要求的制剂。分为高水平消毒剂、中水平消毒剂、低水平消毒剂。

5. 低风险区域：基本没有患者或患者只作短暂停留的区域。如行政管理部门、图书馆、会议室、病案室等。

6. 中风险区域：有普通患者居住，患者体液、血液、排泄物、分泌物对环境表面存在潜在污染可能性的区域。如普通住院病房门诊科室、功能检查室等。

7. 高风险区域：有感染或定植患者居住的区域以及对高度易感患者采取保护性隔离措施的区域，如感染性疾病科、手术室、产房、重症监护病区、移植病房、烧伤病房、早产儿室等。

（二）清洁与消毒原则

1. 应遵循先清洁再消毒的原则，采取湿式卫生的清洁方式。

2. 根据风险等级和清洁等级要求制定标准化操作规程，内容应包括清洁与消毒的工作流程、作业时间和频率;使用的清洁剂与消毒剂名称、作用时间以及更换频率等。

3. 应根据环境表面和污染程度选择适宜的清洁剂。

4. 有明确病原体污染的环境表面,应根据病原体抗力选择有效的消毒剂,消毒产品的使用按照其使用说明书执行。

5. 无明显污染时可采用消毒湿巾进行清洁与消毒。

6. 清洁病房或诊疗区域时,应有序进行,由上而下、由里到外、由轻度污染到重度污染。有多名患者同居住的病房,应遵循清洁单元化操作。

7. 实施清洁与消毒时应做好个人防护,不同区域环境清洁人员个人防护应符合相关规范要求。每项工作结束时应严格落实手卫生要求,按照七步洗手法洗手。

8. 对高频接触、易污染、难清洁与消毒的表面,可采取屏障保护措施,用于屏障保护的覆盖物(如塑料薄膜、铝箔等)实行一用一更换。

9. 清洁工具应分区使用,实行颜色标记。

10. 宜使用微细纤维材料的擦拭布巾和地巾。

11. 对精密仪器设备表面进行清洁与消毒时,应参考仪器设备说明书,关注清洁剂与消毒剂的兼容性,选择适合的清洁与消毒产品。

12. 在诊疗过程中发生患者体液、血液等污染时,应随时进行污点清洁与消毒。

13. 环境表面不宜采用高水平消毒剂进行日常消毒。使用中的新生儿床和暖箱内表面,日常清洁应以清水为主,不应使用任何消毒剂。

14. 不应将使用后或污染的擦拭布巾或地巾重复浸泡至清洁用水、使用中清洁剂和消毒剂内。

(二)清洁和消毒方法

1. 物体表面、地面的清洁与消毒

(1)无明显污染:采用湿式清洁。

(2)有血液、体液明显污染:先吸湿,再清洁,后消毒。

2. 感染高风险的部门地面和物体表面的清洁与消毒

感染高风险的部门(手术部、导管室、洁净病房、移植病房、重症监护病房(intensive care unit)、血液透析病房、感染疾病科、口腔科、检验科、急诊等病房与部门)应保持清洁、干燥,每天进行消毒,遇明显污染随时去污与消毒,地面消毒采用 400～700 mg/L 有效氯的含氯消毒液擦拭,作用 30 min 或者消毒湿纸巾擦拭。

(四)日常清洁与消毒

1. 医疗机构应将所有部门与科室按风险等级,划分为低风险区域、中风险区域和高风险区域。

2.不同风险区域应实施不同等级的环境清洁与消毒管理。

3.应遵守清洁与消毒原则。

4.被患者体液、血液、排泄物、分泌物等污染的环境表面,应先采用可吸附的材料将其清除,再根据污染的病原体特点选用适宜的消毒剂进行消毒。

5.在实施清洁与消毒时,应设有醒目的警示标志。

(五)不同等级的风险的区域的日常清洁与消毒管理

不同风险区域应实施不同等级的环境清洁与消毒管理,具体要求见表5-1。

表5-1 不同风险区域的环境清洁与消毒管理

风险等级	环境清洁等级	方 式	频次(次/天)
低度风险区域	清洁级	湿式卫生	1~2
中度风险区域	卫生级	湿式卫生,可采用清洁剂辅助清洁	2
高度风险区域	消毒级	湿式卫生,可采用清洁剂辅助清洁、高频接触的环境表面实施中低水平消毒	≥2

(六)强化清洁与消毒

1.下列情况应强化清洁与消毒

(1)发生感染暴发时,如不动杆菌属、艰难梭菌、诺如病毒等感染暴发。

(2)环境表面检出多重耐药菌,如耐甲氧西林金黄色葡萄球菌(MRSA)、产超广谱β内酰胺酶(ESBLs)细菌以及耐碳青霉烯类肠杆菌科细菌(CRE)等。

2.强化清洁与消毒时,应落实接触传播、飞沫传播和空气传播的隔离措施。

3.强化清洁与消毒时,应增加清洁与消毒频率。

4.对感染朊毒体、气性坏疽、不明原因病原体的患者周围环境的清洁与消毒措施应参照 WS/T367 执行。

5.应开展环境清洁与消毒质量评估工作,并关注引发感染暴发的病原体在环境表面的污染情况。

二、隔离

(一)基础知识

1.隔离:采用各种方法、技术,防止病原体从患者及携带者传播给他人的措施。

2.传播:病原体通过手、媒介物直接或间接接触导致的传播。

3.空气传播:带有病原微生物的微粒子(≤5 μm)通过空气流动导致的疾病传播。

4.预防:针对医院所有患者和医务人员采取的一组预防感染措施。包括手卫生,根据预期可能的暴露选用手套、隔离衣、口罩、护目镜或防护面屏,以及安全注射;也包括穿戴合适的防护用品处理患者环境中污染的物品与医疗器械。

5. 标准预防:基于患者的血液、体液、分泌物(不包括汗液)、非完整皮肤和黏膜均可能含有感染性因子的原则。

(二)隔离的种类

1. 接触传播隔离:接触经接触传播疾病如肠道感染、多重耐药菌感染、皮肤感染的患者,在标准预防的基础上,还应采用接触传播的隔离与预防。

2. 飞沫传播隔离:接触经空气传播的疾病,如肺结核、水痘等,在标准预防的基础上,还应采用空气传播的隔离与预防。

3. 空气传播隔离:接触经飞沫传播的疾病,如百日咳、白喉、流行性感冒、病毒性腮腺炎、流行性脑脊髓膜炎等,在标准预防的基础上,还应采用飞沫传播的隔离预防。

4. 其他传播途径疾病的隔离:应根据疾病的特性,采取相应的隔离与防护措施。

(三)隔离原则

1. 在标准预防的基础上,应根据疾病的传播途径(接触传播、飞沫传播、空气传播和其他途径传播),结合本院的实际情况,制定相应的隔离与预防措施。

2. 一种疾病可能有多种传播途径时,应在标准预防的基础上,采取相应传播途径的隔离与预防。

3. 隔离病室应有隔离标志,并限制人员的出入。黄色为空气传播的隔离,粉色为飞沫传播的隔离,蓝色为接触传播的隔离。

4. 传染病患者或可疑传染病患者应安置在单人隔离房间。

5. 受条件限制的医院,同种病原体感染的患者可安置于一室。

第三节 手 卫 生

一、概述

(一)手卫生概念

手卫生是洗手(用洗手液和流动水揉搓冲洗双手)、卫生手消毒(用手消毒剂揉搓双手)以及外科手消毒(外科手术前对双手及手臂进行洗手及消毒)的总称。

(二)手卫生意义

人体皮肤和环境物体表面存在着大量的微生物,每天从正常皮肤上脱落的皮屑中含近100万活的细菌,在其周围的环境物体表面会受到这些微生物病菌的污染,其中部分细菌、病毒可致病,而手是传播这些细菌、病毒等病原微生物的主要媒介,很多疾病都可以直接或间接通过手进行传播。做好手卫生可以有效清除寄居在手部的病原微生物,切断因接触造成疾病传播的途径,从而减少甚至阻断医院感染的发生。

二、手卫生时机

(一)下列情况应洗手或使用手消毒剂进行手卫生消毒

1. 接触患者前,如为患者进行晨晚间护理前、为患者翻身前等。

2. 进行清洁或无菌操作前,如协助患者进食、进水、服药,为患者进行口腔清洁、导尿管清洁等护理工作前。

3. 接触患者体液后,如接触患者尿液或粪便等排泄物、破损皮肤或伤口、血液、伤口辅料、呕吐物、引流液等后。

4. 接触患者后,如为患者测血压后、搀扶患者上床后等。

5. 虽然未接触患者,但接触患者周围环境后,包括接触患者周围的医疗相关器械、用具等物体表面后,如调整患者床栏或接触患者床旁桌、呼叫铃、床头柜等物体表面后。

6. 手部没有肉眼可见污染时,可使用手消毒剂进行卫生手消毒。

(二)下列情况应使用洗手液和流动水洗手

1. 当手部有血液或其他体液,如尿液、粪便、伤口分泌物等肉眼可见的污染时。

2. 必须流动水下洗手的情况,如可能接触艰难梭菌、肠道病毒等对速干手消毒剂不敏感的病原微生物时。

(三)下列情况应先洗手,然后再进行手卫生消毒

1. 直接为传染病患者进行护理或处理传染病患者的污物后。

2. 接触传染病患者的血液、体液或分泌物后。

3. 接触可能被传染性病原微生物污染的物品后。

戴手套不能替代手卫生,脱除手套后应及时进行手卫生。

三、手卫生的注意事项

1. 日常工作中不得戴假指甲、装饰指甲,保持指甲和指甲周围的清洁。

2. 正确的方法才能达到有效的手卫生,故洗手及卫生手消毒均应认真遵照七步洗手法。

3. 水龙头应采用非手触式,若遇手触式水龙头,可在洗手后使用干手巾关闭水龙。

4. 建议使用纸巾擦干手。

四、七步洗手法详解

七步洗手法可简单概况为七字以便记忆：内、外、夹、弓、大、立、完（腕）。

1. 第一步（内）（图5-1）：掌心相对，手指并拢，相互揉搓。

2. 第二步（外）（图5-2）：手心对手背沿指缝相互揉搓，双手交换进行。

3. 第三步（夹）（图5-3）：掌心相对，双手手指交叉指缝相互揉搓。

4. 第四步（弓）（图5-4）：弯曲手指关节在另一手掌心旋转揉搓，交换进行。

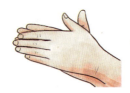 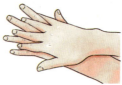 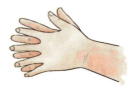 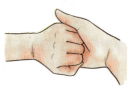

图5-1　第一步（内）　图5-2　第二步（外）　图5-3　第三步（夹）　图5-4　第四步（弓）

5. 第五步（大）（图5-5）：一手握住另一手大拇指在掌心旋转揉搓，交换进行。

6. 第六步（立）（图5-6）：一手五指并拢，指尖在另一手掌心旋转揉搓，交换进行。

7. 第七步（腕）（图5-7）：一手握住另一手的手腕，进行旋转揉搓，双手交换进行。

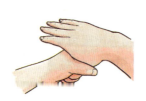 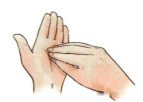 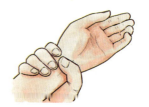

图5-5　第五步（大）　　图5-6　第六步（立）　　图5-7　第七步（腕）

第四节　职　业　防　护

一、职业防护概述

在医院工作的各类人员，都有可能暴露于具有传染性的病原微生物，如接触患者、接触被污染的医疗器械或设备、接触被污染的环境物体表面或空气等而发生感染，且有可能将病原体继续传播给患者、其他工作人员或家庭成员等。因此，应加强自我防护意识、规范操作规程、采取适当的防护措施,并养成职业防护的习惯,预防职业暴露的发生。

二、职业防护的措施

(一) 正确选择和穿戴个人防护用品

1. 个人防护用品:包括工作帽、医用外科口罩、医用防护口罩、正压头套或全面防护型呼吸防护器、护目镜或防护面屏、手套、隔离衣、防护服、鞋套或靴套等。

2. 使用原则

(1) 应根据可能发生的暴露风险选择个人防护用品,如预期可能接触患者血液、体液、分泌物时,应戴医用外科口罩、手套;预期可能发生体液喷溅时,应加戴护目镜或防护面屏,必要时穿隔离衣或防护服等。

(2) 一次性个人防护用品应一次性使用,脱卸后应及时丢弃避免复用。

(3) 应正确穿戴个人防护用品,包括穿戴顺序及方法;脱卸时应注意先脱污染最严重的用品,接着按照污染程度逐件脱除,过程应动作轻柔,避免污染自身及周围环境,并注意及时进行手卫生。

(4) 口罩佩戴时间不应超过 4 h,若遇到污染或破损等应及时更换,脱口罩应在确认周围环境安全后进行(图 5-8)。

(5) 不要用戴手套的手触摸暴露的皮肤、口唇、眼睛、耳朵和头发等;除护理患者外,戴手套的手应避免接触环境物表。

(6) 个人防护用品按医疗垃圾处理,正确丢弃。

(二) 预防锐器伤

1. 正确处理锐器,使用后应立即放入锐器盒内,尽量整体丢弃,避免不必要的弯曲、折断或手工拔除针头等,必须拆解时应使用工具移除锐器,切不可徒手操作。

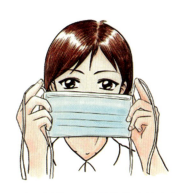 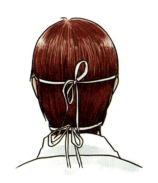

1. 将口罩戴上,金属软条应该向上   2. 头带分别绑于头顶后及颈后

图 5-8 医用外科口罩佩戴方法

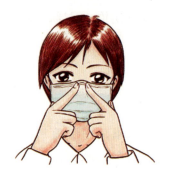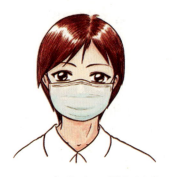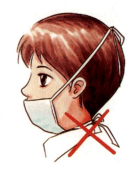

3. 将金属软条向内按
压至该部分压成鼻梁形状

4. 完成时，口罩必须覆
盖鼻至下巴，紧贴面部

注意：外科口罩有颜色
面朝外，遮鼻、捂嘴、兜下巴

图 5 - 8　医用外科口罩佩戴方法(续)

2. 避免锐器伸出锐器盒外，锐器盒盛放满 3/4 时应及时关闭并更换，锐器盒不可再打开、清空和复用。

3. 佩戴双层手套可一定概率降低锐器伤及血源性病原体感染的风险，以下情况可选择佩戴双层手套：

(1) 有可能直接接触患者的血液、体液、黏膜或破损皮肤等潜在感染源时。

(2) 如果手部皮肤有破损，且无法避免接触患者的血液、体液或黏膜时，应将有破损的皮肤用创可贴等保护好后再戴双层手套进行操作。

(3) 患者皮肤不完整，如湿疹、烧伤或皮肤感染等。

4. 禁止将使用后的一次性针头回套针帽。

5. 禁止徒手直接接触使用后的针头、刀片等锐器。

6. 禁止传递运输未盖帽的针头。

7. 禁止手持针、刀片等锐利器具随意走动。

8. 禁止将缝合针、刀片、针头等锐利器具徒手传递。

9. 禁止用手移去注射器针头等。

10. 一旦发生锐器伤，应立即现场处置，遵循"一挤、二冲、三消毒、四报告"原则，在伤口处由近心端向远心端挤压，尽可能挤出损伤处的血液，用洗手液和流动水彻底冲洗，禁止进行伤口的局部挤压和吸吮，再用消毒剂消毒伤口，并及时报告相关主管部门。

(三) 正确及时执行手卫生

详见"手卫生"章节。

(四) 计划免疫

对于部分高风险的岗位，可选择相应的疫苗注射有效预防相关疫病的发生，如乙肝疫苗、卡介苗、水痘疫苗、流感疫苗等。

第五节　床单位的终末消毒

一、定义

1. 清洁单元：邻近某一患者的相关高频接触表面为一个清洁单元，如该患者使用的病床、床边桌、监护仪、呼吸机、微泵等视为一个清洁单元。

2. 环境表面：医疗机构建筑物内部表面和医疗器械设备表面，前者如墙面、地面、玻璃窗、门、卫生间台面等；后者如监护仪、呼吸机、透析机、新生儿暖箱的表面等。

3. 中风险区域：有普通患者居住，患者体液、血液、排泄物、分泌物对环境表面存在潜在污染可能性的区域。如普通住院病房、门诊科室、功能检查室等。

4. 高风险区域：有感染或定植患者居住的区域以及对高度易感患者采取保护性隔离措施的区域，如感染性疾病科、手术室、产房、重症监护病区、移植病房、烧伤病房、早产儿室等。

5. 脏污织物：医疗机构内使用后的所有医源性织物，包括感染性织物和其他可能受污染的织物。

6. 医源性织物：医疗机构内可重复使用的织物，包括患者衣裤、病床上用品；工作人员工作服、值班床上用品；手术衣、洗手衣、手术单、防护服；地巾、布巾；隔帘、窗帘、台布等。

7. 感染性织物：医疗机构内隔离的感染性疾病（包括传染病、多重耐药菌感染/定植）患者使用后的，或者被患者血液、体液、分泌物（不包括汗液）和排泄物等污染的，具有潜在生物污染风险的医源性织物。

8. 重复使用的织物：患者衣裤、床单、被套、枕套、隔帘、窗帘、台布等。

9. 重复使用的床上用品：被芯、枕芯、床褥垫等。

二、终末消毒

（一）脏污织物

1. 重复使用的织物

（1）根据脏污织物受污染程度及织物类型、品种等就地分类收集，收集时应清除织物中可能混入的医疗废物（如口罩、纱布、手套等）、生活垃圾（如纸屑、包装袋等）等物品。

（2）脏污织物采用专用的容器或包装袋收集，装载脏污织物的容器应加盖密闭，包装袋应及时扎带封口。

（3）感染性织物应使用具有明显的"感染性织物"文字标识的橘红色专用容器或包

装袋收集，包装袋应及时扎带封口。有条件的医疗机构可使用水溶性包装袋密封包装。

（4）污染严重不能重复使用的织物按医疗废物处理。

2. 重复使用的床上用品

（1）集中送洗衣房清洗、消毒。

（2）床单位消毒器消毒 30 分钟或参照使用说明。

（3）污染严重不能重复使用的按医疗废物处理。

（二）环境表面

1. 应遵循先清洁再消毒的原则，采取湿式卫生的清洁方式。应根据环境表面和污染程度选择适宜的清洁剂。

2. 消毒剂的选择

（1）床、床头柜、椅子、呼叫器按钮等：使用一次性消毒湿巾或含有效氯 500 mg/L 的消毒液擦拭消毒。

（2）地面：使用清水加清洁剂或含有效氯 500 mg/L 的消毒液湿式清洁。

（3）环境表面不宜采用高水平消毒剂进行消毒。新生儿床和暖箱内表面，应以清水为主，不应使用任何消毒剂。

3. 实施清洁与消毒时应做好个人防护，不同区域环境清洁人员个人防护应符合表 5-2 的规定。

表 5-2　防护用品选用原则

区域（人员）	个人防护用品类别							
	医用外科口罩	医用防护口罩	工作帽	手套	隔离衣	防护服	护目镜/防护面屏	鞋套/靴套
普通病区	+	—	±	±	±		—	—
过渡病区（室）	+	±	+	+	±		±	±
确诊病例定点收治隔离病区	—	+	+	+	—		+	+

注 1："+"指需采取的防护措施。
注 2："±"指根据工作需要可采取的防护措施；隔离衣和防护服同时为"±"，应二选一。
注 3：医用外科口罩和医用防护口罩不同时佩戴；防护服和隔离衣不同时穿戴；防护服如已有靴套则不需另加穿。

4. 清洁病房或诊疗区域时，应有序进行，由上而下，由里到外，由轻度污染到重度污染；有多名患者共同居住的病房，应遵循清洁单元化操作。有患者体液、血液、排泄物、分泌物等污染时应先实施污点清洁与消毒。

5. 清洁工具应分区使用,实行颜色标记。宜使用微细纤维材料的擦拭布巾和地巾。

6. 不应将使用后或污染的擦拭布巾或地巾重复浸泡至清洁用水、使用中清洁剂和消毒剂内。清洁工具使用后应及时清洁与消毒,干燥保存,其复用处理方式包括手工清洗和机械清洗。

7. 空气:开窗通风;自然通风不良时,使用动态空气消毒器消毒 30 分钟或参照使用说明。

8. 工作结束时应做好手卫生与人员卫生处理,手卫生应执行 WS/T313 的要求。

第六节　医院垃圾分类及处理

一、定义

1. 感染性废物:携带病原微生物具有引发感染性疾病传播危险的医疗废物。

2. 损伤性废物:能够刺伤或者割伤人体的废弃的医用锐器。

3. 病理性废物:诊疗过程中产生的人体废弃物和医学实验动物尸体等。

4. 药物性废物:过期、淘汰、变质或者被污染的废弃的药物。

5. 化学性废物:具有毒性、腐蚀性、易燃性、反应性的废弃化学物品。

二、分类

不同类型医疗垃圾根据污染程度具有不同的处理方式,见表 5-3。

表 5-3　常见医疗垃圾分类及处理方式

类别	常见组分或废物名称	收集方式
感染性废物	1. 被患者血液、体液、排泄物等污染的除锐器以外的废物 2. 使用后废弃的一次性使用医疗器械,如注射器、输液器、透析器等 3. 病原微生物实验室废弃的病原体培养基、标本,菌种和毒种保存液及其容器其他实验室及科室废弃的血液、血清、分泌物等标本和容器 4. 隔离传染病患者或者疑似传染病患者产生的废弃物	1. 收集于符合《医疗废物专用包装袋、容器和警示标志标准》(HJ421)的医疗废物包装袋中 2. 病原微生物实验室废弃的病原体培养基、标本,菌种和毒种保存液及其容器,应在产生地点进行压力蒸汽灭菌或者使用其他方式消毒,然后按感染性废物收集处理 3. 隔离传染病患者或者疑似传染病患者产生的医疗废物应当使用双层医疗废物包装袋盛装

续　表

类别	常见组分或废物名称	收　集　方　式
损伤性废物	1. 废弃的金属类锐器,如针头、缝合针、针灸针、探针、穿刺针、解剖刀、手术刀、手术锯、备皮刀、钢钉和导丝等 2. 废弃的玻璃类锐器,如盖玻片、载玻片、玻璃安瓿等 3. 废弃的其他材质尖锐器	1. 收集于符合《医疗废物专用包装袋、容器和警示标志标准》(HJ421)的利器盒中 2. 利器盒达到 3/4 满时,应当封闭严密,按流程运送、贮存
病理性废物	1. 手术及其他医学服务过程中产生的废弃的人体组织、器官 2. 病理切片后废弃的人体组织、病理蜡块 3. 废弃的医学实验动物的组织和尸体 4. 16 周胎龄以下或重量不足 500 g 的胚胎组织等 5. 确诊、疑似传染病或携带传染病病原体的产妇的胎盘	1. 收集于符合《医疗废物专用包装袋、容器和警示标志标准》(HJ421)的医疗废物包装袋中 2. 确诊、疑似传染病产妇或携带传染病病原体的产妇的胎盘应使用双层医疗废物包装袋盛装 3. 可进行防腐或者低温保存
药物性废物	1. 废弃的一般性药物 2. 废弃的细胞毒性药物和遗传毒性药物 3. 废弃的疫苗及血液制品	1. 少量的药物性废物可以并入感染性废物中,但应在标签中注明 2. 批量废弃的药物性废物,收集后应交由具备相应资质的医疗废物处置单位或者危险废物处置单位等进行处置
化学性废物	列入《国家危险废物名录》中的废弃危险化学品,如甲醛、二甲苯等;非特定行业来源的危险废物,如含汞血压计、含汞体温计,废弃的牙科汞合金材料及其残余物等	1. 收集于容器中,粘贴标签并注明主要成分 2. 收集后应交由具备相应资质的医疗废物处置单位或者危险废物处置单位等进行处置

注:以下废弃物不属于医疗废物,故未列入此表中。如非传染病区使用或者未用于传染病患者、疑似传染病患者以及采取隔离措施的其他患者的输液瓶(袋),盛装消毒剂、透析液的空容器,一次性医用外包装物,废弃的中草药与中草药煎制后的残渣,盛装药物的药杯,尿杯、纸巾、湿巾、尿不湿、卫生巾、护理垫等一次性卫生用品,医用织物以及使用后的大、小便器等。居民日常生活中废弃的一次性口罩不属于医疗废物。

(高晓东)

第六章

患者清洁与卫生照护

第一节 口 腔 清 洁

一、基础知识

1. 口腔解剖结构：口腔是消化道的起始部分，由牙齿、牙龈、舌、颊、软腭及硬腭等组成。

2. 口腔生理功能：口腔具有摄食、咀嚼和吞咽食物、发音、感觉、消化等重要功能。良好的口腔卫生可促进机体的健康和舒适，而口腔卫生不洁则会造成口腔局部炎症、溃疡等问题，从而导致个体食欲下降、影响营养物质消化和吸收、造成局部疼痛甚至引发全身性疾病。由此可见，口腔卫生对保持患者的健康十分重要。

二、口腔清洁概述

1. 定义：是指为生活不能自理的患者清洁口腔，去除口腔内残留物和异味。

2. 目的：清除口腔内残留物，保持口腔清洁，预防口腔感染；去除口腔异味，促进食欲，增加患者舒适感；按摩牙龈，减少口腔环境中的致病因素，增强组织抗病能力。

3. 对象：生活不能自理的患者，如术后患者、偏瘫患者、高热患者等。医疗护理员禁止为意识障碍、惊厥、谵妄、气管插管等患者行口腔清洁。

三、规范化操作方法

(一) 无活动义齿患者的口腔清洁流程

见图 6 - 1。

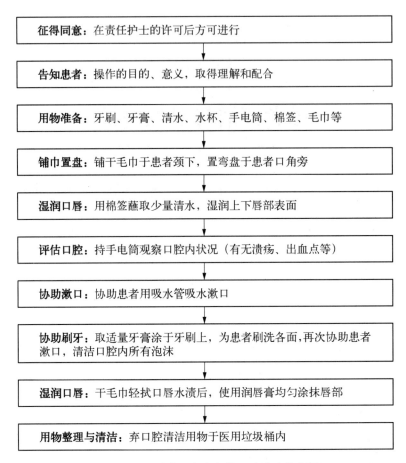

征得同意：在责任护士的许可后方可进行

告知患者：操作的目的、意义，取得理解和配合

用物准备：牙刷、牙膏、清水、水杯、手电筒、棉签、毛巾等

铺巾置盘：铺干毛巾于患者颈下，置弯盘于患者口角旁

湿润口唇：用棉签蘸取少量清水，湿润上下唇部表面

评估口腔：持手电筒观察口腔内状况（有无溃疡、出血点等）

协助漱口：协助患者用吸水管吸水漱口

协助刷牙：取适量牙膏涂于牙刷上，为患者刷洗各面，再次协助患者漱口，清洁口腔内所有泡沫

湿润口唇：干毛巾轻拭口唇水渍后，使用润唇膏均匀涂抹唇部

用物整理与清洁：弃口腔清洁用物于医用垃圾桶内

图 6-1 无活动义齿患者的口腔清洁流程图

(二) 有活动义齿患者的口腔清洁流程

见图 6-2。

四、注意事项

1. 刷洗动作应轻柔,特别是对凝血功能障碍的患者,防止碰伤黏膜和牙龈。

2. 病情允许者,应协助取半卧位,减少患者呛咳。

3. 清洁频率一般为每日 2～3 次。如病情需要,应在责任护士指导下,酌情增加次数。

4. 操作过程中,应密切观察患者呼吸频率和节律,有呛咳时及时终止操作。

5. 若患者出现躁动或病情变化,暂停操作。

6. 若患者口腔存在异常情况,如溃疡、出血点等,及时汇报责任护士。

7. 必要时遵医嘱使用口腔护理液进行口腔清洁。

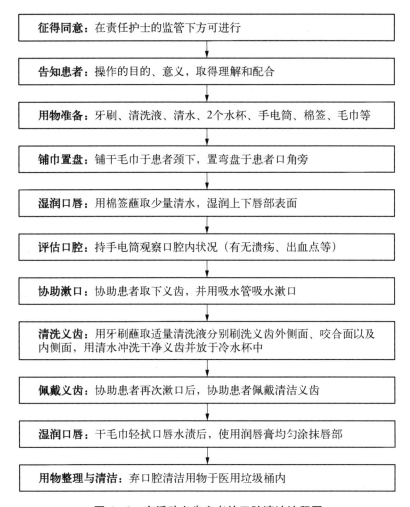

征得同意： 在责任护士的监管下方可进行

告知患者： 操作的目的、意义，取得理解和配合

用物准备： 牙刷、清洗液、清水、2个水杯、手电筒、棉签、毛巾等

铺巾置盘： 铺干毛巾于患者颈下，置弯盘于患者口角旁

湿润口唇： 用棉签蘸取少量清水，湿润上下唇部表面

评估口腔： 持手电筒观察口腔内状况（有无溃疡、出血点等）

协助漱口： 协助患者取下义齿，并用吸水管吸水漱口

清洗义齿： 用牙刷蘸取适量清洗液分别刷洗义齿外侧面、咬合面以及内侧面，用清水冲洗干净义齿并放于冷水杯中

佩戴义齿： 协助患者再次漱口后，协助患者佩戴清洁义齿

湿润口唇： 干毛巾轻拭口唇水渍后，使用润唇膏均匀涂抹唇部

用物整理与清洁： 弃口腔清洁用物于医用垃圾桶内

图 6-2　有活动义齿患者的口腔清洁流程图

五、相关知识链接

1. 正确选择和使用口腔清洁用具：应选择刷头小、刷毛质地柔软且疏密适宜的牙刷，避免牙齿磨损和牙龈损伤。牙膏应根据需要选择含氟或药物牙膏等无腐蚀性牙膏，以免损伤牙齿。

2. 采用正确的刷牙方法：采用"三个三"刷牙原则，即一次刷 3 颗牙齿，刷 3 个面，刷牙总时间不少于 3 分钟。目前提倡颤动法和竖刷法刷牙方法。颤动法是将刷头置于牙颈部，刷毛与牙齿呈 45°角，刷毛指向牙根方向（上颌牙向上，下颌牙向下），轻微加压，使刷毛进入龈沟和相邻牙缝内，以 2～3 颗牙为 1 组，以短距离（约 2 mm）水平颤动的方式刷洗 4～6 次后将牙刷移至下一组 2～3 颗牙的位置重新放置，注意放置要有 1~2 颗牙的位置重叠。竖刷法是将牙刷刷毛末端置于牙龈和牙冠交界处，沿牙齿方向轻微加压，并沿牙缝纵向刷洗。

3. 正确使用牙线：将牙线两端分别缠于双手示指或中指，以拉锯式将其嵌入牙间隙。拉住牙线两端使其呈"C"形，滑动牙线至牙龈边缘，绷紧牙线，沿一侧压面前后移动以清洁牙齿侧面，然后用力弹出，再换另一侧。反复数次直至压面清洁或将嵌塞食物清除，随后彻底漱口清除口腔内的食物碎屑。

4. 常用口腔护理液及适用范围：见表 6-1。

表 6-1　常用口腔护理液及适用范围

名　　称	浓　度	作　　用
生理盐水	—	清洁口腔，预防感染
氯己定	0.02%	清洁口腔，广谱抗菌
甲硝唑溶液	0.08%	适用于厌氧菌感染
过氧化氢溶液	1%~3%	防腐、防臭，适用于口腔感染有溃烂、坏死者
复方硼酸溶液（朵贝尔溶液）	—	轻度抑菌、除臭

六、健康教育

1. 向患者解释保持口腔卫生的重要性。

2. 向患者介绍口腔清洁相关知识和方法。

第二节　头面部清洁

一、基础知识

1. 健康的头发应清洁、有光泽、浓密适度、分布均匀。

2. 头皮应清洁、无头皮屑、无损伤。

3. 头发的生长和脱落与机体营养状况、内分泌状况、遗传因素、压力及某些药物的使用等因素有关。

二、头面部清洁概述

1. 定义：是指为患者做好头发及面部的清洁。

2. 目的：协助患者床上梳头、床上洗头、洗脸、刮胡子等，去除头皮屑和灰尘、面部污垢、刮去胡须，促进头部血液循环，预防皮肤感染，增加患者舒适感，维护患者形象，保持患者良好心态。

3. 对象：对于长期卧床、关节活动受限、肌肉张力降低或共济失调等自我完成头面部护理受限的患者。

三、规范化操作方法

（一）床上梳头流程

见图 6-3。

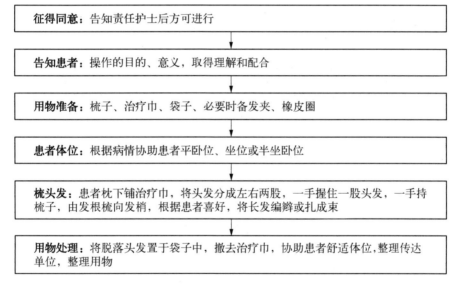

图 6-3　床上梳头流程图

（二）床上洗头流程

见图 6-4。

（三）洗脸流程

见图 6-5。

（四）刮胡子流程

见图 6-6。

四、注意事项

1. 为患者进行头发护理时，应注意患者个人喜好，尊重患者习惯。

征得同意：在责任护士指导下方可进行

告知患者：操作的目的、意义，取得理解和配合

用物准备：洗发液、洗头器、梳子、护理垫、干毛巾1条、棉球2个,热水壶、盛污水桶、需要时备电吹风

环境准备：移开床头桌、椅，关好门窗，调节室温

床上洗头：协助患者仰卧位，患者枕下铺护理垫，洗头器放于护理垫上，污水桶放于地上，用棉球塞好双耳，取温水（水温43~45℃）淋湿头发，取适量洗发液揉搓头发和头皮，再用温水冲洗干净，洗净后用干毛巾擦干头发，如有电吹风则吹干后梳理成型

用物处理：撤去洗头用物，将枕移向床头，协助患者取舒适体位，整理床单位

图 6-4　床上洗头流程图

征得同意：告知责任护士后可进行

告知患者：操作的目的、意义，取得理解和配合

用物准备：脸盆、干毛巾1条、温水（43~45℃）、如需备洗面奶或肥皂、护肤液或面霜

环境准备：关好门窗，调节室温，床头抬高，协助舒适体位

洗脸：毛巾用温水浸湿并拧干，毛巾叠成手套状，包于手上，擦洗患者眼部，由内眦到外眦，再按顺序擦拭患者前额、面颊、鼻翼、耳后、下颌直至颈部，根据患者情况和习惯使用洗面奶或肥皂，洗脸完毕涂护肤液或面霜于脸部和颈部

用物处理：整理用物、协助患者取舒适体位，整理床单位

图 6-5　洗脸流程图

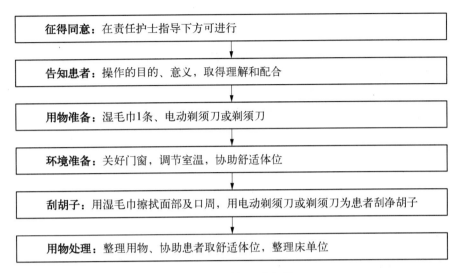

征得同意：在责任护士指导下方可进行

↓

告知患者：操作的目的、意义，取得理解和配合

↓

用物准备：湿毛巾1条、电动剃须刀或剃须刀

↓

环境准备：关好门窗，调节室温，协助舒适体位

↓

刮胡子：用湿毛巾擦拭面部及口周，用电动剃须刀或剃须刀为患者刮净胡子

↓

用物处理：整理用物、协助患者取舒适体位，整理床单位

图 6‑6　刮胡子流程图

2. 梳头时动作要轻柔，避免拉扯头发引起疼痛。

3. 对于将头发编成辫的患者，每天至少将发辫松开一次，梳理后再辫好。

4. 洗头过程中，随时观察患者病情，若面色、脉搏及呼吸有异常，立即停止操作，并通知护士。

5. 洗头时间不宜过长，及时擦干头发或用吹风机将湿发吹干，注意保暖，防止患者着凉。

五、相关知识链接——洗头装置种类

1. 专业床上洗头器：根据机器说明进行操作。

2. 扣杯法：自制洗头装置，取 1 个水盆，在水盆中央倒扣 1 个水杯，杯底垫上毛巾，洗头时将此装置放在床上，患者头枕在杯底，进行床上洗头。

3. 马蹄垫法：自制洗头装置，取 1 条毛毯，卷成长条状，再折成"U 字形"，用绳子在距离两侧开口 10～15 cm 处固定好，用密封较好的大塑料袋固定好"U"形毛毯套起，放在床上进行床上洗头。

六、健康教育

1. 指导患者了解经常梳头、洗头的重要性及掌握正确梳头、洗头方法，促进头部血液循环和头发生长，保持良好形象，维护自信。

2. 指导患者和家属掌握梳头、床上洗头、洗脸、刮胡子的知识和技能。

第三节 会阴部清洁

一、基础知识

1. 解剖结构：会阴部特殊的生理结构有很多孔道，成为病原微生物侵入人体的主要途径。

2. 生理功能：会阴部温暖、潮湿、通风较差，易滋生致病菌。会阴部毛发生长较密，易于病菌繁殖。

二、会阴部清洁概述

1. 定义：会阴部清洁包括清洁会阴部及其周围皮肤。

2. 目的：会阴部清洁能预防感染、增进患者舒适度。

3. 对象：自理能力受限的患者。

三、规范化操作方法

（一）男性患者会阴部清洁流程

见图 6 - 7。

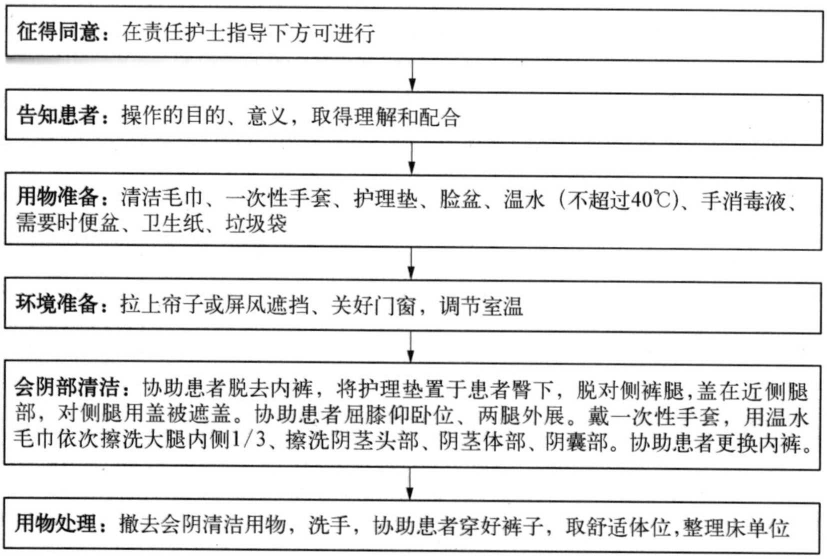

图 6 - 7　男性患者会阴部清洁流程图

（二）女性患者会阴部清洁流程

见图 6-8。

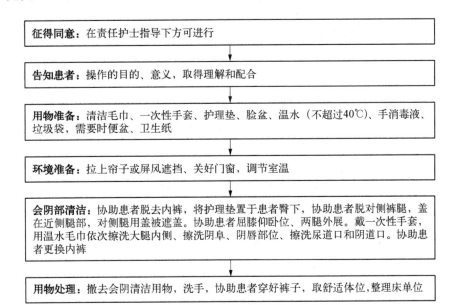

图 6-8　女性患者会阴部清洁流程图

四、注意事项

1. 进行会阴部擦洗时，每擦洗一处需要变换毛巾部位。
2. 擦洗动作轻柔，顺序清楚，从污染最小部位至最大部位清洁，避免交叉感染。
3. 操作中减少暴露，注意保暖，并保护患者隐私。
4. 擦洗水温度适中，减少刺激。
5. 擦洗过程注意观察会阴部皮肤情况，如发现异常及时汇报责任护士。

五、相关知识链接

1. 阴茎头部擦洗方法：轻轻提起阴茎，由尿道口向外环形擦洗阴茎头部，如需要反复擦洗，更换毛巾，直至擦净。
2. 阴茎体部擦洗方法：沿阴茎体由上而下擦洗，注意阴茎下皮肤。
3. 尿道口和阴道口擦洗方法：分开阴唇，暴露尿道口和阴道口，由上到下从会阴部向肛门方向轻轻擦洗各个部位，擦净阴唇、阴蒂和尿道口周围部分。

六、健康教育

1. 教育患者及家属经常检查会阴部卫生情况，及时做好清洁护理，预防感染。

2. 指导患者及家属掌握会阴部清洁方法。

第四节　足部及指(趾)甲清洁

一、基础知识

1. 指(趾)甲解剖结构：指(趾)甲是表皮角质层细胞增厚而形成的板状结构,位于手指、足趾远端的背侧面。

2. 指(趾)甲生理功能：正常的指甲外观光泽红润,坚韧呈弧形,压其末端,甲板呈白色,放开后立刻回复红润色,表明气血充足,气血运行通畅。

二、足部及指(趾)甲清洁概述

1. 定义：足部及指(趾)甲清洁协助患者泡脚、清洁足部、修剪指(趾)甲。

2. 目的：去除污垢,保持清洁,促进足部血液循环,预防皮肤感染,预防甲沟炎。

3. 对象：对自理能力受限的患者。

三、规范化操作方法

(一) 足部清洁

见图 6-9。

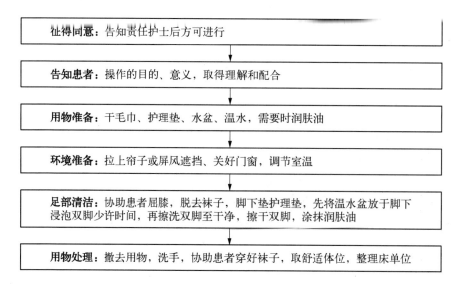

图 6-9　足部清洁流程图

（二）指（趾）甲清洁

见图 6‑10。

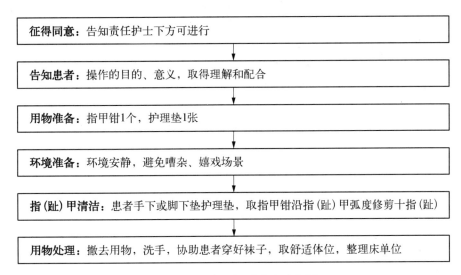

| 征得同意：告知责任护士下方可进行 |
| 告知患者：操作的目的、意义，取得理解和配合 |
| 用物准备：指甲钳1个，护理垫1张 |
| 环境准备：环境安静，避免嘈杂、嬉戏场景 |
| 指（趾）甲清洁：患者手下或脚下垫护理垫，取指甲钳沿指（趾）甲弧度修剪十指（趾） |
| 用物处理：撤去用物，洗手，协助患者穿好袜子，取舒适体位，整理床单位 |

图 6‑10　指（趾）甲清洁流程图

四、注意事项

修剪指（趾）甲时应避免损伤皮肤，修剪后可打磨指（趾）甲，避免锋利甲端划伤皮肤。

五、相关知识链接

修剪指（趾）甲工具：指甲刀，指甲钳，磨甲刀等，不建议用剪刀。

六、健康教育

1. 告知患者及家属经常保持指（趾）甲干净整洁状态，防治污垢积聚。
2. 指导患者及家属正确修剪指（趾）甲方法，避免剪伤皮肤。

第五节　床上擦浴

一、基础知识

1. 解剖结构：皮肤及其附属物构成皮肤系统。皮肤是人体最大的器官，有表皮、真皮及皮下组织组成。

2. 生理功能：完整的皮肤具有保护机体、调节体温、感觉、吸收、分泌及排泄功能。维持皮肤清洁是保障人体健康的基本条件。

二、床上擦浴概述

1. 定义：为长期卧床、不能下床到浴室洗澡的患者，在床上进行皮肤清洁工作。

2. 目的：去除皮肤污垢，保持皮肤清洁，促进患者身心舒适，促进健康。

3. 对象：长期卧床、制动或活动受限及身体衰弱无法自行洗浴的患者。

三、规范化操作方法

见图 6 - 11。

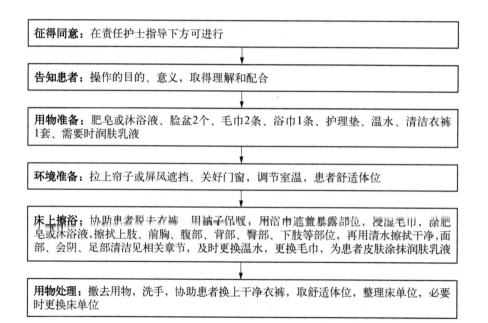

| 征得同意：在责任护士指导下方可进行 |
| 告知患者：操作的目的、意义，取得理解和配合 |
| 用物准备：肥皂或沐浴液、脸盆2个、毛巾2条、浴巾1条、护理垫、温水、清洁衣裤1套、需要时润肤乳液 |
| 环境准备：拉上帘子或屏风遮挡、关好门窗，调节室温，患者舒适体位 |
| 床上擦浴：协助患者脱去衣裤，用被子保暖，用浴巾遮盖暴露部位，浸湿毛巾，涂肥皂或沐浴液，擦拭上肢、前胸、腹部、背部、臀部、下肢等部位，再用清水擦拭干净，面部、会阴、足部清洁见相关章节，及时更换温水，更换毛巾，为患者皮肤涂抹润肤乳液 |
| 用物处理：撤去用物，洗手，协助患者换上干净衣裤，取舒适体位，整理床单位，必要时更换床单位 |

图 6 - 11　床上擦浴流程图

四、注意事项

1. 擦浴时注意保暖，控制室温，随时调节水温，为患者盖好浴巾。

2. 操作时动作敏捷、轻柔，减少翻动频率，注意节力，擦浴时间控制在 15～30 分钟。

3. 擦浴过程中注意观察患者病情变化，出现异常立即停止擦浴，报告责任护士。

4. 擦浴时注意保护患者隐私，减少暴露。

5. 擦洗身体、会阴、足部分别需要使用单独的水盆和毛巾，避免交叉感染。

五、相关知识链接

床上洗澡床：对于卧床患者，除擦浴外，应备有洗澡床等装置满足卧床患者洗澡需求。洗澡床是一种特殊类似于平车装置，有防水处理，患者可平躺于洗澡床上完成洗澡需求。

六、健康教育

1. 向患者和家属讲解皮肤护理的意义、方法及进行床上擦浴时的注意事项。

2. 指导患者及家属经常观察皮肤状态，保持皮肤整洁，预防感染。

第六节　导 尿 管 清 洁

一、基础知识

1. 尿道解剖结构：尿道是尿液排出体外的通道，起自膀胱内称为尿道内口，末端直接开口于体表为尿道外口。男女尿道有很大差别，男性尿道长 18～20 cm，有 3 个狭窄，女性尿道长 4～5 cm，较男性尿道短、直、粗，富于扩张性，尿道外口位于阴蒂下方，与阴道口、肛门相邻，比男性容易发生尿道感染。

2. 尿道生理功能：将尿液从膀胱排出体外。男性尿道还与生殖系统有密切的关系。

二、导尿管清洁概述

1. 定义：患者留置导管期间对导尿管、会阴部皮肤的定时清洁。

2. 目的：保持尿道口清洁，保持导尿管清洁，防止泌尿系统逆行感染。

3. 对象：留置导尿管患者。

三、规范化操作方法

见图 6 - 12。

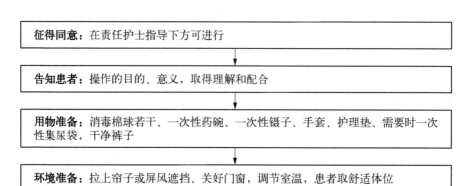

图6-12 导尿管清洁流程图

四、注意事项

1. 在责任护士指导下进行。

2. 清洁时依次顺序不能混淆,防止逆行感染。

3. 操作过程中注意保护患者隐私,适当保暖,防止着凉。

4. 清点棉球数量,以防遗落患者处。

5. 保持尿道口清洁,每日清洁1~2次。

6. 操作中注意观察患者病情变化,如有异常,停止操作,报告责任护士。

五、相关知识链接

1. 留置导尿管术:是在导尿后,将导尿管保留在膀胱内,引流尿液的方法。目的为抢救危重、休克患者时正确记录每小时尿量,以密切观察患者病情变化;为盆腔手术排空膀胱;为泌尿系统疾病手术后便于引流和冲洗;为尿失禁或会阴部有伤口患者引流尿液,为尿失禁患者行膀胱功能锻炼等。

2. 清洁导尿管溶液:传统用消毒棉球,现院内感染预防导尿管相关感染SOP建议日常清洁用肥皂和清水清洁即可。

六、健康教育

1. 告知患者和家属保持导尿管清洁的意义、重要性及配合操作。

2. 指导家属导尿管清洁的操作的注意事项。

3. 指导患者及家属留置尿管期间鼓励多饮水、注意观察尿液情况,观察尿液色、质、量。

第七节　协助更换衣服

一、基础知识

患者衣服(病号服)是一种标识,住院后患者穿病号服,能让医护人员分清楚是住院的患者和普通人,便于医护人员进行管理。病号服是经过严格消毒的,防止患者之间交叉感染。

二、协助更换衣服概述

1. 定义:协助更换衣服是指为无法自行更换衣服的患者更换衣服。

2. 目的:保持衣服清洁,让患者舒适。

3. 对象:自理能力受限,无法自己更衣的患者。

三、规范化操作方法

见图 6 - 13。

四、注意事项

1. 注意保暖,减少患者暴露。

2. 穿脱衣裤时动作轻柔,不要拉拽,避免损伤关节。

3. 注意观察患者病情变化,如有异常,立即停止操作,通知责任护士。

五、相关知识链接——病号服种类

1. 普通型:上下分体两件式,有领子,前开襟样式,用于普通住院患者。

2. 后开襟式:上下分体两件式或一件式,无领,后开襟式,主要用于卧床重病患者,方便穿脱和治疗护理。

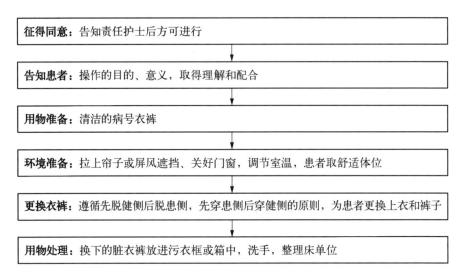

征得同意：告知责任护士后方可进行

告知患者：操作的目的、意义，取得理解和配合

用物准备：清洁的病号衣裤

环境准备：拉上帘子或屏风遮挡、关好门窗，调节室温，患者取舒适体位

更换衣裤：遵循先脱健侧后脱患侧，先穿患侧后穿健侧的原则，为患者更换上衣和裤子

用物处理：换下的脏衣裤放进污衣框或箱中，洗手，整理床单位

图 6-13 协助更换衣服流程图

3. 功能型：根据患者特殊治疗护理需求进行制作和改良病号服，如用于手术的侧开襟式、用于肠镜检查的改良裤子，用于气管切开的 V 字领式，用于穿刺的袖子侧开口式等。

六、健康教育

1. 向患者及家属讲解更换衣裤的方法和注意事项。
2. 告知患者及家属保持衣裤整洁、平整，及时更换，保持良好形象和身心愉快。

第八节 协助更换床单

一、基础知识

患者床单位是指医疗机构位患者提供的家具及设备，是患者住院期间休息、睡眠、饮食、排泄、活动及治疗的生活单位。

二、协助更换床单概述

1. 定义：更换床单包括大单、中单、被套、枕套。
2. 目的：保持患者清洁，使患者感觉舒适，预防压力性损伤发生。
3. 对象：住院卧床患者。

三、规范化操作方法

见图 6 - 14。

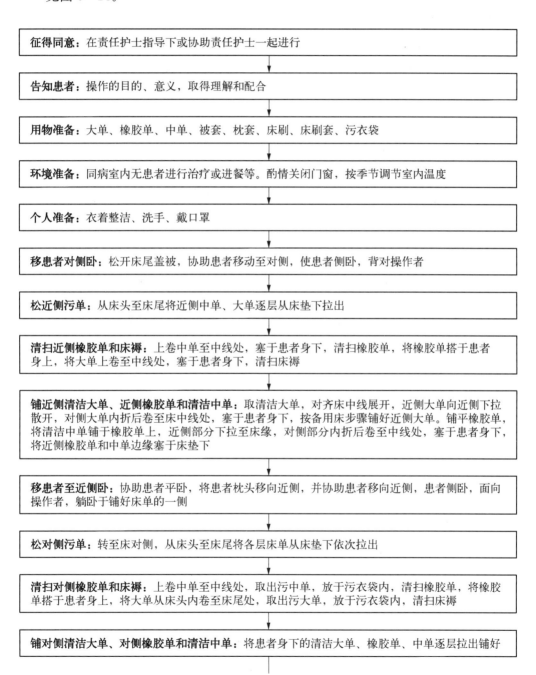

征得同意：在责任护士指导下或协助责任护士一起进行

告知患者：操作的目的、意义，取得理解和配合

用物准备：大单、橡胶单、中单、被套、枕套、床刷、床刷套、污衣袋

环境准备：同病室内无患者进行治疗或进餐等。酌情关闭门窗，按季节调节室内温度

个人准备：衣着整洁、洗手、戴口罩

移患者对侧卧：松开床尾盖被，协助患者移动至对侧，使患者侧卧，背对操作者

松近侧污单：从床头至床尾将近侧中单、大单逐层从床垫下拉出

清扫近侧橡胶单和床褥：上卷中单至中线处，塞于患者身下，清扫橡胶单，将橡胶单搭于患者身上，将大单上卷至中线处，塞于患者身下，清扫床褥

铺近侧清洁大单、近侧橡胶单和清洁中单：取清洁大单，对齐床中线展开，近侧大单向近侧下拉散开，对侧大单内折后卷至床中线处，塞于患者身下，按备用床步骤铺好近侧大单。铺平橡胶单，将清洁中单铺于橡胶单上，近侧部分下拉至床缘，对侧部分内折后卷至中线处，塞于患者身下，将近侧橡胶单和中单边缘塞于床垫下

移患者至近侧卧：协助患者平卧，将患者枕头移向近侧，并协助患者移向近侧，患者侧卧，面向操作者，躺卧于铺好床单的一侧

松对侧污单：转至床对侧，从床头至床尾将各层床单从床垫下依次拉出

清扫对侧橡胶单和床褥：上卷中单至中线处，取出污中单，放于污衣袋内，清扫橡胶单，将橡胶单搭于患者身上，将大单从床头内卷至床尾处，取出污大单，放于污衣袋内，清扫床褥

铺对侧清洁大单、对侧橡胶单和清洁中单：将患者身下的清洁大单、橡胶单、中单逐层拉出铺好

图 6 - 14 协助更换床单流程图

↓

| 摆体位：协助患者平卧，将患者枕头移向床中间 |

↓

| 更换被套、枕套：将被套平铺于盖被上，自污被套内将棉胎取出，装入清洁被套内，撤出污被套，将棉胎展平，如有系带系好，折被筒，床尾余下部分塞于床垫下。更换枕套 |

| 用物处理：移好床旁桌椅，根据患者情况摇好床头，打开门窗，处理污单，洗手 |

图 6-14 协助更换床单流程图(续)

四、注意事项

1. 床上用物定期更换，保持床单位整洁、美观，患者感觉舒适安全。

2. 床单中缝与床中线对齐，四角平整、紧扎。

3. 被头充实、盖被平整、两边内折对称。

4. 枕头平整、充实，开口背门。

5. 注意节时、节力原则。

6. 如患者有引流管，须在责任护士指导协助下共同进行。从无引流管一侧开始更换。

五、相关知识链接

(一) 操作中节力原则

1. 铺床时身体尽量靠近床边，上身保持直立，两腿间距与肩同宽，两膝稍弯曲，两腿前后或左右分开，降低重心，增加稳定性。操作时使用肘部力量，动作平稳有节奏。

2. 能升降的床，将床升至方便铺床高度，避免腰部过度弯曲，减少腰背损伤。

(二) 多功能医用病床

为满足患者需要，减轻护理工作量，在原有升降功能基础上，配备输液架、输液泵、引流挂钩以及智能化病床系统等。

六、健康教育

1. 观察或告知患者在更换床单过程中，如感觉不适立刻停止操作，向责任护士汇报。

2. 告知患者床单等一旦被污染立即告知，请求更换。

第九节　床单位准备

一、基础知识

患者床单位是指医疗机构为患者提供的家具及设备,是患者住院期间休息、睡眠、饮食、排泄、活动及治疗的生活单位。床单位的构成包括床、床垫、床褥、枕芯、棉胎、大单、被套、枕套、橡胶单和中单(需要时)、床旁桌椅、照明灯、呼叫装置、供氧和负压吸引管道等装置。

二、床单位准备概述

1. 定义:床单位准备法包括备用床铺床法、暂空床铺床法、麻醉床铺床法。
2. 目的:保持病室整洁,使患者感觉安全舒适。
3. 对象:新患者、暂时离床患者、手术后患者。

三、规范化操作方法

(一)备用床

见图 6 - 15。

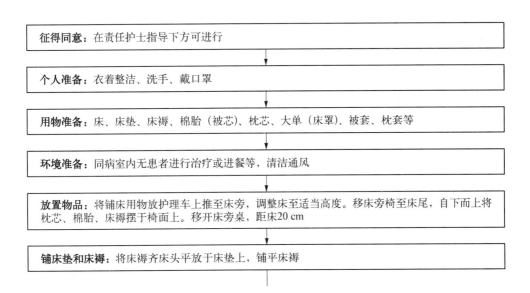

图 6 - 15　备用床操作流程图

铺床单或床褥罩

大单法：将大单横、纵中线对齐床横、纵中线放于床褥上，同时向床头、床尾依次打开；将靠近操作者一侧（近侧）大单向近侧下拉散开，将远离操作者一侧（对侧）大单向远侧散开；至床头将大单散开铺于床头，右手托起床垫一角，左手伸过床头中线将大单折入床垫下；右手将大单边缘提起使大单侧看呈等边三角形铺于床面，将位于床头侧方大单塞于床垫下，再将床面上的大单下拉于床缘；移至床尾，用同样方法铺床尾角；站至床中间，下拉大单中部边缘塞于床垫下。转至对侧，用同样的方法铺好对侧大单

床褥罩法：床褥罩放于床褥上，横纵中线与床的中线对齐，依次将床褥罩打开，按大单法顺序分别将床褥罩套在床褥及床垫上

铺棉被

放置被套：被套放于大单上，横、纵中线与床中线对齐，按床头、床尾、近侧、对侧顺序打开被套，拉平，被套上端距床头约15 cm

套被套：被套尾部开口端对的上层打开至1/3处，将折好的被芯放于被套尾端开口处，被芯底边与被套开口处齐平，将被芯向床头牵拉，按对侧、近侧顺序展开，使被芯上缘中部对齐被套、被头中部，被芯两上角充实被套两上角

系带（如有）：移至床尾中间处，逐层拉平被套和被芯，系好被套尾端开口处系带

折被筒：移至左侧床头，分别将对侧、近侧盖被平齐床缘内折；移至床尾中间处，将盖被两侧平齐两侧床缘内折成筒状，最后将盖被尾端向床头内折至齐床尾

套枕套：套好枕套后将枕头横放于床头盖被上

用物处理：移回床旁桌椅，推护理车离开，洗手

图 6 - 15　备用床操作流程图(续)

（二）暂空床

见图 6 - 16。

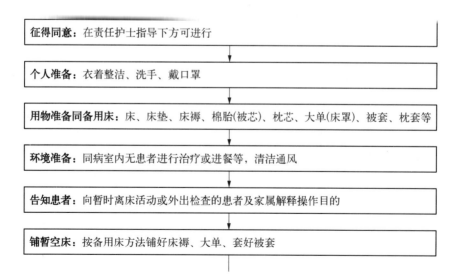

图 6 - 16　暂空床操作流程图

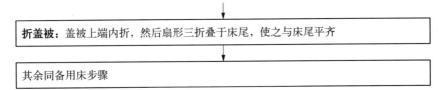

折盖被：盖被上端内折，然后扇形三折叠于床尾，使之与床尾平齐

其余同备用床步骤

图 6 - 16　暂空床操作流程图(续)

（三）麻醉床

见图 6 - 17。

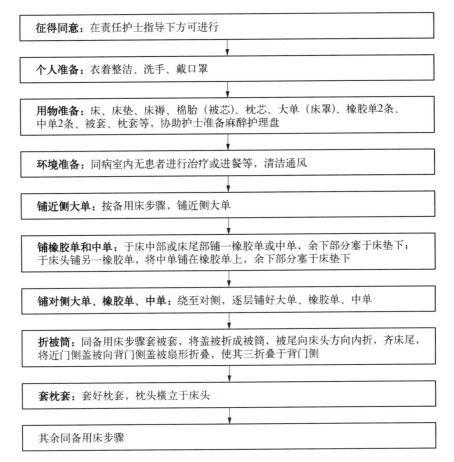

征得同意：在责任护士指导下方可进行

个人准备：衣着整洁、洗手、戴口罩

用物准备：床、床垫、床褥、棉胎（被芯）、枕芯、大单（床罩）、橡胶单2条、中单2条、被套、枕套等，协助护士准备麻醉护理盘

环境准备：同病室内无患者进行治疗或进餐等，清洁通风

铺近侧大单：按备用床步骤，铺近侧大单

铺橡胶单和中单：于床中部或床尾部铺一橡胶单或中单，余下部分塞于床垫下；于床头铺另一橡胶单，将中单铺在橡胶单上，余下部分塞于床垫下

铺对侧大单、橡胶单、中单：绕至对侧，逐层铺好大单、橡胶单、中单

折被筒：同备用床步骤套被套，将盖被折成被筒，被尾向床头方向内折，齐床尾，将近门侧盖被向背门侧盖被扇形折叠，使其三折叠于背门侧

套枕套：套好枕套，枕头横立于床头

其余同备用床步骤

图 6 - 17　麻醉床操作流程图

四、注意事项

1. 符合铺床实用、耐用、舒适、安全的原则。
2. 床单中缝与床中线对齐，四角平整、紧扎。

3. 被头充实、盖被平整、两边内折对称。

4. 枕头平整、充实,开口背门。

5. 注意节时、节力原则。

6. 患者上下床方便。

五、相关知识链接

(一) 操作中节力原则

1. 铺床时身体尽量靠近床边,上身保持直立,两腿间距与肩同宽,两膝稍弯曲,两腿前后或左右分开,降低重心,增加稳定性。操作时使用肘部力量,动作平稳有节奏。

2. 能升降的床,将床升至方便铺床高度,避免腰部过度弯曲,减少腰背损伤。

(二) 多功能医用病床

为满足患者需要,减轻护理工作量,在原有升降功能基础上,配备输液架、输液泵、引流挂钩以及智能化病床系统等。

六、健康教育

1. 向患者说明铺各种床的目的。

2. 指导患者上下床方法。

3. 向陪伴家属说明患者术后去枕平卧方法、时间及注意事项。

(秦　薇)

第七章

患者饮食与排泄照护

第一节　协助患者进食、进水

一、基础知识

(一) 进食、进水的必要性

进食、进水为人体提供必需的营养和水分。部分老年患者由于身体功能减退如牙齿松动或缺失、唾液腺分泌减少、咽喉神经反应不敏感等,疾病因素如口咽及食管部的炎症刺激和肿瘤压迫、面瘫、舌无力、肢体偏瘫或震颤或无力、意识不清视力障碍等,以及治疗原因如留置胃管、卧床、制动等,导致自理能力受损,无法顺利摄取食物并完成咀嚼吞咽动作,或因精神、情绪、胃口不佳而不愿进食、进水,这些均会影响患者健康,容易导致患者营养不良、脱水、电解质紊乱、喉部窒息、体重下降,甚至吸入性肺炎等严重危及生命安全的问题。

(二) 进食困难

分为咀嚼困难和吞咽困难。

1. 咀嚼困难:食物进入口腔后应先被咀嚼,若患者因某些原因无法咀嚼或咀嚼费力,无法将食物顺利咀嚼成食团,则为咀嚼困难。

2. 吞咽困难:食物在口腔内经咀嚼与唾液混合形成食团后,由舌运动将其运送至咽部,并经吞咽动作进入食管再至胃内。个体将食物从口腔转移至胃内过程受阻则为吞咽困难。具体吞咽过程见图7-1。

(三) 进水困难

水无须咀嚼,但吞咽水的难度较吞咽食物的难度大。个体由于各种原因无法正常、顺利地将水从口腔运送至胃内,在吞咽水的过程中易出现呛咳等现象称之为进水困难。

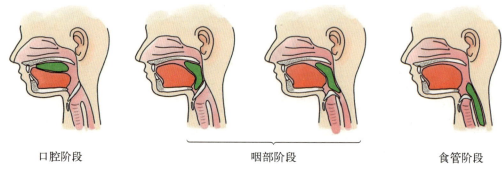

口腔阶段　　　　　　　　　咽部阶段　　　　　　　　食管阶段

图7-1　食物吞咽过程

(四) 吞咽困难的症状

1. 非进食时：出现流口水、声音浑浊、易被口水或分泌物呛到、咳嗽带有痰声等症状。

2. 进食时：出现食物或饮料由口腔溢出、吞咽时间延长、吞咽动作吃力或者乏力、无吞咽反应、每口食物要分多次咽下、进食或饮水呛咳、自诉咽下食物有哽噎感等症状。

3. 进食后：出现呛咳、呼吸困难或气喘、口腔残留食物、多痰、咳嗽伴有痰液声等症状。

(五) 吞咽困难的筛查

1. 筛查时机：患者进食、饮水、口服药物前。

2. 筛查工具

(1) 中文版简易进食观察量表（中文版 MEOF-Ⅱ）

使用该量表对进食困难原因进行甄别分类，其具体内容详见表7-1。

表7-1　中文版 MEOF-Ⅱ

	摄　　入		
A1	坐的姿势（正常姿势、吃饭时不需要外界帮助，能够自己保持适当的吃饭姿势）	0 是	1 不是
A2	获取餐具里的食物（不会把食物溢出，不需要特殊餐具，用双手）	0 是	1 不是
A3	从餐具中将食物拿起然后放入口中（不溢出、掉出，轻松放入口中，不需要特殊餐具）	0 是	1 不是
	吞　　咽		
B1	口腔内食物的咀嚼控制（能够正常咀嚼，正常的食物形态，嘴中不堆积食物）	0 是	1 不是
B2	吞咽（不出现咳嗽，也不需要特别地集中精力应对，吞咽后嘴里没有，只有很少食物残留）	0 是	1 不是
B3	因牙齿、口腔、假牙等原因不能咀嚼	0 从不/很少/有时	1 常常/总是

续　表

精力和食欲			
C1	进食量(吃掉 3/4 以上的食物)	0 100%、90%	1 75%、50%、<50%
C2	精力(整个进食期间没有出现疲乏,有饱腹感后才停止进食)	0 是	1 不是
C3	现在的胃口跟以前相比	0 明显增加、增加、正常	1 下降、明显下降

(2) 洼田饮水试验

指导患者在端坐卧位下饮用 30 mL 温开水,观察所需时间和呛咳情况,评估结果详见表 7 - 2。

表 7 - 2　洼田饮水试验结果分级

分　级	吞　咽　情　况
1 级(优)	能顺利地 1 次将水咽下 (<5 s)
2 级(良)	分 2 次以上,能不呛咳地咽下 (>5 s)
3 级(中)	能 1 次咽下,但有呛咳 (>5 s)
4 级(可)	分 2 次以上咽下,但有呛咳 (>5 s)
5 级(差)	频繁呛咳,不能全部咽下 (<10 s)

评定标准:

正常:1 级(可 1 次咽下,无呛咳且时间<5 s)

可疑:1 级(可 1 次咽下,无呛咳但时间>5 s)或 2 级

异常:3～5 级

异常处理:3 级(轻度)——给予指导自行吞咽训练

4 级(中度)——给予吞咽训练并指导自行吞咽训练

5 级(重度)——给予留置胃管

二、协助患者进食、进水概述

1. 定义:协助患者进食、进水是指照护人员使用餐具将食物或水送入患者口中,并确保患者安全完成咀嚼、吞咽等动作。

2. 目的:协助不能自理或部分自理的患者进食、进水,保证患者安全进食、进水,确保患者摄入足够的营养、水分和药物。

3. 对象：生活不能自理的患者，如术后患者、偏瘫患者、高热患者等；存在咀嚼和吞咽功能障碍者；膳食医嘱为禁食者除外。

三、规范化操作方法

(一) 协助患者进食流程

见图 7 - 2。

核对医嘱：与责任护士核对，确认患者饮食类型

告知患者：告知患者操作的目的、意义，取得理解和配合

评估患者：病情，意识，视力，自理能力，咀嚼和吞咽功能，口腔情况，有无义齿，营养状况，进食情况，有无餐前、中、后用药，有无特殊治疗、检查等

环境准备：安静、清洁、安全、温湿度适宜

用物准备：食物或水（温度适宜）、餐具、毛巾或纸巾、小桌、口腔清洁用物

患者准备：有需要时协助排二便；协助洗净双手；有义齿者协助戴好义齿；协助服用餐前口服药

解释沟通：向患者说明进食时间，进餐食物，询问有无特殊要求

进食准备：在患者领下铺毛巾或纸巾，选择合适的餐具

摆放体位：据患者自理能力和病情取适宜的进食体位

协助进食：
可自行进餐者，指导正确进食，鼓励其细嚼慢咽，忌边吃边讲，以防呛咳
不可自行进餐者，协助喂食。正常人最适合吞咽的摄食量为20 mL左右
存在吞咽障碍者，先以3~4 mL一口少量试之，须观察到患者的口腔内的食物完全咽下以后才能继续喂第二口，并根据患者的情况逐渐增加
若出现呛咳、误吸等现象应立即停止并及时通知医生处理

漱口整理：协助进食后漱口，用毛巾擦干口角水痕，清理床单位和餐具

观察宣教：观察患者病情、进食量，指导患者保持进食体位30分钟后再卧床休息，观察患者有无呛咳、恶心、呕吐、腹胀腹痛等不适，有的话及时通知医生

图 7 - 2　协助患者进食流程图

（二）协助患者进水流程

见图 7 - 3。

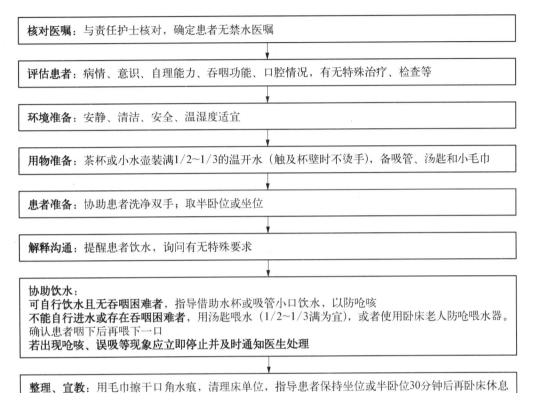

> **核对医嘱**：与责任护士核对，确定患者无禁水医嘱

> **评估患者**：病情、意识、自理能力、吞咽功能、口腔情况，有无特殊治疗、检查等

> **环境准备**：安静、清洁、安全、温湿度适宜

> **用物准备**：茶杯或小水壶装满1/2~1/3的温开水（触及杯壁时不烫手），备吸管、汤匙和小毛巾

> **患者准备**：协助患者洗净双手；取半卧位或坐位

> **解释沟通**：提醒患者饮水，询问有无特殊要求

> **协助饮水**：
> **可自行饮水且无吞咽困难者**，指导借助水杯或吸管小口饮水，以防呛咳
> **不能自行进水或存在吞咽困难者**，用汤匙喂水（1/2~1/3满为宜），或者使用卧床老人防呛喂水器。确认患者咽下后再喂下一口
> **若出现呛咳、误吸等现象应立即停止并及时通知医生处理**

> **整理、宣教**：用毛巾擦干口角水痕，清理床单位，指导患者保持坐位或半卧位30分钟后再卧床休息

图 7 - 3　协助患者进水流程图

四、注意事项

1. 禁食者不喂食、水；神志不清、入睡中或者不合作者暂停喂食。

2. 遵循安全原则，由责任护士在进食前评估患者自理能力和自行进食能力，判断是否需要协助进食。

3. 准备食物时，应判断食物的软硬度及性状是否符合饮食要求。烹调食物时应注意营养均衡和色香味俱全，喂给老年人的食物适宜小碗分装，量以一次能吃完为标准。对消化不良或进食量少的老年患者鼓励少量多餐。

4. 饮食的温度不宜过烫也不宜过凉。过热可损伤口腔黏膜；过冷易伤脾胃，影响消化、吸收，如喂食时间过长，需及时加热饭菜，避免食物过凉导致老年患者的不适。

5. 选择适宜体位，进食体位以坐位或半卧位为宜。可下床者协助下床进食；不能下床者取坐位或半坐位,放置好床上餐桌及餐具;不能稳定半卧位的偏瘫患者可以取侧卧位,头偏向健侧,患侧用软枕垫起;只能卧床进食的患者协助其侧卧或仰卧位头偏向一侧。

6. 对于不能自行进食或存在吞咽困难者,应耐心喂食,喂食时鼓励老年患者张口,将食物放在舌部前 1/3~1/2 处,方便患者吞咽,指导患者细嚼慢咽;同时应掌握好喂食量和速度,并注意察有无呛咳、恶心、呕吐等,有呛咳立即停止,防止误吸。

7. 对于存在口角歪斜、吞咽障碍者,协助患者饮水或进食流质时禁用吸管,宜用小汤匙从健侧口角处喂入液体食物,并注意观察患者吞咽时有无呛咳。

8. 进餐完毕,清洁并检查患者口腔,及时清理用物和整理床单位,保持适当体位(坐位或半卧位)30 分钟后方可协助患者躺下。对有治疗饮食、特殊饮食需要的患者给予饮食指导。

9. 鼻饲者,应在鼻饲前检查胃管插入的深度并判断胃管是否在胃内、患者有无胃潴留,当胃内容物超过 150 mL 时,应通知医师减量或者暂停鼻饲;鼻饲前后均应用 20 mL 温水冲洗导管,防止管道堵塞;鼻饲混合流食,应间接加温,以免蛋白凝固。

10. 需要记录出入量的患者,准确记录患者的进食或进水的时间、种类、数量等。

11. 喂食过程中,患者出现任何不适,立即报告责任护士,由护士到场进行处理。

五、相关知识链接

(一)吞咽困难的评估与处理流程
见图 7-4。

(二)体位摆放
1. 能坐起者:取躯干竖直,头正中、颈轻度向前屈曲位或头稍向前倾 20°,身体可向健侧倾斜 30°;借助辅助设备如轮椅、枕头等以维持正确体位;将餐桌调整到适宜高度(图 7-5)。

2. 不能坐起者:床头抬高>30°,头部前屈,偏瘫侧肩部用枕垫起,进食时头偏向一侧(图 7-6)。

3. 进食结束后:抬高床头 30°~40°,保持 30 分钟,防止食物反流。

(三)吞咽困难患者的护理
1. 咀嚼控制:咀嚼运动减弱者,调整食物性状;食物残留面颊部者,减少一口量的摄入,将食物放置健侧,头向健侧倾斜;口角不能闭合、食物溢出者,手动闭合嘴角,及时清除溢出物和口腔残留物。

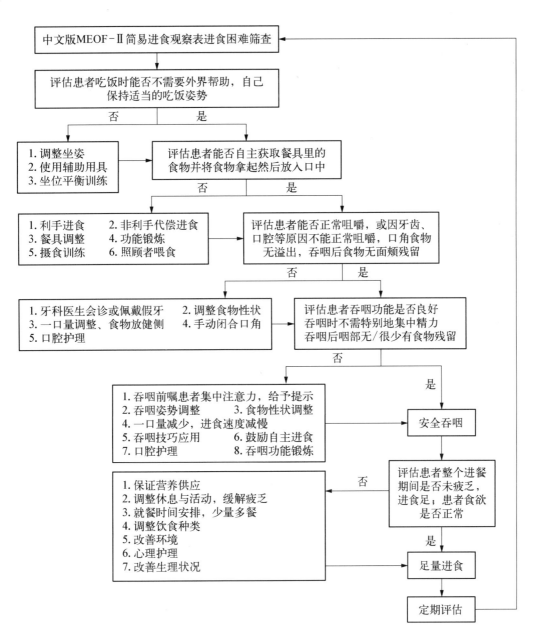

图 7-4　吞咽困难的评估与处理流程图

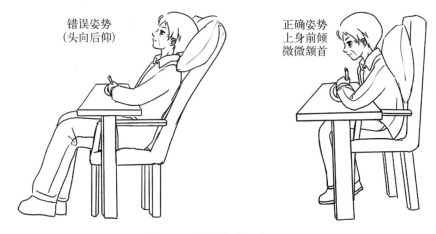

图 7 - 5　能坐起者进食姿势

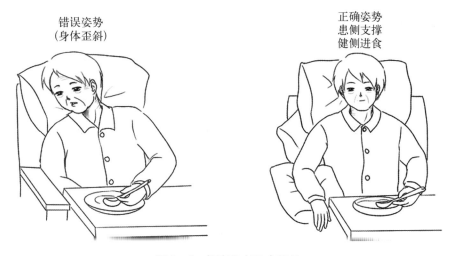

图 7 - 6　偏瘫患者进食姿势

2. 吞咽护理

（1）吞咽前提示患者集中注意力，并调整食物性状，原则上应先易后难，从流质、半流质，逐渐过渡到普食。首选糊状食物，因其可较好地刺激触、压觉和唾液分泌，使吞咽变得容易。不同类型食物的具体形态见图 7 - 7。

（2）调整摄食量及速度：正常人最适合吞咽的摄食量为 20 mL 左右，而对于存在吞咽困难者，先从 3～5 mL 一口开始少量试之，然后根据患者的情况逐渐增加；进食速度不易过快，每餐 20～30 mL 的进食时间持续 30 分钟为宜。吞咽困难者应减慢进食速度，每次喂食后一定要观察到患者口腔内的食物完全咽下后才能继续喂食下一口。

（3）吞咽姿势调整：嘱患者吞咽时头前倾，鼓励健手自主进食，可增加患者成就感，促进整体功能的康复；有利于患者自我把握进食量和进食速度，减少误咽的发生；

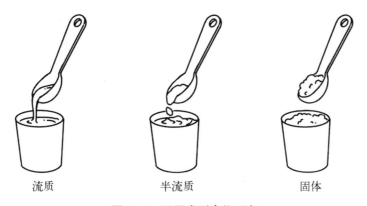

流质　　　　　　半流质　　　　　　固体

图 7 - 7　不同类型食物形态

可避免患者对他人过度依赖。

（四）协助进食水并发症的预防与处理

1. 恶心

（1）预防：据患者所需的饮食种类对患者进行解释和指导,明确可以选用和不宜选用的食物。饭前 30 分钟开窗通风,移去便器,减少不良气味,避免不良视觉影响。

（2）处理流程(图 7 - 8)。

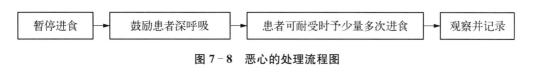

图 7 - 8　恶心的处理流程图

2. 呕吐

（1）预防：据患者病情及饮食习惯选择合理的食物,避免不良视觉和气味,协助患者取舒适的进餐姿势。

（2）处理流程(图 7 - 9)。

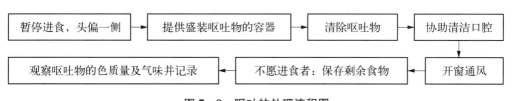

图 7 - 9　呕吐的处理流程图

3. 呛咳

（1）预防：每次进食从健侧喂食,宜小口喂,速度适中,不要催促,嘱患者细嚼慢咽,固体食物和液体食物轮流喂食。

（2）处理流程(图 7 - 10)。

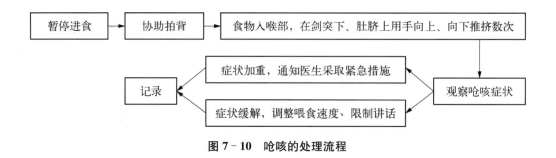

图 7 - 10 呛咳的处理流程

六、健康教育

1. 向患者及家属说明饮食、营养与健康和疾病痊愈的关系。

2. 向患者及家属介绍正确进食、进水的相关知识、方法及注意事项。

第二节 协助患者如厕

一、基础知识

（一）排泄定义

排泄是机体将新陈代谢的产物和机体不需要或过剩的物质排出体外的过程，是人体的基本生理需要，也是维持生命的必要条件。人体排泄的途径包括皮肤、呼吸道、消化道和泌尿道，其中消化道（排粪便）和泌尿道（排尿液）是主要的排泄途径。

（二）如厕过程中存在的风险

不符合老年人日常生活特点和身心需求的卫生洁具、适老化设计缺失以及潮湿的卫生间环境都可能存在让老年患者发生跌倒的风险，尤其是对于存在高跌倒风险，如既往有跌倒史，存在意识障碍、定向障碍或视物不清，服用可能增加跌倒风险的药物以及活动能力受损者等的患者，一旦发生跌倒，可能造成骨折、颅脑外伤等意外伤害，严重者甚至会有生命危险。此外，患有高血压、冠心病等心脑血管疾病的患者排便时如用力过大或时间过久也可能会诱发心绞痛、心肌梗死、严重心律失常、直立性低血压等一系列严重不良反应，因此我们需要充分重视老年人卫生间的安全实施，包括灯源设置、无障碍设置、防跌倒设置、紧急呼救设置等，让老年患者在如厕时方便、清洁、安全。

二、协助患者如厕概述

1. 定义：协助患者如厕是指照护人员协助行动不便、活动受限、有跌倒风险的患者安全地在厕所里完成大小便过程。

2. 目的：协助患者如厕的目的是协助患者顺利、安全地进行大小便的排泄，满足患者基本生理需要。

3. 对象：行动不便、活动受限的患者以及存在跌倒风险的患者，如意识障碍、定向障碍、视物不清、服用可能增加跌倒风险的药物、活动能力受损、年老体弱、残疾、幼儿、孕妇、有跌倒史等需要帮助的人群。

三、规范化操作方法

（一）搀扶患者如厕

见图 7 - 11。

环境准备：确保卫生间环境整洁、安全、无潮湿，保持患者从如厕起点到卫生间的通道安全、无障碍，室内温湿度适宜、通风换气

↓

护理员准备：服装整洁、洗净双手

↓

用物准备：清洁的便器、安全完好的设施、卫生纸

↓

沟通评估：询问患者是否需要排便，评估患者年龄、病情、意识、活动能力、自立能力等，确定能够以搀扶方式协助如厕

↓

协助如厕：
1. 如厕前
　(1) 搀扶患者进入卫生间（注：**能采取坐位但行走不便者**，护理员可**协助其在床旁使用坐便椅排便**）
　(2) 协助患者转身面对护理员，一手搂抱其腋下（或腰部），另一手协助其脱下裤子（或由患者自行完成）
　(3) 双手环抱患者腋下，协助其缓慢坐在坐便器上，确定患者安全、平稳地坐落在马桶上、不会摇晃跌倒后，嘱其双手扶稳扶手
　(4) 确认患者安全后，护理员方可退出卫生间以保护患者隐私
2. 如厕时：为能够在保护患者隐私的同时密切观察患者的动态及需求，护理员可将厕所门虚掩，在门口等候并注意观察患者的动向，随时做好入内帮助的准备
3. 如厕后
　(1) 若患者可以，护理员从旁指导患者自己由前向后擦净肛门并借助卫生间扶手支撑缓慢起身，协助穿好衣裤，全程注意确保患者安全
　(2) 若患者无法自行擦净肛门，则由护理员协助患者站起，嘱其身体前倾并扶住床栏或墙上的扶手，确认患者站稳后协助其擦净肛门并穿好衣裤
　(3) 按压坐便器开关冲水

↓

整理：护理员搀扶患者回床边休息，确认患者安全后，卫生间开窗通风或开启抽风设备清除异味，**使用坐便椅排便**后，倾倒污物，清洗消毒便盆，晾干备用

图 7 - 11　搀扶患者如厕流程图

(二) 轮椅推行送患者如厕

见图 7 - 12。

环境准备： 确保卫生间环境整洁、安全、无潮湿，保持患者从如厕起点到卫生间的通道安全、无障碍，室内温、湿度适宜、通风换气

护理员准备： 服装整洁、洗净双手

用物准备： 清洁的便器，安全完好的设施，卫生纸，轮椅 (检查刹车是否完好、脚踏板有无松动、轮胎有无漏气、安全带是否坚固等)

沟通评估： 询问患者是否需要排便，评估患者年龄、病情、意识、活动能力、自立能力等，确定能够以轮椅协助其如厕

送患者入厕：
(1) 推轮椅至床边，呈45°，翻上脚踏板，椅背与床尾平齐，面向床头，固定轮椅
(2) 向患者解释，交代注意事项
(3) 拉下床栏，协助患者穿好鞋子并缓慢起身、站立
(4) 双手抱紧患者腰背部，将患者从床旁移至轮椅上，嘱患者手扶轮椅扶手、尽量靠后坐，协助系上安全带，翻下脚踏板，嘱患者双脚踩上脚踏板
(5) 推患者至厕所间座坐器旁，固定轮椅
(6) 协助患者将双脚平稳放于地面上，翻上脚踏板，嘱身体前倾、双臂抱住护理员颈部，护理员双手托住患者臀部，双膝抵住患者膝盖，协助患者站稳

协助如厕：
1. 如厕前
(1) 慢慢将患者搀扶至坐便器前并协助其转身面对护理员，一手环抱其腋下 (或腰部)，另一手协助其脱下裤子 (或由患者自行完成)
(2) 双手环抱患者腋下，协助其缓慢坐在坐便器上，确定患者安全、平稳地坐落在马桶上，不会摇晃跌倒后，嘱其双手扶稳扶手准备排便
(3) 确认患者安全后，护理员方可退出卫生间以保护患者隐私
2. 如厕时 为能够在保护患者隐私的同时密切观察患者的动态及需求，护理员可将厕所门虚掩，在门口等候并注意观察患者的动向，随时做好入内帮助的准备
3. 如厕后
(1) 若患者可以，护理员从旁指导患者自己由前向后擦净肛门，并借助卫生间扶手支撑缓慢起身，协助穿好衣裤，全程注意确保患者安全
(2) 若患者无法自行擦净肛门，则由护理员协助患者站起，嘱其身体前倾并扶住床栏或墙上的扶手，确认患者站稳后协助其擦净肛门并穿好衣裤
(3) 按压坐便器开关冲水

整理： 护理员借助轮椅送患者回床边、协助患者上床 (轮椅使用方法同前) 并取舒适体位，拉上床栏并确认患者安全后，将轮椅放回固定地方，卫生间开窗通风或开启抽风设备清除异味

图 7 - 12　轮椅推行送患者如厕流程图

四、注意事项

1. 无禁忌时,嘱患者多饮水和摄食膳食纤维,以保持大小便通畅。如厕时嘱患者不要用力排便,以免因腹压骤升而发生脑血管意外。

2. 保持患者从起点到卫生间的活动区域,如病床边、厕所、病区走廊等内无障碍物。

3. 保持患者活动区域及卫生间地面整洁、无水渍,发现地面湿滑及时处理,以防不慎跌倒;清洁地面时,立"小心地滑"的警示牌。

4. 卫生间设有坐便器并安装扶手,卫生用品放在患者伸手可以拿取的位置。

5. 夜间应保持地灯明亮,协助患者起床如厕时,应打开床边灯,等灯亮再协助其下床,防止摸黑碰撞跌倒。

6. 保持床、轮椅、助行器等功能良好,有损坏及时报修。

7. 患者如厕时,护理员应回避并将厕所门虚掩,以保护患者隐私,在门口等候的同时密切观察患者的动态及需求,做好随时入内帮助的准备。

8. 患者如厕后,为患者擦净肛门时候要注意安全,确保患者站稳后再开始擦,同时要注意观察患者排泄物的色、质、量;为女性患者擦肛门时应注意由前往后擦。

9. 最好选择白色马桶,以便观察患者大小便的颜色和性状。有条件者,可在马桶上为行动不便的老年人安装智能马桶以协助清洗臀部和会阴。

五、相关知识链接

(一)排便的适宜时机

早上起床到早饭后 1 小时是排大便最佳时间,因为餐后半小时是肠道蠕动的活跃期,早餐后尤明显,而早起喝一杯白开水或者蜂蜜水,亦可加快胃肠蠕动。一般成人白天排尿 3~5 次,夜间 0~1 次,注意嘱患者避免睡前过量饮水,以减少起夜次数。

(二)正确的排便姿势

马桶厕所排便时患者腹压较小,故马桶的高度要适宜,最好能让膝关节保持半屈状态,这样肛门周围的肌肉放松,腹压也大,排便就比较顺畅。如果马桶太高可在脚下垫一个矮凳。正确的排便姿势见图 7-13。

(三)便后清洁会阴部皮肤注意事项

便后清洁会阴部不干净易引起痔疮,应选择干湿结合的方式,可用湿厕纸清洁

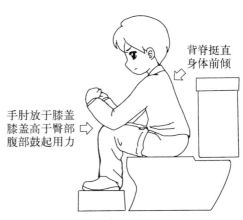

背脊挺直
身体前倾

手肘放于膝盖
膝盖高于臀部
腹部鼓起用力

图 7-13　正确的排便姿势

肛周皮肤,再用干厕纸擦,既干净又不易引起疼痛。痔疮患者排完便后,易用温盐水清洗肛门周围,协助彻底清洗干净,缓解痔疮症状。为女性患者清洁会阴部时需要注意从前往后擦,避免把污物带到阴道和尿道引起感染。

(四)可增加跌倒风险的药物

部分药物可能会有引起患者意识、精神、视觉、步态、平衡等方面出现异常而导致跌倒。使用这些药物的患者如厕时要做好防护措施要做好防护措施以预防跌倒。各类药物可能导致的与跌倒相关的症状见表 7 - 3。

表 7 - 3　引起跌倒的常见药物

药 物 种 类	跌 倒 相 关 症 状
安眠药	头晕
止痛药	意识不清
镇静药	头晕、视物模糊
降压药	疲倦、低血压(药物过量)
降糖药	低血糖(药物过量或剂量改变时)
感冒药	嗜睡
利尿剂	水、电解质紊乱的各种症状
缓泻剂	大便次数增多
抗精神病、抗抑郁药	体位性低血压;肌肉强劲,运动不能;烦躁不安,静坐不能;肢体震颤;全身躯干不协调;运动迟缓;姿势步态异常等

六、健康教育

1. 向患者和家属解释保持大小便通畅的重要性。

2. 向患者和家属介绍安全如厕的方法。

第三节　协助患者床上大小便

一、基础知识

(一)排尿的生理过程

肾脏生成尿液是一个连续不断的过程,而膀胱的排尿则是间歇进行的。只有当尿液在膀胱内储存并达到一定的量时，才能引起反射性的排尿，从而使尿液经尿道排出体外。若排尿时环境不适宜，排尿反射将受到抑制。

（二）排便的生理过程

人体从肛门排出废物的过程称为排便。正常人的直肠对粪便的压力刺激有一定的阈值，达到此阈值时即可产生便意并引起排便反射，使肛门括约肌舒张，提肛肌收缩，同时腹肌、膈肌收缩使腹内压增加，共同促进粪便排出体外。排便活动受大脑皮质的控制，故个体经过一段时间的排便训练后，便可以自主规律地控制排便。

（三）会阴的生理结构特点

会阴部有尿道口和阴道口（女性），是病原微生物入侵的主要途径。会阴部温暖潮湿，并且有许多皮肤褶皱和阴毛，为致病菌的滋生创造了有利条件。长期卧床的患者，因病机体抵抗力减弱，使得病原菌易繁殖，故而感染风险大大增加。当患者因疾病限制无法正常如厕时，则需要护理员协助其床上大小便并进行会阴部的清洁与护理，从而有效预防感染，并且提高患者舒适度。

（四）情绪对患者床上大小便的影响

长期卧床患者由于受身体条件和病情的限制，须在床上进行大小便。部分患者不习惯在床上解大小便，可能会出现排尿、排便困难；还有部分患者会为了减少床上排大小便的麻烦，会选择少吃少喝，进而影响疾病恢复和正常排便功能。因此，护理员应缓解患者的紧张心理，首先，不能在患者面前出现厌烦情绪，这可能会增加患者的心理压力；其次，要向患者说明大小便是人体的正常排泄需要，不要害怕或为此感到尴尬，帮助其慢慢适应在床上大小便。

二、床上大小便概述

1. 定义：床上大小便是指照护人员协助因病需长期卧床者、手术后限制卧床或生活不能自理者在床上进行大小便。

2. 目的：床上大小便是指协助患者在床上进行大小便，以满足患者的生理需求、保持会阴部清洁、增加患者舒适度、预防感染。

3. 对象：由于疾病原因或自理能力受限需要长期卧床的患者、进行泌尿系统或其他手术后受限起床者、产后妇女等。

三、规范化操作方法

(一)协助卧床患者使用便盆

见图 7-14。

```
┌─────────────────────────────────────────────────────────────────┐
│ 环境准备：环境整洁、温湿度适宜，关闭门窗，必要时以床帘、屏风遮挡      │
└─────────────────────────────────────────────────────────────────┘
                              ↓
┌─────────────────────────────────────────────────────────────────┐
│ 护理员准备：服装整洁，修剪指甲，洗净并温暖双手，戴口罩              │
└─────────────────────────────────────────────────────────────────┘
                              ↓
┌─────────────────────────────────────────────────────────────────┐
│ 用物准备：便盆、一次性护理垫、卫生纸、必要时备屏风、水盆、毛巾、温水  │
└─────────────────────────────────────────────────────────────────┘
                              ↓
┌─────────────────────────────────────────────────────────────────┐
│ 沟通评估：询问患者是否有便意，提醒患者定时排便；评估患者年龄、病情、意识、心理状态、│
│ 配合程度、自理能力等                                               │
└─────────────────────────────────────────────────────────────────┘
                              ↓
┌─────────────────────────────────────────────────────────────────┐
│ 铺巾：屏风、床帘遮挡，将一次性护理垫铺在患者臀下并协助患者脱裤子      │
└─────────────────────────────────────────────────────────────────┘
                              ↓
┌─────────────────────────────────────────────────────────────────┐
│ 放置便盆：                                                        │
│ (1)若患者能够配合，嘱其屈膝、双脚向下蹬床，抬起背部和臀部，护理员一手托起腰骶部，一│
│    手将便盆置于臀下（图7-15A）                                     │
│ (2)若患者不能配合，先协助患者侧卧，放置便盆于其臀部后，护理员一手紧按便盆（图7-15B），│
│    另一手帮助患者恢复平卧位或两人协力抬起患者臀部放置便盆。          │
└─────────────────────────────────────────────────────────────────┘
                              ↓
┌─────────────────────────────────────────────────────────────────┐
│ 协助患者排便：                                                    │
│ (1)检查确认患者坐于便盆中央。                                      │
│ (2)由于部分时候个体会在排便的同时伴有排尿，故针对男性患者，应嘱其将阴茎朝下对着便盆；│
│    针对女性患者，应在其会阴部上方覆盖几张纸巾，以避免尿液喷溅。       │
│ (3)尊重患者意愿，酌情开仅床帘或暂离病室，离开病室前应将卫生纸、呼叫器等放于患者身边│
│    易取处。                                                        │
└─────────────────────────────────────────────────────────────────┘
                              ↓
┌─────────────────────────────────────────────────────────────────┐
│ 取出便盆：排便完毕，嘱患者双腿屈曲和双脚向下蹬，护理员同时用一手抬高患者的腰骶部以将其│
│ 臀部抬起，另一手取出便盆，盖上便盆盖子或覆盖上报纸以隔绝气味          │
└─────────────────────────────────────────────────────────────────┘
                              ↓
┌─────────────────────────────────────────────────────────────────┐
│ 擦肛门：协助患者取侧卧位，帮助其擦净肛门后，撤去污染的一次性护理垫     │
└─────────────────────────────────────────────────────────────────┘
                              ↓
┌─────────────────────────────────────────────────────────────────┐
│ 整理：协助患者穿裤、洗手；协助患者取舒适卧位并整理床单位；撤去屏风，开窗通风 │
└─────────────────────────────────────────────────────────────────┘
                              ↓
┌─────────────────────────────────────────────────────────────────┐
│ 用物处理：及时倾倒排泄物，冲洗盆器。必要时留取标本送检；洗手          │
└─────────────────────────────────────────────────────────────────┘
                              ↓
┌─────────────────────────────────────────────────────────────────┐
│ 记录：记录排便时间及粪便的色、质、量                               │
└─────────────────────────────────────────────────────────────────┘
```

图 7-14 协助卧床患者使用便盆流程图

附：放置便盆示意图(图 7 - 15)

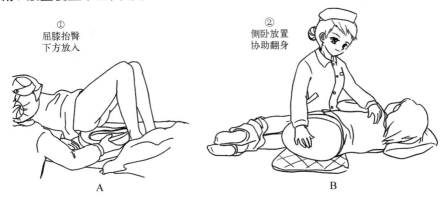

图 7 - 15　便盆使用方法

(二) 协助卧床患者使用尿壶

见图 7 - 16。

环境准备：环境整洁、温湿度适宜，关闭门窗，必要时以床帘、屏风遮挡

↓

护理员准备：服装整洁，修剪指甲，洗净并温暖双手，戴口罩

↓

用物准备：尿壶、一次性护理垫、卫生纸、水盆、毛巾、温水，必要时备屏风

↓

沟通评估：询问患者是否有尿意；评估患者年龄、病情、意识、心理状态、配合程度、自立能力等

↓

铺巾：屏风、床帘遮挡，将一次性护理垫铺在患者臀下并协助其脱裤子

↓

放置尿壶、协助患者排尿： (1) 指导或协助患者放置尿壶，女性患者应注意将尿壶紧密贴紧会阴部，以免漏尿打湿床单位 (2) 尊重患者意愿，酌情守候床旁或暂离病室，离开前应将卫生纸、呼叫器等放于患者身边易取处

↓

擦会阴：排尿完毕将尿壶取出，协助患者擦会阴（女：尿道口和阴道口；男：阴茎体和阴囊），撤去污染的一次性护理垫

↓

整理：协助患者穿裤、洗手，取舒适卧位并整理床单位；撤去屏风，开窗通风

↓

用物处理：及时倾倒排泄物，冷水冲洗尿壶。必要时留取标本送检；洗手

↓

记录：记录排便时间及尿液的色、质、量

图 7 - 16　协助卧床患者使用尿壶流程图

四、注意事项

1. 尊重并保护患者隐私。

2. 使用便盆/尿壶前,检查其是否清洁、完好,放置时不可硬塞,以免损伤局部皮肤。

3. 协助老年人排便时,避免长时间暴露老年人身体,以免患者受凉。

4. 使用金属便盆前需提前加入少量温水加温,尤其是寒冷天气时,以免太凉引起患者不适。

5. 女性使用尿壶时应注意紧密贴紧会阴部,以免漏尿打湿床单位。

6. 便盆/尿壶及时倾倒并清洗消毒,避免污渍附着。

五、相关知识链接

(一)床上使用的便器种类

1. 塑料材质:轻便,价格低廉,便于更换。

2. 不锈钢材质:经久耐用。

(二)预防便秘的适应性训练

1. 在病情允许的情况下,协助患者做床上运动,如上下肢屈伸、收腹抬腿、提肛收腹等,以牵拉腹部肌肉,同时可增加进行顺时针腹部按摩以促进肠蠕动。

2. 指导患者行腹式深呼吸及提肛运动等,以训练其肛门肌肉有节律收缩、舒张运动,而且深呼吸能增强腹肌的力量,有利于粪便的排出。

3. 对排便动力减弱者,教会其每天在床上练习腹部肌肉的紧张力;腹部有切口者,应指导患者训练或排便时用手轻按住切口,以对抗张力。

(三)排尿困难的诱导护理

对于应排尿但未能顺利排尿的患者,应分析并明确其排尿困难的原因,告知医生护士,并在医生护士指导下给予针对性的护理措施。可采取如下措施。

1. 消除患者焦虑和紧张情绪。

2. 提供隐蔽的排尿环境关闭门窗,屏风遮挡,请无关人员回避。

3. 调整体位和姿势:酌情协助卧床患者取适当体位,如扶卧床患者略抬高上身或坐起,尽可能使患者以习惯姿势排尿。对需绝对卧床休息或某些手术患者,应事先有计划地训练床上排尿。

4. 诱导排尿:利用条件反射如听流水声或用温水冲洗会阴诱导排尿;亦可由医生采用穴位针刺中极、曲骨、三阴交穴或艾灸关元、中极穴等方法,刺激排尿。

5. 热敷、按摩可放松肌肉,促进排尿:如果患者病情允许,可用手按压膀胱协助排尿,切记不可强力按压,以防过分膨胀的膀胱破裂。

6.指导患者养成定时排尿的习惯。护理员注意观察患者排尿情况及时汇报患者后续动向。

六、健康教育

1.指导患者和家属如何尽快适应床上大小便。

2.指导患者养成定时排便、排尿的习惯。

第四节 排尿异常的照护

一、基础知识

(一)影响排尿的因素

1. 心理因素：压力会影响会阴部肌肉和膀胱括约肌的放松或收缩,当个体过度焦虑和紧张时可能会出现尿频、尿急,甚至尿潴留。排尿可受暗示的影响,任何听觉、视觉或其他身体感觉的刺激均可诱发排尿,如有的人听见流水声便产生尿意。

2. 个人习惯：大多数人潜意识里会形成一些排尿时间习惯,如晨起和睡前要排尿,而排尿的姿势、时间是否充裕及环境是否合适也会影响排尿的完成。

3. 环境问题：当个体缺乏隐蔽的环境时,会产生许多压力,进而影响正常的排尿。

4. 食物与液体摄入：液体的摄入量会直接影响尿量和排尿的频率。排尿量和排尿次数与液体的摄入量成正比,液体摄入多排尿量和排尿次数均增加,反之亦然。摄入液体的种类也影响排尿,如咖啡、茶、酒类饮料等有利尿作用;含水量多的水果、蔬菜等可增加液体摄入量,使尿量增多;含盐较高的饮料或食物会造成水钠潴留,使尿量减少。

5. 气候变化：夏季炎热,身体大量出汗,体内水分减少,血浆晶体渗透压升高,可引起抗利尿激素分泌增多,促进肾脏的重吸收,导致尿液浓缩和尿量减少。冬季寒冷,身体外周血管收缩,循环血量增加,体内水分相对增加,反射性地抑制抗利尿激素的分泌,而使尿量增加。

6. 治疗及检查：外科手术以及外伤可导致失血、失液,若补液不足,机体处于脱水状态,尿量减少;术中使用麻醉剂可干扰排尿反射,改变患者的排尿形态,导致尿潴留。某些诊断性检查前要求患者禁食禁水,使体液减少而影响尿量。有些检查可能造成尿道损伤、水肿与不适,导致排尿形态的改变。某些药物直接影响排尿,如利尿剂可使尿量增加,止痛剂、镇静剂影响神经传导而干扰排尿。

7. 疾病:神经系统的损伤和病变会使排尿反射和排尿意识控制发生障碍,出现尿失禁;肾脏病变会使尿液的生成发生障碍,出现少尿或无尿;泌尿系统的肿瘤、结石或狭窄也可导致排尿障碍,出现尿潴留。老年男性因前列腺肥大压迫尿道,可出现排尿困难。

8. 其他因素:妇女在妊娠时,可因子宫增大压迫膀胱致使排尿次数增多。在月经周期中排尿形态也有改变,行经前,大多数妇女有液体潴留、尿量减少的现象,行经开始,尿量增加。老年人因膀胱肌肉张力减弱,出现尿频。

(二) 排尿异常的分类

1. 多尿:指 24 小时尿量超过 2 500 mL。常见原因包括饮用大量液体、妊娠、内分泌代谢障碍、肾小管浓缩功能不全、糖尿病、尿崩症以及急性肾功能不全(多尿期)。

2. 少尿:指 24 小时尿量少于 400 mL 或每小时尿量少于 17 mL。常见原因包括发热、液体摄入过少、休克等导致患者体内血液循环不足以及心脏、肾脏、肝脏功能衰竭患者。

3. 无尿或尿闭:指 24 小时尿量少于 100 mL 或 12 小时内无尿液产生。常见原因包括严重休克、急性肾衰竭、药物中毒等。

4. 膀胱刺激征:主要表现为尿频、尿急、尿痛,有膀胱刺激征时常伴有血尿。单位时间内排尿次数增多称尿频;患者突然有强烈尿意,不能控制需立即排尿称尿急;排尿时膀胱区及尿道有疼痛感为尿痛。常见原因主要有膀胱及尿道感染和机械性刺激。

5. 尿潴留:指尿液大量存留在膀胱内而不能自主排出。当尿潴留时,膀胱容积可增至 3 000~4 000 mL,膀胱高度膨胀,可至脐部。患者主诉下腹胀痛,排尿困难。查体可见耻骨上膨隆,扪及囊样包块,叩诊呈实音,有压痛。常见原因包括尿道梗阻、排尿反射异常以及其他各种原因引起的不能用力排尿或不习惯卧床排尿,如焦虑、窘迫等心理因素。由于尿液存留过多,膀胱过度充盈,致使膀胱收缩无力,造成尿潴留。

6. 尿失禁:指排尿失去意识控制或不受意识控制,尿液不自主地流出,尿失禁可分为:① 真性尿失禁:即膀胱有一些存尿便会不自主地流出,膀胱处于空腹状态。常见原因包括脊髓初级排尿中枢与大脑皮层之间联系受损,如昏迷、截瘫,因手术、分娩所致的膀胱括约肌损伤或支配括约肌的神经损伤,病变所致膀胱括约肌功能不良,膀胱与阴道之间有瘘管等。② 假性(充溢性)尿失禁:即膀胱内贮存部分尿液,当膀胱充盈达到一定压力时,即可自主溢出少量尿液。当膀胱内压力降低时,排尿立即停止,但膀胱仍呈胀满状态而不能排空。常见原因是脊髓初级排尿中枢活动受抑制,当膀胱充满尿液导致内压增高时,迫使少量尿液流出。③ 压力性尿失禁:即当咳嗽、打喷嚏或运动时腹肌收缩,腹内压升高以致不自主地排出少量尿液。常见原因是分娩或产伤致膀胱括约肌张力降低、骨盆底部肌肉及韧带松弛、肥胖。多见于中老年女性。

二、排尿异常护理的概述

1. 定义:排尿异常护理是指通过相关护理措施帮助存在排尿异常症状的患者解决无法正常排尿的问题。

2. 目的:排尿异常护理的目的是帮助患者顺利将尿液经尿道排出体外,以满足其基本生理需求。

3. 对象:存在多尿、少尿、无尿或尿闭、膀胱刺激征、尿潴留、尿失禁等排尿异常症状的患者。

三、规范化操作方法

(一)尿潴留患者的护理

1. 心理护理:安慰患者,消除其焦虑和紧张情绪。

2. 提供隐蔽环境:关闭门窗,屏风遮挡,请无关人员回避。适当调整治疗和护理时间,使患者安心排尿。

3. 调整体位和姿势:酌情协助卧床患者取适当体位,如扶卧床患者略抬高上身或坐起,尽可能使患者以习惯姿势排尿。对需绝对卧床休息或某些手术患者,应事先有计划地训练床上排尿,以免因不适应排尿姿势的改变而导致尿潴留。

4. 诱导排尿:利用条件反射诱导排尿,如听流水声、口哨声或用温水冲洗会阴。

5. 热敷、按摩:采用温热的毛巾进行腹部热敷或按摩可放松肌肉,促进排尿。如果患者病情允许,可用手按压膀胱协助排尿。切记不可强力按压,以防膀胱破裂。

6. 健康教育:指导患者多饮水并养成定时排尿的习惯。除疾病原因需限制饮水者,其余老年人应保证每日足够的摄入水量,即每日每千克体重需摄入 30 mL 水。

7. 经上述处理仍不能解除尿潴留时,可采用导尿术。

(二)尿失禁患者的护理

1. 皮肤护理:注意保持床单位及局部皮肤清洁干燥。床上铺橡胶单和中单,也可使用尿垫(吸湿性强、通气性好、质地柔软)或一次性纸尿裤(吸水性强但通气性差,不宜长期使用)。经常用温水清洗会阴部皮肤,勤换衣裤、床单、尿垫。根据皮肤情况,定时予以翻身,以避局部皮肤长时间受压,保持皮肤清洁干燥,必要时涂润肤油,防止失禁性皮炎的发生。

2. 外部引流:必要时应用接尿装置引流尿液。女性患者可用女式尿壶紧贴外阴部接取尿液;男性患者可用尿壶接尿,也可用阴茎套连接集尿袋,接取尿液,但此方法不宜长时间使用,应每日定时取下阴茎套和尿壶,清洗会阴部和阴茎,并观察局部皮肤情况,保持局部皮肤清洁、干燥。

3. 重建正常的排尿功能

(1) 合理饮水:除因疾病原因需限制饮水的患者,其余患者应指导其每日白天分时段少量持续地摄入液体,每日摄入液体总量=患者体重(kg)×30 mL/(kg·d)。这是因为多饮水可促进排尿反射,还可预防泌尿系统的感染。入睡前不宜大量饮水,以减少夜间夜起排尿的次数,同时避免影响患者休息。

(2) 膀胱功能训练:对于不能自主控制解尿的老年人,护理员应观察患者排尿的规律并经常加以提醒,安排患者定时上厕所,开始时宜每 2 小时上一次厕所,但两次之间的时间应该逐渐增加,以改善膀胱控制、促进排尿功能的恢复。长期留置导尿者在准备拔管前,可以进行夹管训练,每 2 小时放开引流 1 次;若患者有尿意,则立即开放引流;训练至患者尿意明显的时候,就可以考虑拔除尿管。

(3) 盆底肌训练:盆底肌训练可以通过加强尿道周边肌肉、提高尿道闭合度来增强患者控制排尿的能力,从而有效减少漏尿的发生率。具体方法是:患者取立、坐或卧位,试做排尿动作,先慢慢收紧盆底肌肉,再缓缓放松,一次维持 10 秒左右,每组 10 次,每日 3～5 组,刚刚开始训练时以不觉疲乏为宜,以后可逐渐增加。

4. 心理护理:无论何种原因引起的尿失禁,都会给患者造成很大的心理压力,如精神苦闷、忧郁、丧失自尊等。他们期望得到他人的理解和帮助,同时尿失禁也给患者的生活带来许多不便。护理人员应尊重和理解患者,给予安慰、开导和鼓励,使其树立恢复健康的信心,积极配合治疗和护理。

(三)留置导尿管患者的护理

1. 防止泌尿系统逆行感染

(1) 保持尿道口清洁,遵医嘱用生理盐水棉球擦拭会阴,女性患者擦拭外阴及尿道口,男性患者擦拭尿道口头及包皮,每日 1～2 次,排便后及时清洗肛门及会阴部。

(2) 导尿管妥善固定,保持引流通畅,避免因导管折叠、扭曲、受压、堵塞等导致泌尿系统感染。

(3) 集尿袋妥善固定在低于膀胱的高度,注意观察并及时排空集尿袋内尿液,并记录尿量。

(4) 护士会根据医嘱每 2～4 周更换 1 次导尿管;集尿袋则每周更换 1～2 次,若观察到尿液性状、颜色有变化,应及时通知护士进行更换。

2. 鼓励多饮水:如病情允许、无特殊限制,应鼓励患者每日摄入水分在 1 500 mL以上(包括口服和静脉输液等),从而达到冲洗尿道的目的。

3. 训练膀胱反射功能:长期留置导尿,计划拔出导尿管的患者需要进行膀胱功能训练,采用间歇性夹管方式进行训练,平时夹闭导尿管,每2小时开放1次,或在患者主诉有尿意时开放导尿管,使膀胱定时充盈和排空,促进膀胱功能的恢复。训练至患者尿意明显时,可考虑拔出导尿管。

4. 观察尿液色质量:注意患者的主诉并观察尿液情况,发现尿液性状改变(如有混浊、沉淀、结晶等)或颜色改变,应及时处理通知护士、医生。

四、注意事项

1. 护理过程中注意保护患者隐私,气温低时要做好保暖措施防止患者受凉。

2. 对膀胱高度膨胀且极度虚弱的患者,第一次放尿不得超过1 000 mL,这是因为大量放尿可使腹内压急剧下降,血液大量滞留在腹腔内,导致血压下降而虚脱;此外,膀胱内压力突然降低,可导致膀胱黏膜急剧充血,发生血尿。

3. 留置导尿时应保持导管妥善固定且引流通畅,集尿袋不可高于膀胱水平,以避免泌尿系统感染。

4. 留置导尿者应维持每日尿量在1 500～2 000 mL以上,以达到冲洗尿道的作用,从而减少尿道感染发生和预防尿路结石。

五、相关知识链接

(一) 与排尿有关的护理技术

1. 导尿术与留置导尿术:导尿术是指在严格无菌操作下,用导尿管经尿道插入膀胱引流尿液的方法。留置导尿术则是在导尿后,将导尿管保留在膀胱内,引流尿液的方法。导尿术容易引起医源性感染,故在为患者导尿管护理时必须严格遵守无菌技术操作原则及操作规程。

2. 膀胱冲洗:通过三通的导尿管,将无菌溶液灌入到膀胱内,再利用虹吸的原理将灌入的液体引流出来,其目的在于保持尿液引流通畅,清除膀胱内的血凝块、黏液、细菌等异物,以预防感染,并治疗某些膀胱疾病,目前不作为常规护理措施,除非特殊需要。

(二) 会阴擦洗的步骤

1. 用屏风遮挡患者后帮助患者脱去一侧裤腿,取屈膝仰卧位暴露外阴。

2. 护理员戴一次性手套,协助患者臀下垫一次性垫巾。

3. 擦洗:夹取数个大棉球放入治疗碗内,倒入适量的擦洗液,用镊子取浸透药液的大棉球,进行擦洗。

擦洗的顺序为:

(1) 女性:由内到外、自上而下擦净会阴部、导尿管及肛门,顺序为:尿道口→对侧小阴唇→近侧小阴唇→对侧大阴唇→近侧大阴唇→导尿管。

（2）男性：尿道口环形向外擦洗阴茎头部→沿阴茎体由上而下擦洗→擦洗阴囊部。由于老年男性包皮是藏污纳垢的地方，故擦拭时护理员应注意要翻开包皮仔细擦拭。

（3）注意事项：一个棉球限用1次，可根据患者情况增加擦洗次数，直至擦洗干净。如需进行冲洗者，需另备冲洗壶和便盆，调节好冲洗液的温度。冲洗时用无菌纱布堵住阴道口，以免污水进入阴道，引起逆行感染。

4. 擦洗完毕，撤去一次性垫巾，协助患者穿好裤子，采取舒适卧位。

5. 清理用物，脱手套，洗手。

六、健康教育

1. 向患者及家属说明摄入足够水分保持排尿通畅及适当活动对预防泌尿系统感染的重要性。

2. 向患者说明针对各种异常排尿的处理方法及配合要点。

第五节　排便异常的照护

一、基础知识

（一）影响排便的因素

1. 生理因素：老年人随年龄增加，腹壁肌肉张力卜降，胃肠蠕动减慢，肛门括约肌松弛等导致肠道控制能力下降而出现排便功能的异常。

2. 个人习惯：在日常生活中，个体一般有固定的排便时间，会使用某种固定的便具，排便时会从事某些活动，如阅读、听音乐等。当这些生活习惯由于环境的改变无法维持时，就可能影响正常排便。

3. 心理因素：精神抑郁时，身体活动减少，肠蠕动减少可导致便秘；而情绪紧张、焦虑可导致迷走神经兴奋，肠蠕动增加而引起吸收不良、腹泻。

4. 环境问题：排便是个人隐私，当个体因排便问题需要医务人员帮助而丧失隐私时，个体就可能压抑排便的需要而造成排便功能异常。

5. 食物与液体摄入：均衡饮食与足量的液体摄入是维持正常排便的重要条件。富含纤维的食物可提供必要的粪便容积，加速食糜通过肠道，减少水分在大肠内的再吸收，软而易于排出。每日摄入足量液体，可以液化肠内容物使食物软化并能顺利通过肠道。当摄食量过少、食物中缺少纤维或水分不足时,无法产生足够的粪便容积和液化食糜,食糜通过回肠速度减慢、时间延长,水分的再吸收增加,导致粪便变硬、排便减少而发生便秘。

6. 活动:活动可维持肌肉的张力,促进肠道蠕动,有助于维持正常的排便功能。因各种原因导致长期卧床、缺乏活动的患者,可能因肠蠕动减慢或者胃动力不足而出现排便困难。

7. 疾病相关因素

(1)疾病:肠道疾病或身体其他系统的病变均可影响正常排便。如大肠癌、结肠炎可使排便次数增加;脊髓损伤、脑卒中等可致排便失禁。

(2)药物:有些药物能治疗或预防便秘和腹泻,如缓泻药可刺激肠蠕动,减少肠道水分吸收,促使排便。但如果药物剂量掌握不正确,可能会导致不良后果。有些药物则可能干扰排便的正常形态,如长时间服用抗生素可抑制肠道正常菌群生长而导致腹泻,麻醉剂或止痛药可使肠运动能力减弱而导致便秘。

(3)治疗和检查:某些治疗和检查会影响个体的排便活动,如腹部、肛门部位手术会因为肠壁肌肉的暂时麻痹或伤口疼痛而造成排便困难;胃肠 X 线检查常需灌肠或服用钡剂,也可影响排便。

(二)排便异常的分类

1. 便秘:指正常的排便形态改变,排便次数减少,排出过干、过硬的粪便,且排便不畅、困难。

(1)原因:某些器质性病变,排便习惯不良,中枢神经系统功能障碍,排便时间或活动受限制,强烈的情绪反应,各类直肠肛门手术,某些药物的不合理使用,饮食结构不合理,饮水量不足,滥用缓泻剂、栓剂、灌肠,长期卧床或活动减少,胃肠动力不足或因肠内有肿瘤等。

(2)症状和体征:腹胀、腹痛、食欲不佳、消化不良、乏力、舌苔变厚、头痛等。另外,便秘者粪便干硬,触诊腹部较硬实且紧张,有时可触及包块,肛诊可触及粪块。

2. 粪便嵌塞:指粪便持久滞留堆积在直肠内,坚硬不能排出,常见于慢性便秘者。

(1)原因:便秘未能及时解除,粪便滞留在直肠内,水分被持续吸收而乙状结肠排下的粪便又不断积累,最终使粪块变得又大又硬不能排出,发生粪便嵌塞。

(2)症状和体征:患者有排便冲动,腹部胀痛,直肠肛门疼痛,肛门处有少量粪水渗出,不能算作有粪便排出。

3. 腹泻:指正常排便形态改变,频繁排出松散稀薄的粪便甚至水样便。短时的腹泻可以帮助机体排出刺激物质和有害物质,是一种保护性反应,但持续严重的腹泻,可使机体内的水分和胃肠液大量丧失,导致水、电解质和酸碱平衡紊乱和营养不良。

（1）原因：饮食不当,使用泻剂不当,情绪紧张焦虑,消化系统发育不成熟,胃肠道疾患,某些内分泌疾病如甲亢,某些药物的不良反应等。

（2）症状和体征：腹痛、肠痉挛、疲乏、恶心、呕吐、肠鸣、有急于排便的需要和难以控制的感觉。粪便松散或呈液体样。

4. 排便失禁：指肛门括约肌不受意识的控制而不自主地排便。

（1）原因：神经肌肉系统的病变或损伤,如瘫痪、胃肠道疾患、精神障碍、情绪失调等。

（2）症状和体征：患者不自主地排出粪便。

5. 肠胀气：指胃肠道内有过量气体积聚,不能排出。一般情况下,胃肠道内的气体只有 150 mL 左右。胃内的气体可通过口腔嗝出,肠道内的气体部分在小肠被吸收,其余的可通过肛门排出,不会产生不适。

（1）原因：食入过多产气性食物,吞入大量空气,肠蠕动减少,肠道梗阻及肠道手术后。

（2）症状和体征：患者表现为腹部膨隆叩诊呈鼓音、腹胀痉挛性疼痛、呃逆、肛门排气过多。当肠胀气压迫膈肌和胸腔时,可出现气急和呼吸困难。

二、排便异常护理的概述

（一）定义
排便异常护理是指通过相关护理措施帮助存在排便异常症状的患者解决无法正常排便的问题。

（二）目的
排便异常护理的目的是由照护人员帮助患者顺利将粪便等废物从肛门中排出,以满足其基本生理需求。

（三）对象
存在便秘、粪便嵌塞、腹泻、排便失禁、肠胀气等症状的患者。

三、规范化操作方法

（一）便秘患者的护理
1. 心理护理：了解患者心态和排便习惯,解释便秘的原因及护理措施,消除其顾虑。

2. 提供良好的排便环境：为患者提供单独隐蔽的环境及充裕的排便时间（如拉上围帘或用屏风遮挡,避开查房、治疗护理和进餐时间）以消除紧张情绪,保持心情舒畅,利于排便。

3. 采取合适的排便姿势：床上用便盆时,若无特别禁忌,最好采取坐姿或抬高床头,利用重力作用增加腹内压促进排便。病情允许时让患者下床上厕所排便。手术患者,在手术前应有计划地训练其在床上使用便盆。

4. 腹部环形按摩:按结肠解剖位置在每天起床前、入睡前和排便时(饭后30分钟最佳,尤其是早餐后)顺时针进行腹部环行按摩(升结肠→横结肠→降结肠)以刺激肠蠕动,可促进排便。指端轻压肛门后端也可促进排便。

5. 遵医嘱给予口服缓泻剂:缓泻剂可使粪便中的水分含量增加,加快肠蠕动,加速肠内容物的运行,而起到导泻的作用。需注意的是,使用缓泻剂虽可暂时解除便秘,但长期使用或滥用又常成为慢性便秘的主要原因。

6. 使用简易通便剂:常用的有开塞露、甘油栓等,其作用机制是软化粪便、润滑肠壁、刺激肠蠕动,促进排便。

7. 灌肠术:以上方法均无效时,通知护士遵医嘱为患者灌肠。

(二)粪便嵌塞患者的护理

1. 应用栓剂/缓泻剂:早期可使用栓剂、口服缓泻剂来润肠通便。

2. 灌肠:必要时先行油类保留灌肠,2～3小时后再做清洁灌肠。

3. 人工取便:在清洁灌肠无效后按医嘱执行。

(三)腹泻患者的护理

1. 去除原因:如有肠道感染者,由责任护士根据医嘱给予抗生素治疗。

2. 卧床休息:卧床休息以减少肠蠕动,注意腹部保暖,对不能自理者应及时给予便盆,消除焦虑不安的情绪,使之达到身心充分休息的目的。

3. 膳食调理:鼓励患者饮水,酌情给予清淡的流质或半流质食物,避免油腻、辛辣、高纤维食物。严重腹泻时及时告知责任护士,由护士评估后可暂禁食。

4. 防治水和电解质紊乱:按医嘱给予止泻剂、口服补盐液等。

5. 维持皮肤完整性:特别是老年人、身体衰弱者,每次便后用软纸轻擦肛门,温水清洗,并在肛门周围涂油膏以保护局部皮肤。观察骶尾部皮肤变化,预防失禁性皮炎的发生。

6. 密切观察病情:观察大便的性状并告知责任护士确认并记录排便的性质、次数等,必要时留取标本送检,病情危重者,注意生命体征变化。如疑为传染病则按肠道隔离原则护理。

7. 心理支持:因粪便异味及玷污的衣裤、床单、被套、便盆均会给患者带来不适,因此要协助患者更换衣裤、床单、被套和清洗沐浴,使患者感到舒适。便盆清洗干净后,置于易取处,以方便患者取用。

(四)排便失禁患者的护理

1. 心理护理:排便失禁的患者心情紧张而窘迫,常感到自卑和忧郁,期望得到理解和帮助。护理员应尊重和理解患者,给予耐心细致的心理安慰与支持,帮助其树立信心,配合治疗和护理,切忌催促甚至流露抱怨情绪。

2. 保护皮肤:床上铺一次性尿布,每次便后用温水洗净肛门周围及臀部皮肤,保持皮肤清洁干燥。必要时在肛门周围涂搽油膏以保护皮肤,避免破损感染。注意观察骶尾部皮肤变化,预防失禁性皮炎和皮肤压力性损伤的发生。

3. 协助重建控制排便的能力:了解患者排便时间,掌握排便规律,定时给予便盆,促使患者按时排便;教会患者进行肛门括约肌及盆底部肌肉收缩锻炼,让患者取立、坐或卧位,试做排便动作,先慢慢收缩肌肉,然后再慢慢放松,每次 3～5 秒,根据自身情况逐渐延长时间和增加次数,以患者感觉不疲乏为宜。

4. 如无禁忌,保证患者每天摄入足量的液体。责任护士根据医嘱给予静脉补充体液。

5. 保持室内环境清洁:保持床褥、衣服清洁,室内空气清新,及时更换污湿的衣裤被单,定时开窗通风,除去不良气味。

(五)肠胀气患者的护理

1. 指导患者养成良好的饮食习惯,进食时应细嚼慢咽。

2. 去除引起肠胀气的原因:勿食产气食物和饮料(如豆浆、牛奶和含蔗糖的饮料等),积极治疗肠道疾患等。

3. 鼓励患者适当活动:协助患者下床活动如散步,卧床患者可做床上活动或变换体位,以促进肠蠕动,减轻肠胀气。

4. 轻微胀气时,可行腹部热敷或腹部按摩、针灸疗法。严重胀气时,遵医嘱给予药物治疗或行肛管排气。

四、注意事项

1. 尊重并保护患者隐私,协助老年人排便时,避免长时间暴露老年人身体,以免患者受凉。

2. 指导患者养成良好的排便习惯,保持大便通畅,患有高血压、冠心病等心脑血管疾病的患者排便时,切记避免过度用力排便,排便不畅时及时通知医生。

3. 人工取便时,应注意动作轻柔,避免损伤直肠黏膜。用人工取便易刺激迷走神经,故心脏病、脊椎受损者须慎重使用。操作中如患者出现心悸时须立刻停止。

4. 腹泻患者应注意观察并记录粪便的色、质、量,必要时留取标本送验。腹泻严重的患者应暂时禁食。疑有传染病者应按隔离原则护理患者。

5. 作好患者肛周皮肤的清洁,每次便后用软纸轻擦肛门,用温水清洗,并在肛门周围涂油膏,以保护局部皮肤,尤其是腹泻和大便失禁的患者。

6. 使用缓泻剂时要适量,切记过度依赖缓泻剂。

五、相关知识链接

（一）与排便相关的护理技术

1. 灌肠法：是将一定量的液体由肛门经直肠灌入结肠，帮助患者清洁肠道、排便、排气或由肠道供给药物或营养，达到确定诊断和治疗目的的方法。

（1）大量不保留灌肠：解除便秘、肠胀气；清洁肠道，为手术、检查做准备；稀释或清除肠道内有害物质，减轻中毒；灌入低温液体，为高热患者降温。

（2）小量不保留灌肠：软化粪便，解除便秘；排除肠道内气体，减轻腹胀。

（3）保留灌肠：镇静、催眠；治疗肠道感染。

2. 口服高渗溶液清洁肠道：高渗溶液进入肠道，在肠道内形成高渗环境，使肠道内水分大量增加，从而软化粪便，刺激肠蠕动，加速排便，达到清洁肠道的目的。

（1）适应证：适用于直肠、结肠检查和手术前肠道准备。

（2）注意事项：患者口服高渗溶液时，护理员需注意观察患者的一般情况，注意排便次数及粪便性质，确定是否达到清洁肠道的目的并做好记录。

3. 简易通便法：通过简便经济而有效的措施，帮助患者解除便秘。适用于体弱、老年人和久病卧床便秘者。常用方法有以下两点。

（1）开塞露法：开塞露是用甘油和山梨醇制成，装在塑料容器内。使用时先挤出少许液体润滑开口处。患者取左侧卧位，放松肛门外括约肌。护理员将开塞露的前端轻轻插入肛门后将药液全部挤入直肠内，嘱患者保留5～10分钟后排便。

（2）甘油栓法：甘油栓是用甘油和明胶制成的栓剂。操作时，护理员戴手套，手捏住甘油栓底部，轻轻插入肛门至直肠内，抵住肛门处轻轻按摩，嘱患者保留5～10分钟后排便。

4. 肛管排气法：是指将肛管从肛门插入直肠，以排出肠腔内积气的方法。适用于排除肠腔积气，减轻腹胀。

（二）如何协助患者建立正常的排便习惯

1. 指导患者选择适宜的排便时间：理想的排便时间是进食后（早餐后）效果最好，因进食刺激大肠集团蠕动而引起排便反射，每天在固定时间排便并养成习惯，不可随意使用或过度依赖缓泻剂，必要时须遵医嘱使用缓泻剂及灌肠等方法。

2. 指导患者合理安排膳食：保持充足水摄入，若病情允许时每日液体摄入量应至少达到每千克体重30 mL；预防便秘时鼓励患者多摄取含有粗纤维可促进排便的食物。如多食用新鲜蔬菜、水果粗粮等高纤维食物；餐前提供开水、柠檬汁等热饮，促进肠蠕动，刺激排便反射；适当食用油脂类的食物。需注意的是，胆囊切除术后的患者由于胆汁失去胆囊的储存和浓缩，直接进入肠道，此时若进食高脂食物易出现消化不良,腹胀腹泻等。习惯性便秘者需要查找便秘的原因,切勿盲目进食高纤维素食物。

3. 鼓励患者适当运动:按个人需要拟订规律的活动计划并协助患者进行运动,如散步、做操、打太极拳等。卧床患者可进行床上活动。此外还应指导患者进行增强腹肌和盆底部肌肉的运动,以增加肠蠕动和肌张力,促进排便。还可以根据医嘱使用中医治疗手段:耳穴埋豆、穴位按摩等。

六、健康教育

1. 向患者及家属讲解维持正常排便习惯的重要性,提供有关排便的知识。

2. 向患者说明针对各种异常排便的处理方法及配合要点。

第六节　非无菌要求的尿液标本的收集

一、基础知识

(一)采集尿液标本的意义

尿液是体内血液经肾小球滤过,肾小管和集合管重吸收、排泄、分泌产生的终末代谢产物。尿液的组成和性状不仅与泌尿系统疾病直接相关,而且还受机体各系统功能状态的影响,反映了机体的代谢状况。临床上常采集尿标本做物理、化学、细菌学等检查,以了解病情、协助诊断或观察疗效。标本采集方法正确与否直接影响化验结果。

(二)尿液标本采集的常见种类

1. 晨尿:清晨起床后第一次排尿时收集的尿标本为晨尿。

2. 随机尿:这种标本不受时间限制。

3. 计时尿:按特定时间采集尿标本。3 小时尿多收集上午 6～9 时时段内的尿;餐后尿常收集午餐后至下午 2 时的尿;24 小时尿是指患者上午 7 时排尿一次,将膀胱排空,弃去尿,此后收集各次排出的尿,直至次日上午 7 时最后一次排尿的全部尿。

4. 无菌尿:多留取中段尿,即留尿前先清洗外阴,在不间断排尿过程中,弃取前、后时段的尿,以无菌容器只接留中间时段的尿。

二、尿液标本采集概述

1. 定义:尿液标本采集是指协助患者准确收集做尿液相关检查时所留取的尿液样本。

2. 目的:护理员在责任护士的指导下帮助患者进行尿液标本的采集、接收及保存,使标本中的待测成分不受影响,保证测量结果准确可靠,以了解病情、协助诊断或观察疗效。

3.对象：根据医嘱要求，需采集尿标本的患者，或因自理能力受限需要协助收集尿液标本的患者。

三、规范化操作方法

（一）尿常规标本的采集

见图7-17。

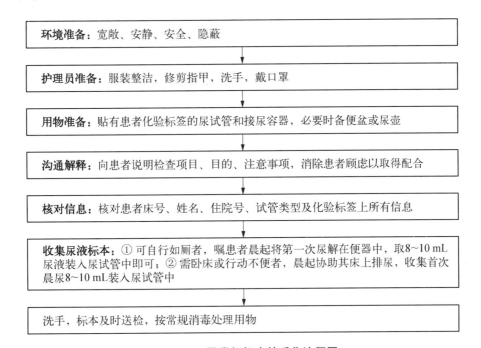

环境准备：宽敞、安静、安全、隐蔽

护理员准备：服装整洁，修剪指甲，洗手，戴口罩

用物准备：贴有患者化验标签的尿试管和接尿容器，必要时备便盆或尿壶

沟通解释：向患者说明检查项目、目的、注意事项，消除患者顾虑以取得配合

核对信息：核对患者床号、姓名、住院号、试管类型及化验标签上所有信息

收集尿液标本：① 可自行如厕者，嘱患者晨起将第一次尿解在便器中，取8~10 mL尿液装入尿试管中即可；② 需卧床或行动不便者，晨起协助其床上排尿，收集首次晨尿8~10 mL装入尿试管中

洗手，标本及时送检，按常规消毒处理用物

图 7-17　尿常规标本的采集流程图

（二）12 小时或 24 小时尿标本的采集

见图7-18。

四、注意事项

1.尿标本必须清洁，会阴部分泌物过多时，应先清洁或冲洗后再收集，女患者月经期不宜留标本。

2.收集尿标本的容器要干燥和清洁，最好使用一次性的容器。

3.做早孕诊试验应留取晨尿。

4.留取 12 小时或 24 小时尿标本，集尿瓶应放在阴凉处。责任护士根据检验项目要求在瓶内加防腐剂，防腐剂应在患者留尿液后加入，护理员不可擅自在留尿瓶中

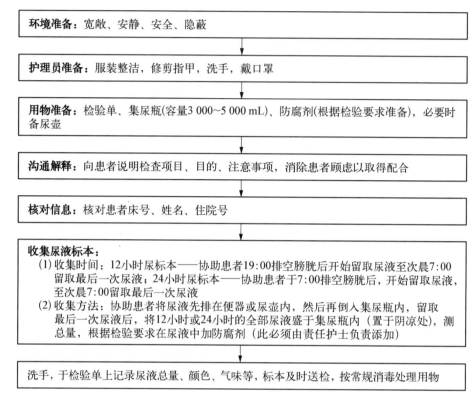

环境准备：宽敞、安静、安全、隐蔽

护理员准备：服装整洁，修剪指甲，洗手，戴口罩

用物准备：检验单、集尿瓶(容量3 000~5 000 mL)、防腐剂(根据检验要求准备)，必要时备尿壶

沟通解释：向患者说明检查项目、目的、注意事项，消除患者顾虑以取得配合

核对信息：核对患者床号、姓名、住院号

收集尿液标本：
(1) 收集时间：12小时尿标本——协助患者19：00排空膀胱后开始留取尿液至次晨7：00留取最后一次尿液；24小时尿标本——协助患者于7：00排空膀胱后，开始留取尿液，至次晨7：00留取最后一次尿液
(2) 收集方法：协助患者将尿液先排在便器或尿壶内，然后再倒入集尿瓶内，留取最后一次尿液后，将12小时或24小时的全部尿液盛于集尿瓶内（置于阴凉处），测总量，根据检验要求在尿液中加防腐剂(此必须由责任护士负责添加)

洗手，于检验单上记录尿液总量、颜色、气味等，标本及时送检，按常规消毒处理用物

图 7‑18 12 小时或 24 小时尿标本的采集流程图

添加防腐剂，也不可将便纸等物混入。

五、相关知识链接

(一) 标本采集原则

1. 选择适当容器和时间：采集标本前先要检查容器有无裂缝，瓶塞是否干燥；严格按照规定时间采集所需标本，特殊标本由责任护士注明采集时间。

2. 及时、新鲜：采集标本时在责任护士的指导下严格按照规定时间及时采集，采集量要准确，标本要新鲜，采集后交由责任护士立即将标本送去化验，不可在室内放置过久，以免影响化验结果。

(二) 正常尿液的色质量

1. 次数：白天 4~6 次，夜间 0~2 次。

2. 尿量：每日 1 000~2 000 mL，每次 200~400 mL。

3. 尿液的性状：颜色——新鲜尿液呈淡黄或深褐色；透明度——新鲜尿液清澈透明；气味——新鲜时酸味，久置后有氨味。不同颜色尿色示意图见图 7‑19。

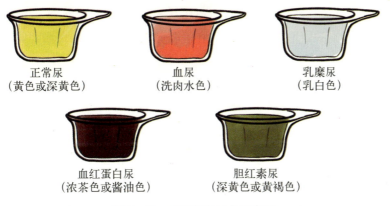

图 7 - 19　不同颜色尿色示意图

表 7 - 4　常用防腐剂用法

防腐剂	作　用	用　　　法	临床应用
甲醛	防腐和固定尿中有机成分	每 30 mL 尿液加 40％甲醛 1 滴	艾迪计数（12 小时尿细胞计数）等
浓盐酸	保持尿液在酸性环境中，防止尿中激素被氧化	24 小时尿中共加 5～10 mL	内分泌系统的检查，如 17 - 酮类固醇、17 - 羟类固醇等
甲苯	保持尿中化学成分不变	第 1 次尿量倒入后，每 100 mL 尿液中加 0.5％～1％甲苯 2 mL，使之形成薄膜覆盖于尿液表面，防止细菌污染。如测定尿中钠、钾、氯、肌酐、肌酸等则需加 10 mL	尿蛋白定量、尿糖定量检查

六、健康教育

1. 根据检验目的的不同向患者及家属介绍尿标本留取的方法和注意事项。

2. 向患者和家属说明正确留取尿标本对检验结果的重要性。

第七节　非无菌要求的粪便标本的收集

一、基础知识

（一）采集粪便标本的意义

正常粪便是由已消化和未消化的食物残渣、消化道分泌的大量细菌和水分组成。

粪便标本的检验结果有助于评估患者的消化系统功能,协助诊断、治疗疾病根据检验目的的不同,其标本的留取方法也不同,且留取方法与检验结果密切相关。

(二) 粪便标本采集的常见种类

1. 常规标本:用于检查粪便的性状、颜色、细胞等。

2. 细菌培养标本:用于检查粪便中的致病菌。

3. 隐血标本:用于检查粪便内肉眼不能察见的微量血液。

4. 寄生虫或虫卵标本:用于检查粪便中的寄生虫幼虫以及虫卵计数检查。

二、粪便标本采集概述

1. 定义:粪便标本采集是指协助患者准确收集做粪便相关检查时所留取的粪便样本。

2. 目的:在责任护士的指导下有效进行粪便标本的采集、接收及保存,使标本中的待测成分不受影响,保证测量结果准确可靠,以了解病情、协助诊断或观察疗效。

3. 对象:依据医嘱需要留取粪便标本的患者,或因自理能力受限而需他人协助收集粪便标本进行各种粪便检查的患者。

三、规范化操作方法

(一) 粪常规标本的采集

见图 7 - 20。

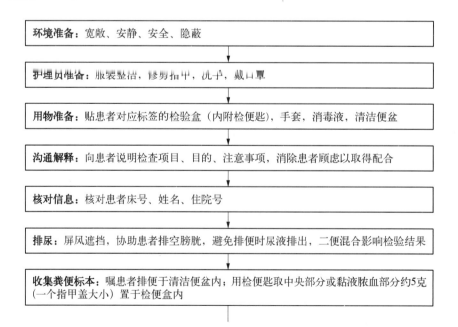

图 7 - 20　粪常规标本的采集流程图

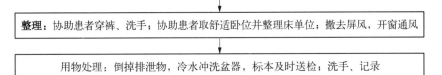

整理：协助患者穿裤、洗手；协助患者取舒适卧位并整理床单位；撤去屏风，开窗通风

用物处理：倒掉排泄物，冷水冲洗盆器，标本及时送检；洗手、记录

图 7 - 20　粪常规标本的采集流程图(续)

（二）寄生虫及虫卵标本采集

见图 7 - 21。

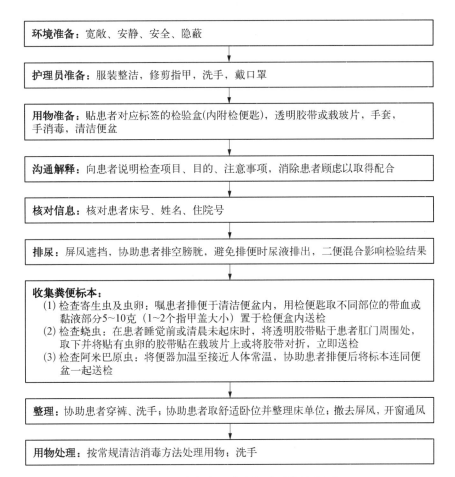

环境准备：宽敞、安静、安全、隐蔽

护理员准备：服装整洁，修剪指甲，洗手，戴口罩

用物准备：贴患者对应标签的检验盒(内附检便匙)，透明胶带或载玻片，手套，手消毒，清洁便盆

沟通解释：向患者说明检查项目、目的、注意事项，消除患者顾虑以取得配合

核对信息：核对患者床号、姓名、住院号

排尿：屏风遮挡，协助患者排空膀胱，避免排便时尿液排出，二便混合影响检验结果

收集粪便标本：
(1) 检查寄生虫及虫卵：嘱患者排便于清洁便盆内，用检便匙取不同部位的带血或黏液部分5～10克（1～2个指甲盖大小）置于检便盒内送检
(2) 检查蛲虫：在患者睡觉前或清晨未起床时，将透明胶带贴于患者肛门周围处，取下并将贴有虫卵的胶带贴在载玻片上或将胶带对折，立即送检
(3) 检查阿米巴原虫：将便器加温至接近人体常温，协助患者排便后将标本连同便盆一起送检

整理：协助患者穿裤、洗手；协助患者取舒适卧位并整理床单位；撤去屏风，开窗通风

用物处理：按常规清洁消毒方法处理用物；洗手

图 7 - 21　寄生虫及虫卵标本采集流程图

四、注意事项

1. 如患者无便意，用长棉签蘸 0.9%氯化钠溶液，由肛门插入 6～7 cm，顺一个方

向轻轻旋转后退出,将棉签置于培养瓶内,盖紧瓶盖。

2. 采集隐血标本时,责任护士嘱患者检查前 3 天禁食肉类、动物肝、血和含铁丰富的药物、食物,护理员应每天观察患者进食种类情况并报告责任护士,3 天后采集标本,以免造成假阳性。

3. 采集寄生虫标本时,如患者服用驱虫药或作血吸虫孵化检查,应该留取全部粪便。

4. 采集虫标本前几天,不应给患者服用钡剂、油质或含金属的泻剂,以免金属制剂影响阿米巴虫卵或胞囊的显露。

5. 患者腹泻时的水样便应盛于容器中送检。

五、相关知识链接

(一)标本采集原则

1. 选择适当容器和时间:采集标本前先要检查容器有无裂缝,瓶塞是否干燥;严格按照规定时间采集所需标本,特殊标本要注明采集时间。

2. 及时、新鲜:采集标本时要严格按照规定时间及时采集,采集量要准确,标本要新鲜,采集后立即将标本送去化验,不可在室内放置过久,以免影响化验结果。

(二)正常粪便的色质量

1. 次数:老年人每日 1~2 次或每 2~3 日排便 1 次。

2. 量:100~300 g。

3. 性状:形状与软硬度——如香蕉;颜色——通常为黄褐色或棕黄色,摄入大量绿叶蔬菜时可呈暗绿色,摄入动物血或铁制剂时可呈无光样黑色;内容物——食物残渣、大肠上皮细胞、细菌及废物;气味——因食物种类而定,肉食者味重,素食者味轻。

(三)异常粪便的性状

1. 形状与软硬度:便秘——坚硬,呈栗子样;消化不良或急性肠炎——水样便;肠道部分梗阻或直肠狭窄——扁条形或带状。

2. 颜色:柏油样便提示上消化道出血;白陶土色便提示胆道梗阻;暗红色血便提示下消化道出血;果酱样便见于肠套叠、阿米巴痢疾;粪便表面粘有鲜红色血液见于痔疮或肛裂;白色"米泔水"样便见于霍乱、副霍乱。

3. 内容物:当消化道有感染或出血时粪便中可混有血液、脓液或肉眼可见的黏液。肠道寄生虫感染患者的粪便中可检出蛔虫、蛲虫、绦虫节片等。

4. 气味:严重腹泻患者——极恶臭;下消化道溃疡、恶性肿瘤者——腐败臭;上消化道出血——腥臭味;消化不良——酸败臭。

六、健康教育

1. 根据检验目的不同向患者及家属介绍粪便标本留取的方法及注意事项。

2. 向患者及家属说明正确留取标本对检验结果的重要性,教会患者及家属留取标本的正确方法。

（苏　伟）

第八章

患者休息与活动照护

第一节　协助患者取合适卧位

一、卧位的概述

（一）定义

指患者卧床时，身体各部位均处于合适的位置，感到轻松自在，达到完全放松。卧位姿势应尽量符合人体力学的要求，使体重平均分布于身体的负重部位，关节维持正常的功能位置，体内脏器在体腔内拥有最大的空间。

（二）目的

协助或指导患者处于正确、舒适和安全的卧位。正确的卧位对增进患者舒适、治疗疾病、减轻症状、预防并发症及进行各种检查等均能起到良好的作用。

（三）对象

因病情或治疗需要，无法自主调整至合适卧位的患者。

（四）类型

1. 根据卧位的自主性可分为主动、被动和被迫 3 种卧位。

（1）主动卧位：患者自主采取的卧位。见于病情较轻的患者，能根据自己的意愿随意改变体位，称为主动卧位。

（2）被动卧位：患者自身无变换卧位的能力，卧于被安置的卧位，称为被动卧位。见于昏迷、极度衰弱、瘫痪的患者。

（3）被迫卧位：患者意识清晰，也有变换卧位的能力，由于疾病或治疗的原因，被迫采取的卧位称为被迫卧位。见于肺性病患者由于呼吸困难而被迫采取端坐卧位。

2. 根据卧位的平衡稳定性，可分为稳定性卧位和不稳定性卧位。

（1）稳定性卧位：支撑面大，重心低，平衡稳定，患者感觉舒适。如平卧位。

（2）不稳定性卧位：支撑面小，重心较高，难以平衡。患者为保持一定的卧位造成肌肉紧张，易疲劳，不舒适，尽量避免患者采用此种卧位。

3. 根据卧位的特征，可分为 9 种卧位。

（1）仰卧位：又称平卧位，为一种自然的休息姿势。根据仰卧位的特征和目的，仰卧位又可分为去枕仰卧位、中凹位、屈膝仰卧位。

1）去枕仰卧位

a. 适用范围：昏迷或全身麻醉未清醒的患者，为了防止窒息或肺部感染，可采取去枕仰卧位，头偏向一侧；腰椎穿刺术或椎管内麻醉后患者采用此种卧位，可预防颅内压降低而引起头痛。

b. 操作要求：协助患者去枕仰卧，头偏向一侧，两臂放于身体两侧，两腿自然放平，枕头置于床头。

2）中凹卧位

a. 适用范围：休克患者。抬高头胸部，有利于气道通畅，增加肺活量，改善缺氧症状；抬高下肢，有利于静脉血回流，增加心输出量而缓解休克症状。

b. 操作要求：协助患者头胸部抬高 $10°\sim20°$，下肢抬高 $20°\sim30°$。

3）屈膝仰卧位

a. 适用范围：腹部检查，有利于腹部肌肉放松，便于检查；患者导尿或会阴部冲洗，暴露操作部位，便于操作。注意保暖和隐私保护。

b. 操作要求：协助患者仰卧，两臂放于身体两侧，两膝屈起，并稍向外分开。

（2）侧卧位

1）适用范围：灌肠、肛门检查及配合胃、肠镜检查等；臀部肌内注射时，患者应上腿伸直，下腿弯曲，以便充分放松注射侧臀部的肌肉；预防皮肤压力性损伤，侧卧位与平卧位交替，减轻局部受压时间，避免皮肤压力性损伤发生。

2）操作要求：协助患者侧卧，臀部稍向后移，两臂屈肘，一手放在枕旁，一手放在胸前，下腿伸直，上腿弯曲，必要时可在两膝之间、胸腹部、背部放置软枕，以扩大支撑面，增加舒适和安全。

（3）半坐卧位

1）适用范围

a. 颜面部及颈部手术后的患者。采取半坐卧位可减少局部出血。

b. 心肺疾病引起的呼吸困难的患者。采取半坐卧位是由于重力作用，可使部分血液滞留于下肢和盆腔脏器内，减少回心血量，从而减轻肺部瘀血和心脏负担；同时，半卧位可使膈肌下降，胸腔容积扩大，从而减轻腹腔内脏器对心脏的压迫，使肺活量增加，有利于气体交换，改善呼吸困难。

c.胸腔、腹腔、盆腔手术后或有炎症的患者。采取半坐卧位可使腹腔渗出液流入盆腔,促使感染局限。因盆腔腹膜抗感染性较强,而吸收性能较弱,这样可以达到限制炎症扩散和毒素吸收的作用,减轻中毒反应。同时又可防止感染向上蔓延引起膈下脓肿。

d.腹部手术后患者。采取半坐卧位可减轻腹部切口缝合处的张力,缓解疼痛,增进舒适感,有利于伤口愈合。

2)操作要求

a.摇床法:协助患者仰卧,先摇起床头支架成30°～50°,再摇起膝下支架,以防止患者下滑。必要时,床尾置一软枕,垫于患者的足底,增进舒适感,以免患者足底触及床档;放平时,先摇平膝下支架,再摇平床头支架。

b.靠背架法:将患者上半身抬高,在床褥下放一靠背架,下肢屈膝,用中单包裹膝枕垫于膝下,中单两端的带子固定于床缘,以防患者下滑。床尾足底垫软枕。其他同摇床法。

(4)端坐位

1)适用范围:心力衰竭、心包积液、支气管哮喘发作的患者。由于极度呼吸困难,患者被迫端坐。

2)操作要求:扶患者坐起,身体稍向前倾,床上放一跨床小桌,桌上放一软枕,患者可伏桌休息。并用床头支架或靠背架将床头抬高70°～80°,使患者能向后依靠;膝下支架抬高15°～20°。必要时加床档,保证患者安全。

(5)俯卧位

1)适用范围:腰背部检查或配合胰、胆管造影检查时;脊椎手术后或腰、背、臀部有伤口,不能平卧或侧卧的患者;胃肠胀气所致腹痛。俯卧位时,腹腔容积增大,可缓解胃肠胀气所致的腹痛。

2)操作要求:协助患者俯卧,两臂屈肘放于头的两侧,两腿伸直,胸下、髋部及踝部各放一软枕,头偏向一侧。

(6)头低足高位

1)适用范围:肺部分泌物引流,使痰液易于咳出;十二指肠引流术,需同时采集右侧卧位,有利于胆汁引流;妊娠时胎膜早破,防止脐带脱垂;跟骨或胫骨结节牵引时,利用人体重力作为反牵引力。

2)操作要求:协助患者仰卧,头偏向一侧,枕头横立于床头,以防碰伤头部。床尾用支托物垫高15～30 cm。此体位患者感到不适,不宜长时间使用。颅内压高者禁用。

(7)头高足低位

1)适用范围:颈椎骨折的患者做颅骨牵引时作反牵引力;减轻颅内压,预防脑水肿;颅脑手术后的患者。

2) 操作要求:协助患者仰卧,床头用支托物垫高 15～30 cm 或根据病情而定。另用一枕横立于床尾。

(8) 膝胸卧位

1) 适用范围:肛门、直肠、乙状结肠镜检查或治疗;矫正胎位不正或子宫后倾;促进产后子宫复原。

2) 操作要求:协助患者跪卧,两小腿平放于床上,稍分开,大腿和床面垂直,胸贴床面,腹部悬空,臀部抬起,头转向一侧,两臂屈肘,放于头的两侧。

(9) 截石位

1) 适用范围:会阴、肛门部位的检查、治疗或手术,如膀胱镜、妇产科检查等;产妇分娩。

2) 操作要求:协助患者仰卧于检查台上,两腿分开,放于支腿架上,臀部齐床沿,两手放在身体两侧或胸前。注意保暖和隐私保护。

二、规范化操作方法

(一) 一人协助患者取合适体位

适用于半自理的患者,减少患者与床之间的摩擦力,避免组织受伤(图 8-1)。

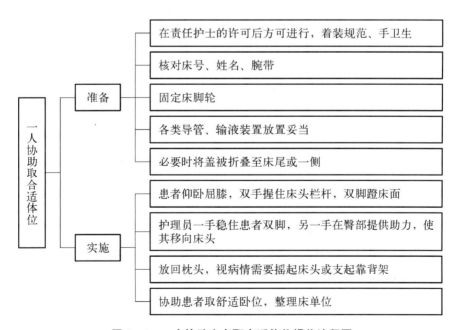

图 8-1　一人协助患者取合适体位操作流程图

(二) 两人协助患者取合适体位

适用于不能自理或体重较重的患者,不可拖拉,以免擦伤皮肤,患者的头部应予以支持(图8-2)。

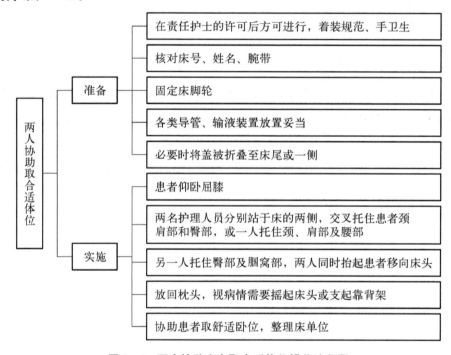

图8-2 两人协助患者取合适体位操作流程图

三、注意事项

1. 卧位姿势符合人体力学的要求,体重平均分布于身体的各部位,关节维持正常的功能位置,避免关节及肌肉挛缩。

2. 至少每2小时变换卧位1次,并加强受压部位的皮肤护理,能避免骨突处皮肤破损,预防发生皮肤压力性损伤。

3. 患者身体各部位每日均应活动,改变卧位时,应做全范围关节运动,有禁忌证者除外。

4. 适当遮盖患者,保护患者的隐私,促进身心舒适,减轻症状,起到协助治疗的作用。

四、健康教育

1. 向患者及家属解释合适体位的重要性。

2. 向患者介绍合适体位相关知识和方法。

第二节　协助患者翻身

一、概述

1. 定义：定时协助患者翻身变换体位，以保持舒适和安全以及预防并发症的发生。

2. 目的：定时更换卧位，使身体各部分肌肉轮流承受身体的重量，维持肌肉的弹性并减少皮肤压力性损伤、坠积性肺炎等并发症的发生，同时也可以防止因长期卧床而出现精神萎靡、消化不良、便秘、肌肉萎缩等，并且适应治疗和护理的需要，如灌肠、更换床单等。

3. 对象：协助半自理或完全不能自理或体重较重的患者翻身。如疾病或治疗限制的患者，长期卧床、精神萎靡、肌肉萎缩、局部组织持续受压、呼吸道分泌物不易咳出且无法自行翻身的患者。

二、规范化操作方法：

（一）一人协助翻身侧卧法

先将患者肩部、臀部移近护理员侧床沿，再将患者双下肢移近护理员床沿，嘱患者屈膝；两手分别扶患者肩部、膝部，轻轻将患者推向对侧，使其背向护理员（图 8-3）。

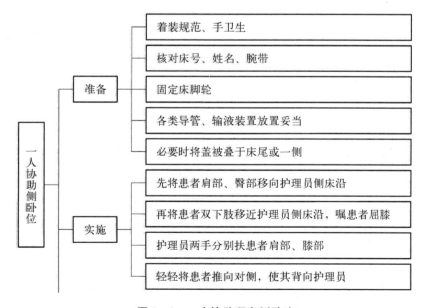

图 8-3　一人协助翻身侧卧法

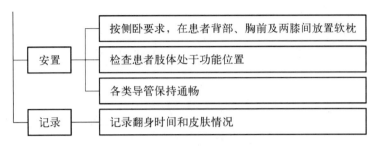

图 8-3 一人协助翻身侧卧法（续）

（二）两人协助患者翻身侧卧法

两位协助者站于病床的同侧，一人托住患者颈肩部和腰部，另一人托住臀部和腘窝，两人同时将患者抬起移向近侧；分别扶患者的肩、腰、臀、膝部，轻轻将患者翻向对侧（图 8-4）。

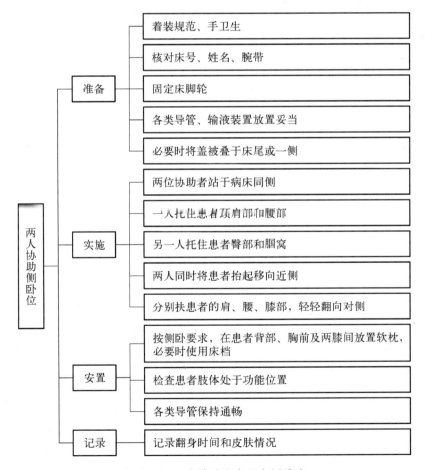

图 8-4 两人协助患者翻身侧卧法

（三）两人协助患者轴线翻身法

适宜于脊椎受损或脊椎手术后患者改变卧位,翻转时勿让患者屈曲,以免脊柱错位,翻身后保持双膝处于功能位置(图8-5)。

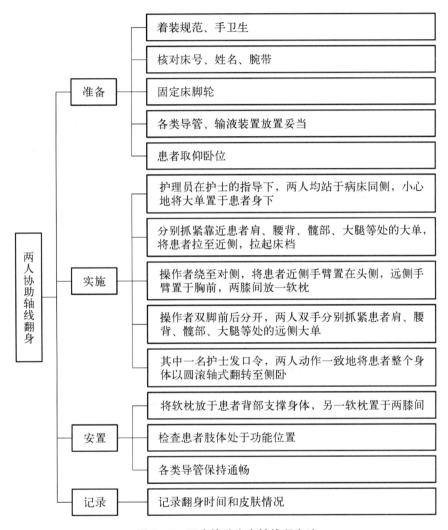

图8-5　两人协助患者轴线翻身法

（四）三人协助患者轴线翻身法

适用于颈椎损伤患者,保持患者脊椎平直,翻身后保持双膝处于功能位置(图8-6)。

三、注意事项

1. 翻身前向患者解释翻身的目的、过程、方法及配合要点,以取得患者合作。

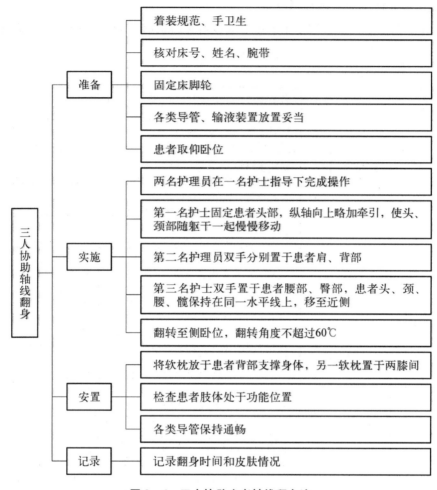

图 8-6　三人协助患者轴线翻身法

2. 注意节力原则。翻身时,患者尽量靠近护理员,使重力线通过支撑面来保持平衡,缩短重力臂而省力。

3. 移动患者时动作应轻稳,协调一致,操作中应避免拖、拉患者,以免擦伤患者的皮肤。将患者身体稍微抬起再行翻身。轴线翻身法翻身时,要维持躯干的正常生理弯曲,避免翻身时脊柱错位而损伤脊髓。翻身后,需要用软垫保护肢体,以维持舒适而安全的体位。

4. 翻身时应注意为患者保暖并防止坠床。

5. 根据患者病情及皮肤受压情况,确定翻身间隔的时间。如发现皮肤发红或破损及时告知责任护士处理,酌情增加翻身次数,同时记录,并做好交接班。

6. 如患者身上带有各种导管,应在责任护士的指导下进行体位变换,移动前应将各种导管安置妥当,移动后应检查导管是否脱落、移位、扭曲、受压,以保持通畅。

7. 为手术患者翻身前应先协助责任护士检查伤口敷料是否潮湿或脱落,如已脱落或被分泌物浸湿,应先更换敷料并固定妥当后再行翻身,翻身后注意伤口不受压;颈椎或颅骨牵引者,翻身时不可放松牵引,并使头、颈、躯干保持在同一水平位翻身;翻身后注意牵引方向、位置以及牵引力是否正确;颅骨手术患者,头部转动过剧可引起脑疝,导致患者突然死亡,故应卧于健侧或平卧;石膏固定者,应注意翻身后患处位置及局部肢体的血运情况,防止受压。

四、相关知识链接

将人体力学原理正确运用到工作中,可节省体力,提供效率,有效预防护理人员腰背部损伤;同时,运用力学原理保持患者良好的姿势和体位,增进患者的舒适,促进康复。

1. 利用杠杆作用:护理员在操作时,应靠近操作物体;两臂持物时,两肘紧靠身体两侧,上臂下垂,前臂和所持物体靠近身体,使阻力臂缩短,从而省力。

2. 扩大支撑面:护理员在操作时,应根据实际需要将双下肢前后或左右分开,以扩大支撑面。例如,协助患者移动体位时,双下肢应前后或左右分开站立,尽量扩大支撑面。

3. 降低重心:护理员在提取位置较低的物体或进行低平面的护理操作时,双下肢应随身体动作的方向前后或左右分开站立,以增加支撑面;同时屈膝屈髋,使身体呈下蹲姿势,降低重心,重力线在支撑面内,保持身体的稳定性。

4. 减少身体重力线的偏移:护理员在提取物品时,应尽量将物品靠近身体;抱起或抬起患者移动时,应将患者靠近自己的身体,以使重力线落在支撑面内。

5. 尽量使用大肌肉或多肌群:护理员在进行护理操作时,能使用整只手时,避免只用手指进行操作;能使用躯干部和下肢肌肉的力量时,尽量避免使用上肢的力量。

6. 使用最小肌力做功:护理员在移动重物时,应注意平衡、有节律,并计划好重物移动的位置和方向。护理员应掌握以直线方向移动重物,尽可能遵循推或拉代替提取的原则。

五、健康教育

1. 向患者及家属解释正确更换卧位对预防并发症的重要性。

2. 更换体位前根据目的的不同向患者及家属介绍更换卧位的方法及注意事项。

3. 教会患者及家属更换卧位或配合更换的正确方法,确保患者安全。

第三节　协助患者下床活动

一、基础知识

(一) 活动的重要性

活动是人的基本需要之一,对维持健康非常重要。穿衣、行走、进食、排泄等活动是人类基本生活能力;通过身体活动来维持呼吸、循环、消化及骨骼肌肉的正常功能;通过思维活动维持意识和智力的发展;通过学习和工作满足自我实现的需要。

(二) 活动的意义

适当的活动可以保持良好的肌张力,增强运动系统的协调力和耐力,保持关节的弹性和灵活性,增强全身活动的协调性,控制体重,避免肥胖;适当的活动可以加速血液循环,提高机体氧合能力,增强心肺功能,同时还可以促进消化,预防便秘;活动还有助于缓解心理压力,促进身心放松,有助于睡眠,减缓老化过程和慢性疾病的发生。

(三) 协助活动的必要性

活动能力因疾病的影响而发生改变,不仅直接影响机体各系统的生理功能,还影响患者的心理状态。医疗护员应从满足患者身心发展需要和疾病康复需要的角度,在责任护士指导下,来协助患者选择并进行适当的下床活动。

二、概述

1. 定义:下床活动定义为从床上坐起、站立、行走和椅子入座。

2. 目的:有利于增加肺活量,减少肺部并发症;有利于改善全身血循环,促进伤口愈合;有利于防止深静脉血栓及皮肤压力性损伤形成;有利于胃肠功能和膀胱收缩功能恢复,减少腹胀和尿潴留;增加信心,减少焦虑;有利于引流管引流,促进引流物排出。

3. 对象:协助不能独立下床活动,需要他人帮助,且医生准许下床活动的患者。

三、规范化操作方法

协助患者下床活动见图 8-7。

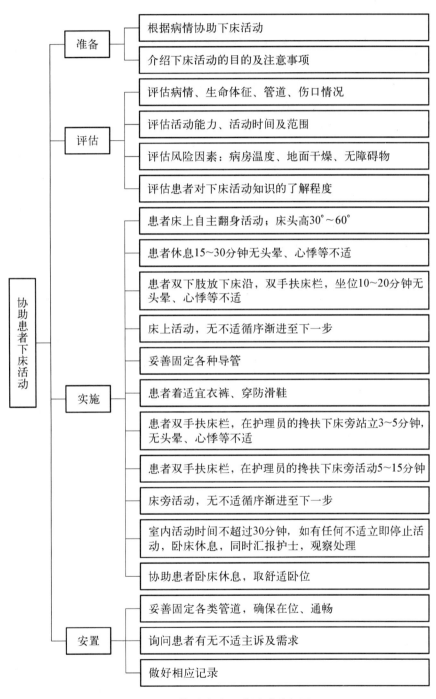

图 8-7 协助患者下床活动流程图

四、注意事项

1. 术后患者下床活动应在责任护士的指导下进行。初次活动时应在床上垂腿坐 10～15 分钟，而后床边站立，如无头晕无力等不适，方可适当床旁活动。

2. 下床活动前应将引流瓶放置于上衣口袋中，防止遗忘，引起伤口牵拉。

3. 从患侧下床，由家属协助床旁活动。大小便时要由家属协助进卫生间防止晕倒。应注意观察面色、脉搏、呼吸，如感觉不适，应立即卧床休息，通知责任护士或主管医生。

4. 活动要根据患者的耐受能力适当进行，以不过累为度，时间不宜过长，且由专人陪伴。术后患者身体较虚弱，活动时应注意保暖，以防感冒、诱发肺部感染。

5. 下床活动后出现下肢静脉栓塞症状（患者自觉一侧或双侧下肢疼痛、压痛、胀痛、肿胀），应立即卧床，通知责任护士或主管医生，遵医嘱给予相应检查及对症治疗。如医生排除下肢静脉栓塞，患者可下床活动。如确诊是下肢静脉栓塞，绝对禁止患者下床活动，包括去卫生间，防止栓子脱落，引起更严重的其他部位栓塞（如脑栓塞或肺栓塞等，其中肺栓塞是最严重的并发症，抢救成功概率较低，易造成死亡）；患肢应抬高 20°～30°，以利于静脉回流，减轻水肿；家属禁止按摩患肢，防止血栓脱落；可以用温水洗脚，禁止热水泡脚，防止栓子脱落；给予高维生素、高蛋白质、低脂、高热量饮食，多吃新鲜蔬菜、水果，多饮水，少吃辛辣、油腻食物，可每日进行腹部顺时针按摩，防止便秘；避免食用菠菜、芦笋、菜花等富含维生素 K 的食物，影响抗凝血药物的作用。

五、相关知识链接

（一）活动受限的原因

1. 疼痛：许多疾病引起的疼痛都会限制患者的活动，最常见的是患者因切口疼痛而主动或被动地限制活动以减轻疼痛；此外，类风湿关节炎患者为避免关节活动时疼痛，会被动地减少活动，特别是某种姿势的改变。

2. 运动：神经系统功能受损可造成暂时的或永久的运动功能障碍，如脑血管意外、脊髓损伤造成的中枢性神经功能损伤，导致受损神经支配部分的身体出现运动障碍。另外，重症肌无力、肌肉萎缩的患者也会出现明显的活动受限，甚至不能活动。

3. 运动系统结构改变：肢体的先天畸形或残障，直接或间接地限制了正常活动。另外，由于疾病造成的关节肿胀、增生、变形等也会影响机体的活动。

4. 营养状态改变：由于疾病造成严重营养不良、乏氧、虚弱无力等症状的患者，因不能提供身体活动所需能量而限制了活动。反之，过度肥胖的患者也会出现身体活动受限。

5. 损伤：肌肉、骨骼、关节的器质性损伤，如扭伤、挫伤、骨折等，都伴有身体活动能力的下降。

6. 精神心理因素：极度忧郁或某些精神疾病患者，在思维异常的同时伴有活动能力下降，如抑郁性精神分裂症患者、木僵患者等，正常活动明显减少。

7. 医疗护理措施的实施：为治疗某些疾病而采取的医护措施有时也会限制患者的活动。例如，为预防患者因躁动而出现意外，按照相关程序采用必要的约束；骨科患者在牵引和使用石膏绷带过程中，会限制其活动范围，甚至需要制动；心肌梗死早期的患者需要绝对卧床休息。

（二）活动受限对机体的影响

1. 对皮肤的影响：长期卧床不活动可导致皮肤的抵抗力下降，皮肤易受损或形成皮肤压力性损伤。

2. 对骨骼和肌肉组织的影响：长期卧床不活动将会严重影响骨骼肌肉系统，可能造成的影响有以下几种。

（1）肌肉无力或萎缩：肌肉完全失去活动后，每日将失去 2%～3% 的强度，48 小时后就会发生肌肉无力或萎缩现象。

（2）关节僵硬或挛缩：活动受限使关节长时间维持于某种姿势时，会导致关节发生失用性萎缩现象与关节僵硬，关节活动度变小，如不及时处理，则韧带、肌肉、关节囊将会相继发生变化。

（3）手足失用：长期卧床、床上重物的压迫或肢体没有维持功能位置等因素，均可造成垂足或垂腕。如患者长期仰卧，使髋关节逐渐偏向外侧，如不及时矫正，可造成髋部外旋而无法站立，更不能行走。

3. 对心血管系统的影响：活动受限对心血管系统的影响是造成体位性低血压和深静脉血栓形成。

（1）体位性低血压：长期卧床的患者，突然起床时常感到虚弱、眩晕。原因除肌肉无力外，主要是由于体位性低血压所致。体位性低血压指当人体突然直立时，血管无法适应神经血管的反射，处于扩张状态，使血液滞留在下肢，导致血压下降，引起脑供血不足，患者出现眩晕、眼花等低血压的症状。

（2）深静脉血栓形成：静脉血淤滞、血液凝固性增加和静脉壁的损伤是引起静脉血栓形成的 3 个主要因素。由于长期卧床不活动，使静脉血淤滞，血黏度增加，血流缓慢；由于姿势不良或关节的长期屈曲，使静脉血管受到外在压迫，静脉血回流受阻或静脉血管内膜受损；长期不动的患者腿部肌肉收缩减弱，以致静脉内血流速度下降。这些情况同时发生时，就会形成血栓，严重者可发生肺栓塞。

4. 对呼吸系统的影响：长期卧床不动导致呼吸系统的两大并发症是坠积性肺炎

和二氧化碳潴留。原因是患者长期卧床,胸部扩张受限,有效通气减少;呼吸效率降低;呼吸道内分泌物排出困难,堆积大量的黏液,干扰气道内纤毛排除异物的功能。患者因无力将黏液咳出,发生肺内感染,导致坠积性肺炎;影响氧气的正常交换,导致二氧化碳潴留;患者出现呼吸性酸中毒,心肺功能衰竭。

5. 对消化系统的影响:由于活动量的减少和疾病的消耗,不习惯床上排便,并且辅助排便的腹肌和肛提肌张力下降,胃肠道蠕动减慢,出现便秘。出现便秘时,患者往往伴有头痛、眩晕、没有食欲、腹胀。严重的便秘可导致粪便嵌塞,使排便更加困难。

6. 对泌尿系统的影响:长期卧床的患者,由于身体姿势的改变会影响正常的排尿活动,出现2种异常排尿:① 排尿困难:卧床患者由于缺乏地心引力的引流作用,导致尿液蓄积及膀胱-排尿反射迟钝,造成排尿困难;② 尿潴留:长期卧床患者导致排尿困难,膀胱膨胀造成逼尿肌过度伸展,机体对膀胱胀满的感受性变差,形成尿潴留。

(1)泌尿道感染:由于尿液潴留,正常排尿对泌尿道的冲洗作用减少,大量细菌繁殖,致病菌可由尿道口进入,上行到膀胱、输尿管和肾,造成泌尿道感染。

(2)泌尿道结石:平卧不动时,排尿减少,尿液中的钙、磷浓度增加,且伴有尿潴留,因而沉积结晶形成泌尿道结石。

7. 对新陈代谢的影响

(1)负氮平衡:在绝对卧床期间,随着细胞需求能量的降低,人体新陈代谢相对降低,体内合成代谢变慢,而分解作用加速,使体内蛋白质不足,导致负氮平衡,长期存在则会导致患者出现严重的营养不良。

(2)内分泌变化:抗利尿激素在卧床后2～3天分泌开始下降,肾上腺皮质激素分泌增高,雄激素水平降低,血清甲状腺素和甲状旁腺激素增高或不稳是发生高钙血症的原因之一。

(3)水电解质变化:高钙血症是长期卧床后常见的电解质紊乱。早期表现为食欲缺乏、腹痛、便秘、恶心呕吐。继而出现进行性神经体征,表现为无力、低张力、情绪不稳,严重者发生昏迷。

8. 对心理社会方面的影响:长期卧床患者往往出现焦虑、恐惧、失眠、自尊的改变、愤怒、挫折感等,甚至会在行为上处于敌对好斗的状态;也有一些制动患者则变得胆怯、畏缩、消极与依赖等;有些患者还会出现定向力障碍,不能辨别时间和地点。

六、健康教育

1. 向患者和家属解释下床活动的重要性。

2. 向患者和家属介绍下床活动的相关知识和方法。

第四节　协助患者床椅转移

一、基础知识

（一）普通轮椅结构

轮椅主要由轮架、轮、刹车装置、座靠垫和脚踏板、档腿布等部分组成，依靠人力驱动。适用于下肢残疾、偏瘫、胸以下截瘫者及行动不便的患者。

（二）院内转运患者法

在患者入院、接受检查或治疗、出院时，凡不能自行移动的患者均需护士根据患者病情选用不同的运送工具，如轮椅、平车或担架等运送患者。在转移和运送患者过程中，护理员应将人体力学原理正确地运用于操作中，避免发生损伤，减轻双方疲劳及患者痛苦，提高工作效率，并保证患者安全和舒适。

（三）床与轮椅之间的转移

是一种复杂的转移动作，也是卧床患者进行活动的第一步。这一动作要求患者能耐受轮椅坐位、没有不稳定骨折、体位性低血压等不安全因素的影响；如果要进行独立的转移，患者还必须有一定的躯干、肢体控制能力，同时轮椅与床之间高度差要尽可能小。在轮椅—床转移过程中应遵循安全、快捷、实用的原则，从而顺利帮助患者完成这一动作。

（四）床与轮椅独立转移基本条件

有较好的双上肢或双下肢肌力；要有良好的躯干控制能力；要有一定的转移技巧，必要时还需要辅助器具的帮助。

二、概述

1. 定义：轮椅是患者很重要的代步工具，患者在院期间的许多动作都需要借助轮椅完成，进行床—轮椅—床转移。

2. 目的：护送不能行走但能坐起的患者入院、出院、检查、治疗以及户外活动；帮助患者下床活动，促进血液循环和体力恢复。

3. 对象：不能行走但能耐受轮椅坐位、没有不稳定骨折以及体位性低血压的患者。

三、规范化操作方法

（一）协助患者上轮椅

见图 8-8。

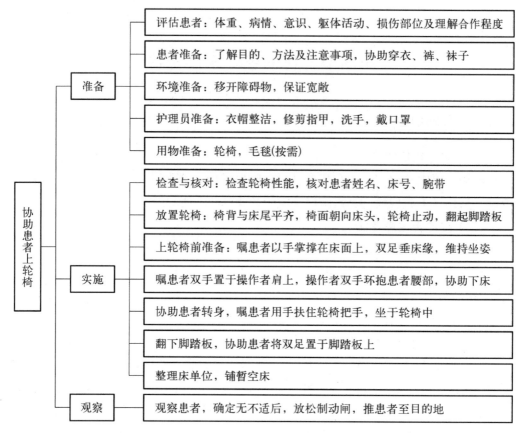

图 8‑8 协助患者上轮椅流程图

（二）协助患者下轮椅

见图 8‑9。

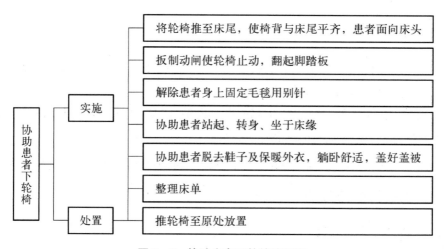

图 8‑9 协助患者下轮椅流程图

四、注意事项

1. 转移前,向患者及家属说明转移的要求和目的,取得理解和配合。

2. 转移中,应做到动作协调轻稳,注意借力、不可拖拉,并鼓励患者尽可能发挥自己的残存能力,同时给予必要的指导和协助。

3. 转移后,确保患者舒适、稳定和安全,并保持肢体的功能位。

4. 尽量让患者独立完成体位转移,被动转移应作为最后选择的转移方法。

5. 定期检查轮椅性能,保持完好备用。

6. 上下轮椅之前先刹车,保证安全。上下轮椅时要将脚踏板翻起,让脚着地,以免因失去平衡而摔倒或损坏脚踏板。

7. 上轮椅后要系好安全带。

8. 推轮椅速度要慢,保持平稳,以免患者不适或发生意外。

五、相关知识链接

(一) 单人帮助的轮椅与床之间的转移

单人帮助的轮椅与床之间的转移是患者能独立转移最常见的移动方法,该方法要求患者有一定的躯干控制能力,在护理员的帮助下支撑身体,完成转移动作。一般常用的方法有：① 站立位的转移法。轮椅斜置于床边 30°,患者在床边挪动,使双脚着地,躯干前屈;护理员直背屈髋,面向患者,如果患者的肱二头肌有力则可以用双臂抱住护理员的颈部,如上肢无力则垂直挂于膝前;护理员的双手抱住患者臀部,如果患者较重则可以抓住患者的裤子或腰带,但要注意避免造成患者的皮肤损伤。护理员的双脚和双膝抵住患者的双脚和双膝外面将膝关节锁住,然后挺直后背并后仰,拉起患者呈站立位。此时一定要注意护理员双膝要将患者双膝关节夹紧锁定,同时利用自己的重心而非腰部力量来平衡患者的体重。在患者站稳后,护理员慢慢转身使患者背向轮椅正面,将一只手移到患者的肩胛部使其胸部稳定,然后护理员慢慢屈髋,将患者轻轻放在轮椅上。如果患者下肢有痉挛则必须在充分缓解痉挛后才能进行站立位的转移活动。同时护理员必须注意自我保护,充分利用自己的重心来控制患者的活动。如果为偏瘫患者,则护理员只需用一只脚顶住患者膝部防止其屈曲,然后拉起患者进行转移。② 床上垂直转移法。对于一些有一定的躯干控制能力,双手或单手部分支撑身体的患者,可以在轮椅与床高度差较小的情况下应用此法。轮椅正面向床,垂直贴紧床边;患者挪动躯体靠近床沿,背对轮椅,躯干前屈,一手或双手向后伸抓住轮椅扶手;护理员站在轮椅的一边,一手扶住患者的肩胛部,一手置于患者的大腿根部;然后患者和护理员同时用力,患者尽可能将躯体撑起并将臀部向后上方移动;护理员将患者的躯干向后托,使患者的臀部从床上移动到轮椅上。

(二)两人帮助的轮椅与床之间的转移

这一方法一般应用于体力极弱、过于肥胖无法移动到轮椅上、高级脑功能低下、肢体活动能力丧失的患者。由两位护理人员协同将患者从床上移到轮椅上或从轮椅到床上,具体有两种方法:① 侧方转移法。轮椅锁定置于床边,与床成20°,患者取坐位,躯干前屈,两臂交叉于肋下。一位护理人员站在患者身后,两腿夹住轮椅的一侧后轮,双手从患者腋下穿过,抓住患者交叉的前臂,两臂环绕患者胸前部并夹紧其胸廓下部。另一位护理人员面向床,双脚前后站立,双臂托住患者的下肢,一手在大腿部,另一手在小腿部,患者越重手的部位越高。在这一过程中手要夹紧,将臀部抬高避免碰到轮椅。如果护理人员力量较弱,可以通过向两边微微牵拉的方法使臀部稍微抬高一点。② 垂直转移法。轮椅垂直锁定于床边,正面尽可能贴近床边。患者取坐位,躯干前屈,背向轮椅,身体尽可能地接近床边。两名护理人员前后分开,站在患者两边,用肩顶住患者的胸廓下部;一名护理人员一手托住患者臀部,如果患者较重则可以抓住患者的裤腰,一手置于患者的大腿下面握紧另一名护理人员的手。患者的上肢放在两名护理人员的肩上。两名护理人员按约定的信号,同时抬起患者,向后移动身体重心将患者放在轮椅上。

(三)独立的床与轮椅之间的转移

要进行独立的床与轮椅之间的转移需要有3个基本条件:① 有较好的双上肢或双下肢肌力;② 有良好的躯干控制能力;③ 要有一定的转移技巧,必要时还需要辅助工具的帮助。截瘫及双下肢神经麻痹患者主要依靠双上肢力量进行转移,这种方法要求床与轮椅间的高度差不能太大,患者的双上肢肌力能够支撑起体重且患者能控制躯干进行转移。具体方法是:轮椅靠床30°锁定;患者坐位,双下肢挂在床边,挪动身体尽可能接近轮椅,一手抓住轮椅远侧的扶手,另一手抵住床边或床面,躯干尽可能前屈;然后双手用力转动躯干并将臀部从床面转移到轮椅上。如果患者上肢力量较弱,可以在床和轮椅之间放一块滑板,患者将臀部放在滑板上,然后通过手的一推一拉完成转移。由于在完成这个转移动作时可能有跌倒的危险,因此,需要患者在反复熟悉后才能独立进行。

六、健康教育

1. 向患者介绍移动过程、方法及注意事项,说明应如何配合搬运。

2. 鼓励患者参与移动过程,以维持及增强肌肉张力。

3. 向患者说明如在搬运过程中有不适等感觉,应立即说明,防止发生意外。

第五节　协助患者肢体被动练习

一、基础知识

（一）关节活动度

关节活动度（range of motion，ROM）是指关节运动时所通过的运动弧或转动的角度，分为主动关节活动度和被动关节活动度。前者是由肌肉主动收缩产生，后者由外力产生，无肌肉的随意运动。关节活动度评定是评定肌肉、骨骼、神经病损伤患者的基本步骤，也是评定关节运动功能损害的范围与程度指标之一。

（二）关节活动度练习

指根据每一特定关节可活动的范围，通过应用主动或被动的练习方法，维持关节正常的活动度，恢复和改善关节功能的锻炼方法。

二、概述

1. 定义：依靠医务人员完成的称为被动性关节活动练习。被动性 ROM 练习可于护理人员为患者进行清洁护理、翻身和更换卧位时完成，既节省时间又可观察患者的病情变化。

2. 目的：维持关节活动度；促进血液循环，有利于关节营养的供给；恢复关节功能；维持肌张力。

3. 对象：活动受限的患者根据病情尽快进行 ROM 练习。开始可由医务人员完全协助或部分协助完成，随后逐渐过渡到患者能独立完成。

三、规范化操作方法

协助患者肢体被动练习见图 8－10。

四、注意事项

1. 运动前协助责任护士全面评估患者的疾病情况、机体活动能力、心肺功能、关节的现存功能，由责任护士根据康复目标和患者的具体情况制订运动计划。

2. 运动前保持病室安静、空气清新、温度适宜，帮助患者更换宽松舒适的衣服，以便于活动，注意保护患者隐私。

3. 让患者采取自然放松的姿势，面向并尽量靠近操作者。

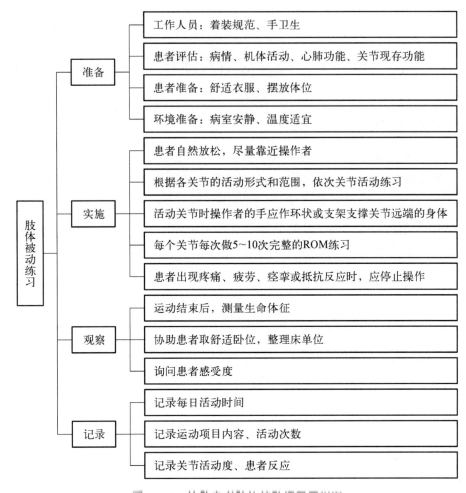

图 8-10 协助患者肢体被动练习流程图

4. 运动过程中,操作者对每个关节活动时,要观察患者的反应及耐受性,注意观察有无关节僵硬、疼痛、痉挛及其他不良反应,出现异常情况及时报告责任护士或医生请求处理。

5. 对于急性关节炎、骨折、肌腱断裂、关节脱位等患者进行 ROM 练习时,应在临床医生和康复医生的指导下完成,避免出现再次损伤。

6. 对有心脏病的患者,在 ROM 练习时特别注意观察患者有无胸痛、心律、心率、血压等方面的变化,避免因剧烈活动诱发心脏病的发作。

7. 责任护士应结合患者病情,向患者及家属介绍关节活动的重要性,鼓励患者积极配合护理员锻炼,并最终达到由被动转变为主动的运动方式。

8. ROM 练习结束后,测量生命体征,协助患者取舒适卧位,整理床单位,责任护士记录运动的时间、内容、次数、关节的活动变化及患者的反应,为制订下一步护理计划提供依据。

五、相关知识链接

1. 根据各关节的活动形式和范围，依次对颈部、肩、肘、腕、指、髋、膝、踝、趾等关节作外展、内收、伸展、屈曲、内旋、外旋等活动练习。

2. 关节活动正常范围，详见表 8-1。

表 8-1　关节活动正常范围

部　位	关节运动	活动范围	部　位	关节运动	活动范围
肩关节	前屈	0°~180°		内收	0°~45°
	后伸	0°~50°		外展	0°~45°
	外展	0°~180°		内旋	0°~45°
	内旋	0°~80°		外旋	0°~45°
	外旋	0°~90°	膝关节	屈曲	160°
肘关节	屈曲	0°~150°		伸直	5°
	伸直	0°	踝关节	跖屈	0°~40°
前臂	旋前	0°~90°		背屈	0°~25°
	旋后	0°~90°		内翻	0°~45°
				外翻	0°~20°
腕关节	掌屈	0°~80°	脊柱	屈曲	0°~60°
	背伸	0°~70°		伸直	0°~20°
	尺屈	0°~40°		侧屈	0°~40°
	桡屈	0°~20°		旋转	0°~40°
	屈曲	0°~120°			
	伸直	0°~15°			

3. 关节活动形式，详见表 8-2。

六、健康教育

向患者及家属强调活动关节的重要性、方法及注意事项。鼓励患者用健侧肢体协助患侧肢体活动，使之达到被动关节活动转变为主动关节活动方式。

表 8-2 各关节活动形式注释

动 作	定 义	动 作	定 义
外展	远离身体中心	伸展	关节伸直或头向后仰
内收	移向身体中心	内旋	旋向中心
屈曲	关节弯曲或头向前弯	外旋	自中心向外旋转

第六节　协助约束患者

一、基础知识

临床护理工作中,评估患者的安全需要后,对意识模糊、躁动、行动不便等具有潜在安全隐患的患者,医护人员综合考虑患者及家属的生理、心理及社会等方面的需要,采取必要的安全措施,如约束带等保护具,为患者提供全面的健康维护,确保患者安全。

约束带主要用于保护躁动的患者,限制身体或约束失控肢体活动,防止患者自伤或坠床。根据部位不同,约束带可分为肩部约束带、手肘约束带、约束手套、膝部约束带等。

二、概述

1. 定义:约束是指限制个体自由活动的措施,通过相关用具或设备限制患者身体或身体某部位自由活动和(或)触及自己身体的某部位。

2. 目的:作为一种常见的医疗辅助手段,避免患者发生不良结局,如坠床、意外拔管等,协助医护人员保护患者安全。

3. 对象:用于躁动患者或精神科患者,限制其身体及肢体的活动。使用前应评估患者年龄、病情、意识状态、肢体活动、是否有意外损伤的可能;患者及家属对应用保护具的目的、方法、注意事项的了解及合作程度。

三、规范化操作方法

协助患者约束见图 8-11。

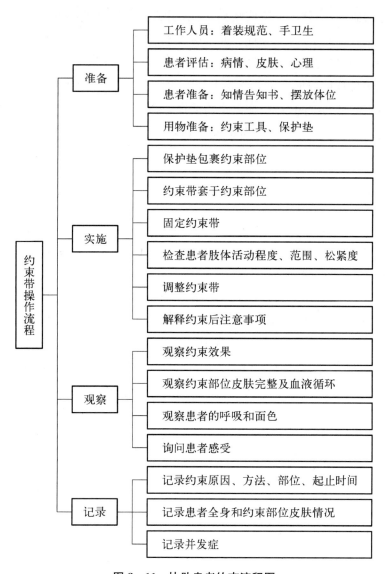

图 8 - 11　协助患者约束流程图

四、注意事项

1. 约束带只是约束的措施,并不是强制的措施,所以在使用约束带之前,责任护士一定要充分告知患者以及患者家属相应的利弊,并尊重患者及家属的意愿。

2. 防止约束伤害的出现,定时观察患者生命体征、皮肤、血液循环、骨骼、肌肉等各方面情况。约束带应松紧适度,带下衬棉垫保护,保持肢体位于功能位。

3. 观察患者末端肢体的血运,尤其是脚和足,因为可能造成血管的闭塞,从而影响末端肢体的血运,部分甚至造成缺血坏死,引起截肢等其他的并发症,所以一般每隔 1 小时至少要松开 15～20 分钟。如果患者末端的肢体有发黑、缺血、疼痛、麻木无力时,一定要注意观察相应的血管形态。

4. 在约束肢体的时候一定要将患者的肢体置于功能位,即不要完全绑住,一定要让患者有自主活动的空间,在保证安全为前提下,减少患者不适的感觉。

5. 记录使用保护具的原因、时间、每次观察的结果、相应的护理措施、解除约束的时间。

五、相关知识链接

1. 宽绷带:常用于固定手腕及踝部。使用时,先用棉垫包裹手腕部或踝部,再用宽绷带打成双套结,套在棉垫外,稍拉紧,确保肢体不脱出,松紧以不影响血液循环为宜,然后将绷带系于床缘。

2. 肩部约束带:用于固定肩部,限制患者坐起。肩部约束带用宽布制成,宽 8 cm,长 120 cm,一端制成袖筒。使用时,将袖筒套于患者两侧肩部,腋窝衬棉垫。两袖筒上的细带在胸前打结固定,将两条较宽的长带系于床头。必要时将枕横立于床头,将大单斜折成长条,作肩部约束。

3. 膝部约束带:用于固定膝部,限制患者下肢。膝部约束带用宽布制成,宽 10 cm,长 250 cm,宽带中部相距 15 cm 分别钉两条双头带。使用时,两膝之间衬棉垫,将约束带横放于两膝上,宽带下的两头带各固定一侧膝关节,然后将宽带两端系于床缘。亦可用大单进行膝部固定。

4. 尼龙搭扣约束带:用于固定手腕、上臂、踝部及膝部。操作简便、安全,便于洗涤和消毒。约束带有宽布和尼龙搭扣制成。使用时,将约束带置于关节处,被约束部位衬棉垫,松紧适宜,对合约束带上的尼龙搭扣后将带子系于床缘。

5. 责任护士应根据评估结果和医嘱,帮助护理员为患者选择约束方式和用具(表 8-3)。

表 8-3　约束方式和用具

患 者 情 况	约 束 方 式	约 束 用 具
患者有抓伤、自行拔管等行为	上肢约束	约束带、约束手套
患者躁动、有攻击性行为	四肢约束	约束带
患者使用支持生命的治疗/设备,且有躁动和攻击性行为	同时行四肢和躯体约束,禁止约束头、颈部	约束带、约束衣、约束背心

六、健康教育

使用前向患者及家属解释所需约束的原因、目的、种类及方法，取得患者和家属的同意和配合。如非必须使用，则尽可能不用。确保患者安全，短期使用原则。

第七节　失眠患者的照护

一、基础知识

1. 睡眠评估的重点：患者对睡眠时间和质量的个体化需要；睡眠障碍的症状、类型、持续时间、对患者身心的主要影响；引起睡眠障碍的原因。

2. 睡眠评估的方法：通过询问患者的个人睡眠特征、观察患者有无睡眠不足或异常睡眠行为的表现，以明确患者的睡眠问题。

3. 睡眠评估的内容：每天需要的睡眠时间及就寝时间；是否需要午睡及午睡时间；睡眠习惯，包括对食物、饮料、个人卫生、药物、温度、光线等需要；入睡持续时间；睡眠深度；是否打鼾；夜间醒来时间、次数和原因；睡眠效果；睡前是否需要服用睡眠药物及药物的种类和剂量。

二、概述

1. 定义：失眠是睡眠失调中最常见的一种，指因无法入睡、睡眠中断或早醒等原因无法保持睡眠状态，导致睡眠不足。依据有无诱发因素，将失眠分为原发性失眠和继发性失眠。原发性失眠，即失眠症；继发性失眠是由心理、生理或环境的因素引起的短暂失眠。

2. 目的：护理员在责任护士的指导下应为患者创造一个良好的休息环境，并根据患者的具体情况，协助和指导患者进行适当的休息和活动，预防并发症发生，促进早日康复。

3. 对象：原发性失眠患者以及因精神紧张、用脑过度、环境不适、身体障碍等原因导致的继发性失眠患者。

三、规范化操作方法

失眠患者照护见图 8-12。

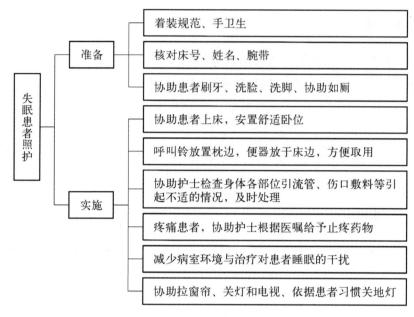

图 8‑12 失眠患者照护流程图

四、注意事项

1. 创建良好的休息环境：为患者创造安静、舒适、安全、整洁的休息环境。适宜的病室温度、湿度、光线，减少外界环境对患者视、嗅、听、触等感觉器官的不良刺激；棉被厚薄适宜，枕头高度合适；夜间保持安静，做到"走路轻、说话轻、动作轻、关门轻"，减少各类噪声；及时清理患者排泄物，保持病室清洁无异味。

2. 协助患者做好就寝前的准备工作：护理员应充分尊重患者的睡眠习惯，为患者提供方便。如在睡前喜欢沐浴或用热水泡脚、阅读书报、喝热饮料等习惯要尽量满足，以促进患者睡眠。协助患者洗漱、排便、整理床单位、更衣等。帮助患者卧于舒适体位，适当给予背部按摩，促进肌肉放松。

3. 加强心理护理，合理安排护理措施：患者住院期间离开亲人，以及对环境陌生，对疾病的紧张、焦虑，对检查、治疗的各种顾虑等导致心理压力增大，严重影响睡眠。因此，责任护士和护理员要关心、体贴患者，多与患者沟通，与患者建立良好的信任关系，耐心倾听患者的主诉，了解患者的需求，有针对性地解决患者的烦恼，增强患者的自信心，提高休息和睡眠质量。为了确保患者充分休息，尽量减少对患者休息与睡眠的干扰，保证患者有一个正常的睡眠周期所需的时间。

4. 合理使用药物：护理员应配合护士观察患者每日所服药物是否有引起睡眠障碍的不良反应。如有影响睡眠的药物要及时反馈护士。对于一些失眠的患者，可在责任护士的指导下,适当使用安眠药,全面了解安眠药物对睡眠的影响,以便更安全、有效的使用药物。用药时间越短越好,否则会干扰睡眠周期。例如临床上大剂量长期服用地西泮可产生耐受性、习惯性和成瘾性。如久用突然停药,可发生戒断症状出现失眠、兴奋、焦虑、震颤甚至惊厥,也可发生戒断性精神病,故使用安眠药要格外谨慎。

5. 失眠的护理:通过交流,探明失眠原因,采取行之有效的措施促进睡眠,如睡前喝少量牛奶、进行放松和深呼吸练习等,必要时通知责任护士,遵医嘱给予镇静催眠的药物,但必须注意防止药物依赖和抗药性,避免长时间连续用药,用药是结合其他促进睡眠的措施,最终帮助建立良好的睡眠形态。

五、相关知识链接

(一) 失眠的原因

1. 环境因素:常见有睡眠环境的突然改变,如噪声、光线、房间、卧具等。

2. 个体因素:不良的生活习惯,如睡前饮茶、饮咖啡、吸烟等。

3. 躯体因素:任何躯体不不适,如疼痛、头晕等,均可导致失眠。

4. 精神因素:因某特别事件引起兴奋、忧虑所致的机会性失眠。

5. 其他因素:成瘾药物或嗜酒者的戒断反应。

(二) 失眠相关标准

1. 症状标准:几乎以失眠为唯一的症状,包括难以入睡、浅睡眠、多梦、早醒或醒后不易再睡、醒后不适感、白天困倦等,同时也包括具有失眠和极度关注失眠结果的优势观念。

2. 严重标准:对睡眠数量、质量的不满引起明显的苦恼或社会功能受损。

3. 病程标准:至少每周发生 3 次,并至少已持续 1 个月。

4. 排除标准:排除躯体疾病或精神障碍症状导致的继发性失眠。

六、健康教育

1. 向患者介绍休息与睡眠对人体健康与康复的重要作用。

2. 帮助患者养成良好的睡眠习惯,按时入睡和起床。

3. 晚上不饮浓茶、咖啡,临睡前不宜用脑过度和饮水过多。

4. 白天睡眠不可过多,睡前可略活动,放松四肢,不可过于剧烈,否则易导致患者兴奋,引起失眠。

5. 指导患者食用促进睡眠的食物,避免干扰睡眠的饮品。

(张育红)

第九章

患者异常情况的识别与照护

第一节　发热的识别与照护

一、基础知识

（一）发热的分级

以口腔温度为标准，可以将发热分为：

1. 低热：37.3～38℃。

2. 中等度热：38.1～39℃。

3. 高热：39.1～41℃。

4. 超高热：41℃以上。

（二）热型及临床意义

1. 稽留热：是指体温恒定地维持在 39～40℃以上的高水平，达数天或数周，24 小时内体温波动范围不超过 1℃。常见于大叶性肺炎、斑疹伤寒及伤寒高热期。

2. 弛张热：又称败血症热型。体温常在 39℃以上，波动幅度大，24 小时内波动范围超过 2℃，但都在正常水平以上。见于败血症、风湿热、重症肺结核及化脓性炎症等。

3. 间歇热：体温骤升达高峰后持续数小时，又迅速降至正常水平，无热期（间歇期）可持续 1 天至数天，如此高热期与无热期反复交替出现。常见于疟疾、急性肾盂肾炎等。

4. 不规则热：发热的体温曲线无一定规律，可见于结核病、风湿热、支气管肺炎、渗出性胸膜炎等。

（三）伴随症状

1. 寒战：见于大叶性肺炎、败血症、急性胆囊炎、急性肾盂肾炎、流行性脑脊髓膜炎、疟疾、钩端螺旋体病、药物热、急性溶血或输血反应等。

2. 结膜充血：见于麻疹、流行性出血热、斑疹伤寒、钩端螺旋体病等。

3. 单纯疱疹：口唇单纯疱疹多见于急性发热性疾病，见于大叶性肺炎、流行性脑脊髓膜炎、间日疟、流行性感冒等。

4. 淋巴结肿大：见于传染性单核细胞增多症、风疹、淋巴结结核、局灶性化脓性感染、丝虫病、白血病、淋巴瘤、转移瘤等。

5. 肝脾肿大：见于传染性单核细胞增多症、病毒性肝炎、肝及胆道感染、布氏杆菌病、疟疾、结缔组织病、白血病、淋巴瘤、黑热病、急性血吸虫病等。

6. 出血发热伴皮肤黏膜出血：见于重症感染及某些急性传染病，如流行性出血热、病毒性肝炎、斑疹伤寒、败血症等。也可见某些血液病，如急性白血病、再生障碍性贫血、恶性组织细胞病等。

7. 皮疹：见于麻疹、猩红热、风疹、水痘、斑疹伤寒、风湿热、结缔组织病、药物热等。

8. 关节肿痛：见于败血症、猩红热、布氏杆菌病、风湿热、结缔组织病、痛风等。

9. 昏迷：先发热后昏迷者见于流行性乙型脑炎、斑疹伤寒、流行性脑脊髓膜炎、中毒性菌痢、中暑等；先昏迷后发热者见于脑出血、巴比妥类药物中毒等。

（四）发热的护理

1. 降低体温：可选用物理或药物降温的方法。物理降温有全身冷疗和局部冷疗法两种方法。体温超过 39.0℃，可选局部冷疗，可采用冷毛巾、冰袋、化学制冷袋，通过传导方式散热。体温超过 39.5℃，可选全身冷疗，可采用温水拭浴、乙醇擦拭方法达到降温的目的。药物降温是通过降低体温调节中枢的兴奋性及血管扩张、出汗等方式促进散热而达到降温的目的。使用降温药时注意药物的剂量，尤其是年老体弱及心血管疾病患者，应防止出现虚脱或休克现象。实施降温措施 30 分钟后应测量体温，并做好记录及交班。

2. 加强病情观察：① 观察生命体征，尤其是监测体温，一般每日 4 次，高热时每 4 小时 1 次，连续 4 个体温正常后每日 1 次。② 观察是否出现寒战、淋巴结肿大、出血、结膜充血等伴随症状。③ 观察发热的原因及诱因是否消除，如受寒、饮食不洁、疲劳等；服用某些抗肿瘤的药物、免疫抑制剂等。④ 观察治疗后效果，包括全身状况及实验室指标。⑤ 观察水分摄取量、饮食摄取量、尿量、体重以及皮肤的湿冷状况。

3. 补充营养及水分：给予高热量、高蛋白质、高维生素、易消化的流质或半流质食物。鼓励患者多饮水，以每日 3 000 mL 为宜，以补充高热消耗的大量水分，并促进毒素和代谢产物的排出。

4. 促进患者舒适：① 休息可减少热量的消耗，有利于机体康复。② 口腔护理，应每日 3 次口腔护理，以防止口腔细菌的繁殖，而出现口腔感染。③ 皮肤护理，及时擦干汗液，更换床单和衣服，防止受凉的同时，保持皮肤清洁干燥。对长期持续高热的患者应用气垫床，协助其改变体位，防止皮肤压力性损伤以及其他并发症的发生。

5. 心理护理：尽量满足患者的合理要求，耐心解答各类问题，给予心理安慰，消除其紧张、不安、害怕的心理。

二、发热的照护概述

1. 发热的定义：是指机体在致热源作用下或各种原因引起体温调节中枢的功能障碍时，体温升高超出正常范围。正常人的体温受体温调节中枢所调控，并通过神经、体液因素使产热和散热过程动态平衡，保持体温在相对固定的范围内。

2. 发热照护的目的：减轻局部充血或出血；减轻疼痛；控制炎症扩散；降低体温。

3. 照护对象：高热患者。

三、规范化操作方法

（一）冷疗法

1. 定义：通过人体的局部或全身用冷，达到降温、增进舒适的作用。

2. 全身冷疗流程：见图 9-1。

操作前准备
征得同意：在责任护士的许可后方可进行
告知患者：告知患者操作的目的、意义，取得理解和配合
询问过敏史：询问有无乙醇（酒精）过敏
用物准备：25%~35%乙醇（200~300 mL）或2/3盆32~34℃温水、热水袋、冰袋、大小毛巾、体温计等

↓

置冰袋：把冰袋放于患者的额头

↓

置热水袋：热水袋装50~60℃的热水，放于脚底

↓

乙醇擦拭：小毛巾乙醇中沾湿，拧至半干，缠于手上成手套状，以离心方向拭浴，浴毕用大毛巾擦干皮肤

↓

擦拭顺序
双上肢：患者取仰卧位
　　　　颈外侧 → 肩 → 肩上臂外侧 → 手背
　　　　侧胸 → 腋窝 → 上臂内侧 → 前臂内侧 → 手心
腰背部：患者取侧卧位
　　　　颈下肩部 → 臀部穿好上衣
双下肢：患者取仰卧位
　　　　外侧：髂骨 → 下肢外侧 → 足背
　　　　内侧：腹股沟 → 下肢内侧 → 内踝
　　　　后侧：臀下 → 大腿后侧 → 腘窝 → 足跟

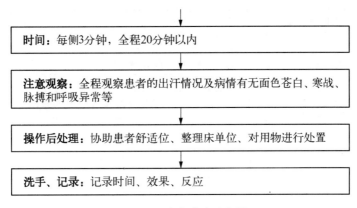

图9-1　全身冷疗流程图

3. 冰袋冷疗流程(图9-2)

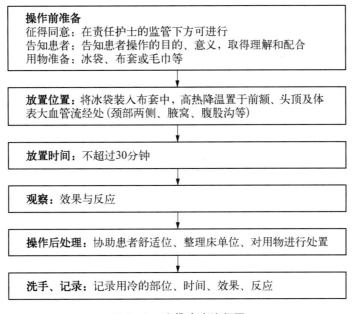

图9-2　冰袋冷疗流程图

4. 冰帽冷疗流程(图9-3)

四、注意事项

1. 擦浴过程中,注意观察局部皮肤情况及患者反应。

2. 胸前区、腹部、后颈、足底为拭浴的禁忌部位。新生儿及血液病高热患者禁用乙醇拭浴。

3. 拭浴时,以拍拭方式进行,避免用摩擦方式,因摩擦易生热。

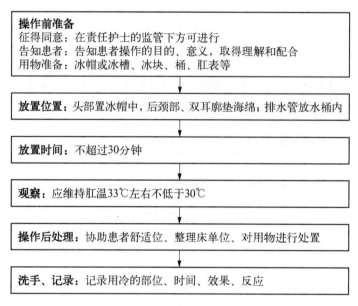

图 9 - 3　冰帽冷疗流程图

4. 局部降温时应观察局部情况, 皮肤色泽, 防止冻伤。倾听患者主诉, 有异常时及时停止用冷。

5. 冰袋使用后 30 分钟需测体温, 当体温降至 39℃以下, 应取下冰袋并做好记录。

6. 观察冰帽、冰槽有无破损、漏水, 冰融化后应立即更换或添加, 需定时观察枕骨和耳廓处的皮肤, 防止低温和受压导致的压力性损伤。

7. 用冷时间不超过 30 分钟, 以防产生继发效应。

8. 加强观察, 观察皮肤色泽, 注意监测体温, 肛温 33℃左右, 不低于 30℃。

五、相关知识链接

(一) 其他冷疗法(表 9 - 1)

表 9 - 1　其 他 冷 疗 法

名　称	维持	作　　用
化学制冷袋	2 小时	材质: 内装凝胶或其他冰冻介质。放置冰箱内 4 小时凝胶状态变为固体即可, 使用后外包装用消毒液擦拭, 置冰箱内可反复使用。使用期查看有无破漏
冰毯机		利用半导体制冷原理, 将水箱内蒸馏水冷却后通过主机与冰毯内的水进行循环交换, 促进与毯面的皮肤进行散热, 达到降温的目的。冰毯使用过程中要监测肛温

（二）冷疗的禁忌部位

1. 枕后、耳廓、阴囊处：用冷易引起冻伤。

2. 心前区：用冷可导致反射性心率减慢、心房纤颤或心室纤颤及房室传导阻滞。

3. 腹部：用冷易引起腹泻。

4. 足底：用冷可导致反射性末梢血管收缩影响散热或引起一过性冠状动脉收缩。

（三）对冷过敏的表现

对冷过敏者使用冷疗可出现红斑、荨麻疹、关节疼痛、肌肉痉挛等症状。

六、健康教育

1. 向患者及家属解释全身或局部降温的目的、作用和方法。

2. 向患者及家属解释全身或局部降温应达到的治疗效果。

3. 向家属解释正确测量体温的方法，并说明正常体温的范围和体温过高的表现。

第二节　低温过低的识别与照护

一、基础知识

（一）临床分级

以口腔温度为标准，可以将低温过低分为：

1. 轻度：32.1～35℃。

2. 中等：30～32℃。

3. 重度：<30℃。瞳孔散大，对光反射消失。

4. 致死温度：23～25℃。

（二）临床表现

发抖、血压降低、心跳、呼吸减慢、皮肤苍白冰冷、躁动不安、嗜睡、意识障碍甚至出现昏迷。

（三）体温过低的护理

1. 环境温度：提供合适的环境温度，维持室温在22～24℃。

2. 保暖措施：给予毛毯、棉被、电热毯、热水袋，添加衣服，防止体热散失。给予热饮，提高机体温度。

3. 加强监测：观察生命体征，持续监测体温的变化，至少每小时测量1次，直至体温恢复至正常且稳定。同时注意呼吸、脉搏、血压的变化。

4. 病因治疗：去除引起体温过低的原因，使体温恢复正常。

5. 积极指导：教会患者避免导致体温过低的因素，如营养不良、衣服穿着过少、供暖设施不足、某些疾病等。

二、低温过低的照护概述

1. 低温过低的定义：体温低于正常范围。

2. 热疗法的目的：促进炎症的消散和局限；减轻疼痛；减轻深部组织的充血；保暖与舒适。

3. 对象：体温过低患者。

三、规范化操作方法

（一）体温测量的方法

1. 目的：判断体温有无异常；动态监测体温变化及伴随症状，分析热型；协助诊断，为预防、治疗、康复和护理提供依据。

2. 操作前准备

（1）评估和解释：责任护士评估患者的年龄、病情、意识、治疗情况、心理状态及合作程度。向患者及家属解释体温测量的目的、方法、注意事项及配合要点。

（2）患者准备：体位舒适、情绪稳定；测温前 20～30 分钟若有运动、进食、冷热敷、洗澡、坐浴、灌肠等活动，应休息 30 分钟后测量。

（3）用物准备：容器 2 个（1 个盛放使用前的温度计，1 个盛放使用后的温度计）、消毒纱布、表、记录本、笔。若测量肛温，另备润滑油、棉签、卫生纸。

（4）环境准备室温适宜、光线充足、环境安静。

3. 体温测量操作流程：见图 9-4。

四、注意事项

1. 婴幼儿、精神异常、昏迷、口腔疾患、口鼻手术、张口呼吸者禁忌口温测量。腋下有创伤、手术、炎症、腋下出汗较多者，肩关节受伤或消瘦夹不紧体温计者禁忌腋温测量。直肠或肛门手术、腹泻等患者禁忌肛温测量。心肌梗死患者也不宜测量肛温，以免刺激肛门引起迷走神经反射，导致心动过缓。

2. 婴幼儿、危重患者、躁动患者应专人守护，防止意外。

3. 测口温时，不慎咬破水银表，应先清除玻璃碎屑，再口服蛋清或牛奶，以延缓汞的吸收。若病情允许，可食粗纤维食物，加速汞的排出，尽量不用水银体温计。

4. 避免影响体温测量的各种因素，如运动、进食、冷热饮、洗澡等。

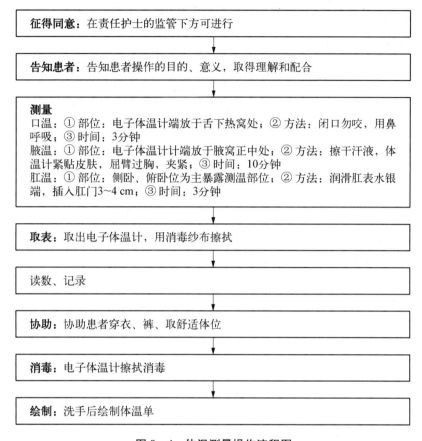

征得同意：在责任护士的监管下方可进行

告知患者：告知患者操作的目的、意义，取得理解和配合

测量
口温：① 部位：电子体温计端放于舌下热窝处；② 方法：闭口勿咬，用鼻呼吸；③ 时间：3分钟
腋温：① 部位：电子体温计端放于腋窝正中处；② 方法：擦干汗液，体温计紧贴皮肤，屈臂过胸，夹紧；③ 时间：10分钟
肛温：① 部位：侧卧、俯卧位为主暴露测温部位；② 方法：润滑肛表水银端，插入肛门3~4 cm；③ 时间：3分钟

取表：取出电子体温计，用消毒纱布擦拭

读数、记录

协助：协助患者穿衣、裤、取舒适体位

消毒：电子体温计擦拭消毒

绘制：洗手后绘制体温单

图 9 - 4　体温测量操作流程图

5. **热疗法的禁忌**：未明确诊断的急性腹痛；面部危险三角区的感染；各种脏器出血、出血性疾病；软组织损伤或扭伤的初期（48 小时内）。

6. **热疗法的注意事项**

（1）心、肝、肾功能不全：大面积热疗使皮肤血管扩张，减少对内脏器官的血液供应，加重病情。

（2）皮肤湿疹：热疗可加重皮肤受损，热疗也使患者增加痒感而不适。

（3）急性炎症，如牙龈炎、中耳炎、结膜炎：热疗可使局部温度升高，有利于细菌繁殖及分泌物增多，加重病情。

（4）孕妇：热疗可影响胎儿的生长。

（5）金属移植部位、人工关节：金属是热的良好导体，用热易造成烫伤。

（6）恶性病变部位：热疗可使正常与异常细胞加速新陈代谢而加重病情，同时又促进血液循环而使肿瘤扩散、转移。

（7）麻痹、感觉异常者、婴幼儿、老年人慎用。

（8）睾丸：用热会抑制精子发育并破坏精子。

五、相关知识链接

1. 容易出现体温过低的运动：雪上运动、爬山、越野跑、攀登等。雪上运动出现低体温的情况可能会比较多见,在滑雪中摔倒受伤,接触冷环境,特别是在高级滑道上,受伤后无人知晓,时间长,保暖措施不够。

2. 如何避免和预防低体温：户外运动前观看好天气预报,做好个人身体评估,做好防冷保温准备,日常生活中独居老人、饮酒过量者等人群也要注意防范。

3. 户外出现低温如何救治：尽早保暖,不要大范围揉搓皮肤（毛细血管扩张会加速体温下降）,寻求他人帮助。可以喝热饮或吃糖块,用毛巾先把身上水擦干,用备用衣物换掉湿衣服。在保障安全的前提下,尽量能轻微走动,可促进体温回升,无法行动或神志不清的患者应立即送医救治。

六、健康教育

1. 向患者及家属解释体温监测的重要性、学会体温监测的方法、保证测量结果的准确性。

2. 介绍体温的正常值及测量过程中的注意事项。

3. 教会对体温的动态观察、提供体过低的护理指导,增强自我护理能力。

4. 指导患者或家属体温过低的促发因素和早期表现。

第三节　咳嗽咳痰的识别与照护

一、基础知识

（一）定义

咳嗽是一种发射性防御动作,通过咳嗽可以清除呼吸道分泌物及气道内异物。痰是气管、支气管的分泌物或肺泡内的渗出液,借助咳嗽将其排出称为咳痰。

（二）常见原因

1. 咳嗽伴发热：多见于急性上、下呼吸道感染、肺结核、胸膜炎等。

2. 咳嗽伴胸痛：常见于肺炎、胸膜炎、支气管肺癌、肺栓塞和自发性气胸。

3. 咳嗽伴呼吸困难：见于喉水肿、喉肿瘤、支气管哮喘、慢性阻塞性肺疾病等。

4. 咳嗽伴咯血：见于支气管扩张、肺结核、肺脓肿、支气管肺癌等。

5. 咳嗽伴大量脓痰：见于支气管扩张、肺脓肿、肺囊肿合并感染和支气管胸膜瘘。

6. 咳嗽伴哮鸣音：多见于支气管哮喘、慢性阻塞性肺疾病、心源性哮喘、弥漫性细支气管炎、气管与支气管异物等。

7. 咳嗽伴杵状指（趾）：常见于支气管扩张、慢性肺脓肿、支气管肺癌和脓胸等。

（三）临床表现

1. 咳嗽的性质：咳嗽无痰或痰量极少，称为干咳，常见于急性或慢性咽炎、喉癌、气管受压、急性支气管炎初期等。咳嗽伴有痰称为湿性咳嗽，常见于慢性支气管炎、支气管扩张、肺炎、肺脓肿和空洞型肺结核等。

2. 咳嗽的时间与规律：突发性咳嗽常由于吸入刺激性气体或异物、淋巴结或肿瘤压迫气管或支气管分叉处所引起的。发作性咳嗽可见于百日咳、支气管结核以及咳嗽为主要症状的支气管哮喘（变异性哮喘）等。长期慢性咳嗽，多见于慢性支气管炎、支气管扩张、肺脓肿及肺结核。夜间咳嗽常见于左心衰竭和肺结核患者，引起夜间咳嗽的原因可能与夜间肺瘀血加重及迷走神经兴奋性增高有关。

3. 咳嗽的音质：声音嘶哑多为声带的炎症或肿瘤压迫喉返神经所致；鸡鸣样咳嗽，表现为连续阵发性剧咳伴有高调吸气回声，多见于百日咳、会厌、喉部疾患或气管受压；金属音咳嗽，常见于因纵隔肿瘤、主动脉瘤或支气管癌直接压迫气管所致的咳嗽；咳嗽声音低位或无力，见于严重肺气肿、声带麻痹及极度衰弱者。

4. 痰的性质和痰量：① 黏液性痰多见于急性支气管炎、支气管哮喘及大叶性肺炎的初期，也见于慢性支气管炎、肺结核等；② 浆液性痰见于肺水肿；③ 脓性痰见于化脓性细菌性下呼吸道感染；④ 血性痰是由于呼吸道黏膜受侵害、损害毛细血管或血液渗入肺泡所致；⑤ 恶臭痰提示有厌氧菌感染；⑥ 铁锈色痰为典型肺炎球菌肺炎的特征；⑦ 黄绿色或翠绿色痰，提示铜绿假单胞菌感染；⑧ 痰白黏稠且牵拉成丝难以咳出，提示有真菌感染；⑨ 大量稀薄浆液性痰中含粉皮样物，提示棘球蚴病；⑩ 粉红色泡沫痰是急性肺水肿的特征。

二、咳嗽咳痰的照护概述

（一）目的

使患者痰液变稀，易于咳出；能够掌握有效咳嗽的方法；在责任护士指导下能正确运用体位引流等方法排出痰液。

（二）对象

胸部叩击适用于久病体弱、长期卧床、排痰无力者。禁用于未经引流的气胸、肋骨骨折、有病理性骨折史、咯血、低血压及肺水肿患者。有效咳嗽的适用于神志清醒、一般状况良好、能够配合的患者。

(三）咳嗽咳痰的护理

1. 病情观察密切观察咳嗽、咳痰情况，详细记录痰液的颜色、量和性质。

2. 环境与休息为患者提供安静、舒适的病室环境，保持室内空气清新、洁净，注意通风。维持合适的室温（18～20℃）和湿度（50％～60％）。患者采取坐位或者半坐位有助于改善呼吸、促进咳嗽排痰。

3. 饮食应给予足够热量的高蛋白质，避免油腻、辛辣刺激的食物。患者无心、肾功能障碍，应给予充足的水分，使每日饮水量达到 1.5～2 L，有利于呼吸道黏膜的湿润，使痰液稀释以促进排痰。

4. 促进有效排痰包括深呼吸、咳嗽、胸部叩击、体位引流和机械吸痰等一组胸部物理治疗措施。

5. 用药护理即责任护士遵医嘱给予抗生素、止咳及祛痰药物，用药期间注意观察药物的疗效及不良反应。向湿性咳嗽及排痰困难患者解释并说明可待因等强镇咳药会抑制咳嗽反射，加重痰液的积聚，切勿自行服用。护理员在日常照护中发现患者有异常情况时及时报告给责任护士，不可擅自处理。

三、规范化操作方法

(一) 胸部叩击

1. 定义：借助叩击所产生的震动和重力作用，使滞留在气道内的分泌物松动，移行到中心气道，通过咳嗽排出体外的方法。

2. 胸部叩击流程：见图 9-5。

3. 胸部叩击的注意事项

（1）责任护士评估：叩击前听诊肺部有无呼吸音异常及干、湿啰音，明确痰液潴留部位。

（2）叩击前准备：用单层薄布覆盖叩击部位，以防止直接叩击引起皮肤发红，但覆盖物不宜过厚，以免降低叩击效果。

（3）叩击要点：叩击时避开乳房、心脏、骨突部位（如脊椎、肩胛骨、胸骨）以及衣服拉链、纽扣等；叩击力量适中，以患者不感到疼痛为宜；每次叩击时间以 5～15 分钟为宜，应安排在餐后 2 小时至餐前 30 分钟完成，以避免治疗中引发呕吐；叩击时应密切注意患者的反应。

（4）操作后：嘱患者休息并协助漱口或做好口腔护理，去除痰液气味；询问患者感受，观察痰液情况，复查生命体征、肺部呼吸音及啰音变化。

(二) 有效咳嗽

1. 定义：咳嗽是一种防御性呼吸反射，可排除呼吸道内的异物、分泌物，具有清

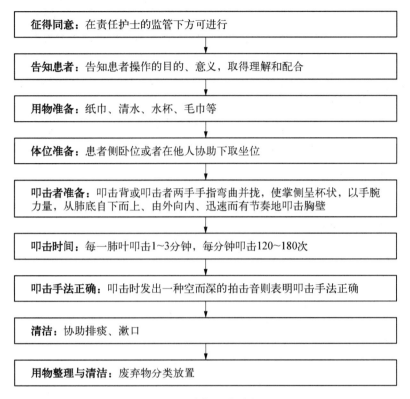

图 9 - 5　胸部叩击流程图

洁、保护和维护呼吸道通畅的作用。

2. 有效咳嗽流程：见图 9 - 6。

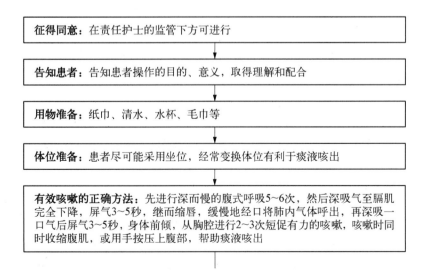

图 9 - 6　有效咳嗽流程图

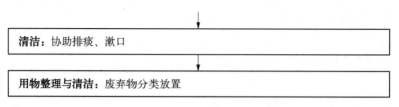

图9-6 有效咳嗽流程图(续)

四、健康教育

1. 向患者及家属解释有效咳嗽咳痰的重要性,学会正确咳嗽咳痰的方法。

2. 指导患者精神放松。

3. 教会患者咳嗽咳痰后及时漱口,保持口腔清洁。

第四节 呕吐的识别与照护

一、基础知识

(一) 定义

呕吐是通过胃的强烈收缩迫使部分小肠内容物经食管、口腔而排出体外的现象。呕吐是一个复杂的反射动作,其过程可分3个阶段,即恶心、干呕与呕吐。呕吐与反食不同,后者是指无恶心呕吐动作而胃内容物经食管、口腔溢出体外。

(二) 临床表现

1. 呕吐时间:晨起呕吐见于尿毒症、慢性酒精中毒、功能性消化不良、鼻窦炎;晚上或夜间呕吐见于幽门梗阻。

2. 呕吐与进食的关系:进食过程中或餐后即发生呕吐,可能是幽门管溃疡或精神性呕吐;餐后1小时以上呕吐提示胃张力下降或胃排空延迟;餐后较久或数餐后呕吐,见于幽门梗阻,呕吐物可有隔夜宿食;餐后近期呕吐,特别是集体发病,多由食物中毒所致。

3. 呕吐的特点:进食后立即呕吐,呕吐很轻或缺如,吐后可进食,长期反复发作而营养状态不受影响,多为神经官能性呕吐。喷射性呕吐多为颅内高压性疾病。

4. 呕吐物的性质:带发酵、腐败气味提示胃潴留;带粪臭味提示低位小肠梗阻;不含胆汁一般梗阻在十二指肠乳头以上,含胆汁一般在此平面以下;含有大量酸性液体者多由胃泌素瘤或十二指肠溃疡,无酸味者可能为贲门狭窄或贲门失弛缓症。上消化道出血常呈咖啡色样呕吐物。

（三）常见原因

1. 伴腹痛、腹泻多见于胃肠炎、霍乱、细菌性食物中毒及其他原因引起的急性食物中毒。

2. 伴右上腹痛及发热、寒战或有黄疸应考虑急性胆囊炎或胆石症。

3. 伴头痛及喷射性呕吐见于颅内高压症或青光眼。

4. 伴眩晕、眼球震颤见于前庭器官疾病。

5. 应用阿司匹林、某些抗生素及抗癌药物呕吐可能与药物不良反应有关。

二、呕吐的照护概述

（一）目的

保持患者生命体征在正常范围内,无水电解质紊乱和酸碱失衡;呕吐减轻或停止,逐步恢复进食;能保证机体所需热量、水分、电解质的摄入;活动耐力恢复或有所改善;减轻焦虑程度。

（二）对象

所有发生呕吐的患者。

（三）呕吐的护理

1. 生活护理:协助患者进行日常生活活动。患者呕吐时应帮助其坐起或侧卧,头偏向一侧,以免误吸。呕吐给予漱口,更换污染的衣物和被褥,开窗通风以去除异味。呕吐物需请责任护士确认性质并及时记录。

2. 安全护理:告知患者突然起身可能出现头晕、心悸等不适。指导患者坐起时动作缓慢,以免发生直立性低血压。

3. 心理疏导:常用深呼吸法(用鼻吸气,然后张口慢慢呼气,反复进行),通过听音乐、交谈、阅读等方法转移患者注意力,减少呕吐发生。

三、规范化操作方法

见图 9-7。

四、注意事项

1. 抬高头部或侧卧,防止呕吐误吸。

2. 指导患者深呼吸以减轻恶心呕吐,呕吐物尽快清理,保持患者房间清洁。

五、健康教育

1. 指导患者呕吐时精神放松的重要性,精神放松有助于缓解症状。

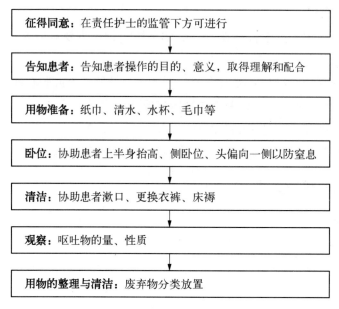

图 9 - 7 呕吐护理流程图

2.教会患者呕吐后及时漱口,保持口腔清洁。

第五节 疼痛的识别与照护

一、基础知识

(一)定义

国际疼痛协会(IASP)对疼痛的定义是"与实际或潜在组织损伤相关或类似的不愉快的感觉和情绪体验"。

(二)疼痛分类

疼痛按病程长短分为急性疼痛和慢性疼痛两大类。急性疼痛属于伤害性疼痛,通常与手术、创伤、烧伤或某些疾病状态有关,疼痛瞬时发生,即使组织损伤严重(如手术创伤),当创伤修复后,疼痛自动消失,持续时间通常不超过1个月。慢性疼痛多归为神经病理性疼痛,在病灶修复后,疼痛仍然存在,时程长达数月、数年甚至终身,疼痛持续时间≥3个月时,即称为慢性疼痛。

(三)疼痛程度

疼痛程度分为轻度、中度和重度。中度及以上疼痛会影响患者的情绪与睡眠,可造成患者焦虑、抑郁等心理变化,严重者可影响患者日常生活能力、社交与工作的能力,造成患者残疾甚至死亡。

二、疼痛照护的概述

1. 目的：责任护士应正确及时评估患者疼痛程度、发生原因及用药后疼痛是否改善,护理员发现患者疼痛时及时提供医护人员重要相关信息,有利于前调整镇痛治疗及护理措施,有效降低患者疼痛程度,尽早恢复患者正常生理功能。

2. 对象：所有疼痛患者。

三、规范化操作方法

见图 9 - 8。

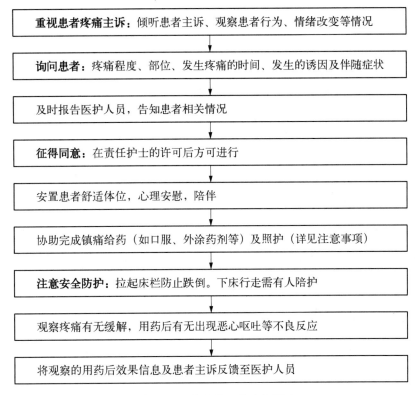

图 9 - 8　疼痛的照护流程图

四、注意事项

1. 耐心倾听患者的疼痛主诉并重视患者的疼痛主诉,及时向医护人员反馈信息。

2. 对有沟通能力障碍的患者(如老年认知障碍等)需密切观察患者行为、情绪的细微改变,及时发现疼痛加重的情况,及时反馈医护人员。

3. 常用镇痛类药物使用方法及注意事项见表9-2。

表9-2　常用镇痛药物使用方法及注意事项

使用方法	注 意 事 项
口服给药	1. 宜饭后服药,不应空腹用药 2. 缓释片应整片(粒)服用,禁掰开、碾碎或咀嚼
经皮肤给药	1. 应根据疼痛部位大小涂抹药物、并轻轻摩擦,不宜长期大面积使用 2. 药物应涂抹于完整皮肤,不可涂于破损的皮肤及伤口 3. 透皮贴剂:透皮贴剂部位不可接触热源(如暖宝宝、热水袋等)或用力挤压,保持与皮肤良好贴合,脱落及时告知医护人员
经直肠给药	1. 睡前给药 2. 用药前指导患者排便,用药后保持侧卧位15分钟,用药后1~2小时内不宜排便
自控式镇痛泵	1. 患者根据疼痛需求自主按需使用,不允许除患者本人以外的任何人员使用 2. 保持导管的通畅、妥善固定 3. 出现报警情况(红灯闪烁、报警铃声等)及时呼叫护士 4. 患者腰背部穿刺部位剧烈疼痛,上肢、手部有麻木感,下肢运动感觉异常情况应该及时告知护士 5. 带泵离床活动,应先取坐位片刻,无不适感觉再缓慢下床。注意防止跌倒

五、相关知识链接

(一) 疼痛评估重要性

准确的疼痛评估是治疗的关键,认知障碍患者往往无法自我报告疼痛,导致疼痛治疗不及时,疼痛控制不佳。对认知障碍的老年患者可进行行为评估,仔细观察患者的行为是对于认知障碍患者来说重要的方法。老年患者,尤其是存在认知障碍的老年患者,很难表达清楚自己的疼痛状态,照护者与患者共处时间长,可根据患者行为举止的细微变化,如生活习惯的变化、进食情况的改变等,及时发现患者疼痛状态。患者疼痛时出现的疼痛相关行为包括:① 面部表情:包括皱眉、伤心表情、惊恐面容、做鬼脸、前额皱纹、闭眼、扭曲表情、快速眨眼等。② 语言和发音:包括叹气、呻吟、哼哼声、叫喊、呼吸粗重、寻求帮助等。③ 身体运动:包括身体僵硬、姿势紧张、惊恐、活动受限、步态或活动度改变等。④ 人际交往的改变:包括攻击性、抵制护理、社交减少、社会不适应、孤僻、辱骂他人等。⑤ 活动方式和日常行为的改变:包括哭喊、流泪、易怒、抑郁等。当老年人出现异常行为举止时,及时联系家属或医务人员。

（二）认识疼痛评估工具

1. 数字评分量表（numerical rating scale，NRS）：将疼痛程度用 0~10 共 11 个数字表示（图 9-9），0 表示无疼痛，10 表示最剧烈的疼痛；数字疼痛越小，表示疼痛程度越轻；数字越大，表示疼痛程度越重。4 分及以上已影响患者情绪及睡眠；7 分及以上疼痛严重，可从睡梦中痛醒，同时伴有烦躁、呼吸急促、心跳加快、大汗淋漓等情况。

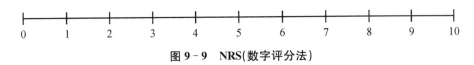

图 9-9　NRS（数字评分法）

2. 词语分级量表（verbal rating scale，VRS）：共有 5 个词语：无痛、轻度痛、中度痛、重度痛、剧痛，分别代表不同水平的疼痛强度。

3. 脸谱疼痛评定量表（face pain rating scale，FPRS）：由 6 张不同表情的面部象形图组成（图 9-10），最左侧的脸谱表情愉悦表示无痛，最右侧的脸谱表情痛苦表示痛极了。患者对照脸谱选择其中一种能表达自己疼痛程度的脸谱。

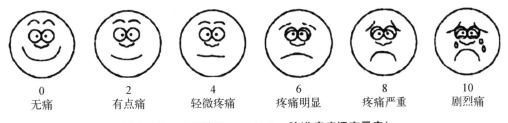

0	2	4	6	8	10
无痛	有点痛	轻微疼痛	疼痛明显	疼痛严重	剧烈痛

图 9-10　FPRS（Wrong-Baker 脸谱疼痛评定量表）

六、健康教育

1. 向患者解释正确表达疼痛的重要性。
2. 向患者介绍疼痛相关知识和常用的止痛方法。

第六节　头晕的识别与照护

一、基础知识

（一）定义

临床常见的非特异性症状，包括眩晕、头昏、失衡及头重脚轻感。

（二）表现形式

1. 晕厥前状态：大脑血液供应普遍下降后出现黑矇、快失去意识知觉、即将晕倒的感觉。晕厥前常伴头昏沉、胸闷、心悸、乏力等症状。

2. 头昏：头重脚轻，身体漂浮、眼花等。

3. 前庭—视觉症状：可表现为振动幻视、视觉延迟、视觉倾斜或运动引发的视物模糊。

4. 姿势性症状：指发生在直立体位（如站位）时，与维持姿势稳定相关的平衡症状，可表现为不稳定和摔倒感。姿势症状发生在直立体位（坐、站、行），但不包括改变体位时与重力相关的一系列症状（如"站起来"这一动作）。

（三）伴随症状

1. 自主神经症状：恶心、呕吐、心动过缓、血压变化、肠鸣音亢进、便意频繁。

2. 耳部症状：耳鸣、耳闷胀感、听力下降或听觉过敏见于梅尼埃病；眩晕伴听力下降及耳或乳突疼痛可见突发性聋、迷路炎、中耳炎，偶见小脑前下动脉供血区梗死等。

3. 中枢神经系统症状，伴有共济失调见于小脑、颅后凹或脑干病变等。

4. 心血管症状：同时伴有出现血压、心率、心律变化。

5. 精神神经症状：可出现头晕、头痛、失眠多梦。

6. 眼部症状：表现为视力减退、屈光不正、眼肌麻痹等。

二、头晕的概述

（一）目的

了解头晕的病因，控制症状，通过对症治疗后是否改善，做好患者教育，避免因头晕引发的跌倒。

（二）对象

所有头晕患者。

（三）头晕的护理

1. 休息：发生头晕症状时，先让患者坐下或卧床，以免发生跌倒。

2. 放松心情：要保持平和的心情，避免紧张焦虑。

3. 护理：穿戴衣服要尽量地宽松，要保持周围空气通畅，要消除活动区域导致跌倒的危险因素。

三、规范化操作方法

见图 9-11。

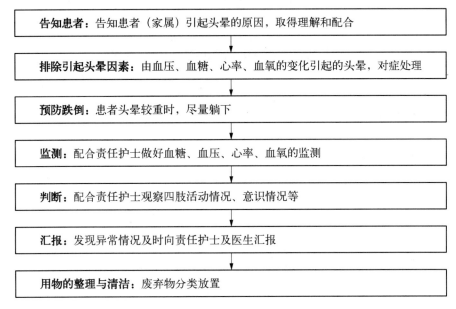

告知患者：告知患者（家属）引起头晕的原因，取得理解和配合

排除引起头晕因素：由血压、血糖、心率、血氧的变化引起的头晕，对症处理

预防跌倒：患者头晕较重时，尽量躺下

监测：配合责任护士做好血糖、血压、心率、血氧的监测

判断：配合责任护士观察四肢活动情况、意识情况等

汇报：发现异常情况及时向责任护士及医生汇报

用物的整理与清洁：废弃物分类放置

图 9-11　头晕护理流程图

四、注意事项

1.引发头晕的原因很多，如情绪紧张，过度疲劳，环境通风不良等。要及时查明原因，清除诱因，才能及时治疗。

2.保护患者防止摔伤，尽可能让患者平卧位。

3.保持呼吸道通畅，解开衣领，并抬高下肢，避免脑供血不足。

五、相关知识链接

头晕的常见疾病：神经系统病变（脑动脉硬化、脑缺血病变、小脑病变、脑部疾病、脑外伤等），耳部疾病，内科疾病（高血压、低血压、血黏度高、贫血、感染、中毒、低血糖等），感冒，颈椎骨退化，血管抑制性头晕。

六、健康教育

1.指导患者结合自身情况，分析原因，积极治疗引起头晕的原发因素。

2.教会患者出现头晕现象后，要做出保护性的预防措施，如就地平卧等，防止意外发生。

第七节　低血糖的识别与照护

一、基础知识

（一）低血糖的定义

一般将血糖≤2.8 mmol/L 作为低血糖的诊断标准,而糖尿病患者血糖值≤3.9 mmol/L 就属于低血糖范畴。但因个体差异,有的患者血糖不低于此值也可出现低血糖症状。

（二）临床类型

1. 空腹血糖低：主要见于胰岛素过多或胰岛素拮抗激素缺乏等,如口服磺脲类药物,使用外源性胰岛素、高胰岛素血症、胰岛素瘤等。

2. 餐后(反应性)低血糖：多见于 2 型糖尿病初期餐后胰岛素分泌高峰延迟,大多数发生在餐后 4～5 小时,尤以单纯进食糖类(碳水化合物)时为著,以及见于功能性疾病如倾倒综合征、胃肠外营养治疗等。因此,低血糖可作为糖尿病的并发症或伴发症。

（三）临床表现

低血糖临床表现呈发作性,发作时间、频率随病因不同而异,具体可分为两类。

1. 自主(交感)神经过度兴奋表现：多有肌肉颤抖、心悸、出汗、饥饿感、软弱无力、紧张、焦虑、流涎、面色苍白、心率加快、四肢冰冷等。老年糖尿病患者由于常有自主神经功能紊乱而掩盖交感神经兴奋表现,导致症状不明显,特别应注意观察夜间低血糖症状的发生。

2. 脑功能障碍表现：初期为精神不集中、思维和语言迟钝、头晕、嗜睡、视物不清、步态不稳,后可有幻觉、躁动、易怒、性格改变、认知障碍,严重时发生抽搐、昏迷,甚至死亡。

二、低血糖照护概述

（一）目的

正确及时发现患者处于低血糖状态、发生的原因及处理后的血糖情况,纠正导致低血糖症的各种潜在原因,预防因低血糖诱发的各种并发症。

（二）对象

所有发生低血糖患者。

（三）低血糖的照护

1.加强预防：不能随意更改降糖药物及其剂量；活动量增加时，应告知医生，以便医生及时调整胰岛素的用量并及时加餐。容易在后半夜及清晨发生低血糖的患者，晚餐适当增加主食或含蛋白质较高的食物。胰岛素注射后需询问护士是否需要及时进餐：病情较重，可在护士注射胰岛素前先进餐。

2.症状观察和血糖监测：观察患者有无低血糖的临床表现，尤其是服用胰岛素促泌剂和注射胰岛素的患者。

3.急救护理：一旦怀疑患者发生低血糖，应立即通知责任护士并尽快补充糖分，解除脑细胞缺糖症状。神志清醒者，可给予含 15~20 g 糖的糖水、含糖饮料或饼干、面包等，以葡萄糖为佳；医生复测血糖后听从医生吩咐是否需要再进食。如病情重、神志不清者，护士遵医嘱补液，补液结束及时通知护士并关注患者神志。

三、规范化操作方法

见图 9 - 12。

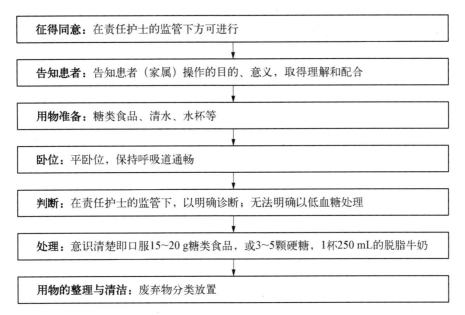

图 9 - 12　低血糖的照护流程图

四、注意事项

1.对于严重低血糖并有意识丧失者：不能喂食或饮水，否则容易窒息。

2.保护患者防止摔伤，协助责任护士观察呼吸及心跳是否平稳。

3. 低血糖处理时,避免摄入脂肪,防止减慢碳水化合物的吸收,并增加过多的热量。

五、相关知识链接

1. 食物的升糖效应:不同食品引起血糖升高快慢不同,由快到慢为:葡萄糖>蜂蜜>白糖水>可乐>果汁>葡萄干>牛奶>冰淇淋>巧克力。注意食用含糖食品,不要食用含过多脂肪的食品或饮料。

2. 阿卡波糖服用患者低血糖的预防与处理:注意低血糖患者需要服用葡萄糖而不是糕点等其他糖类。阿卡波糖会抑制多糖的分解,减慢糖类的分解吸收,糖类在这种情况下不能有效治疗低血糖。

六、健康教育

1. 指导患者和家属了解食物的升糖效应:不同食物的血糖升高快慢不同,由快到慢分别为葡萄糖>蜂蜜>白糖水>可乐>果汁>葡萄干>牛奶>冰淇淋>巧克力。尽量选择升糖指数高的食品,但数量不要太多。注意使用含糖食品,不要食用含过多脂肪的食品或饮料。

2. 教会患者自我监测血糖,并能发现低血糖现象,同时了解低血糖的诱因,避免再次发生。

(王　颖,沈　军)

第十章

患者安全与急救

第一节　跌倒的风险认知、防范与处理

一、跌倒概述

（一）定义

跌倒是指突发、不自主、非故意的体位改变，倒于地面或比初始位置更低的平面，不包括持续暴力、癫痫发作所导致的跌倒。

（二）跌倒的原因

1. 年龄：随着年龄增长，老年人骨骼肌功能逐渐下降，肌肉、关节功能减退，移动功能及平衡功能下降，易引起跌倒。

2. 性别：女性绝经后雌激素水平下降，易导致骨质疏松和代偿性骨质疏松，从而更易引起跌倒。

3. 长期卧床：卧床超过 2 周者，由于身体虚弱，起床后容易发生眩晕，较易跌倒。

4. 疾病因素：如视网膜病变、视力减退、白内障、青光眼、弱视、复视、失聪等感官系统疾病；心律失常、心力衰竭等循环系统疾病；帕金森、老年痴呆等神经系统疾病；严重的关节炎、颈椎病、肌力减退、足畸形等运动系统疾病；糖尿病、低血糖、体位性低血压、精神障碍等疾病。

5. 药物因素：应用镇静催眠药、抗精神病药和麻醉镇痛药是跌倒的显著危险因素。除此之外，降压药、利尿剂、降糖药、抗心绞痛药、抗肿瘤药等也会增加跌倒发生的风险。

6. 环境因素：光线较暗、地面潮湿、地面光滑、走廊及厕所未安装扶手、扶手不够牢固、设备故障、台阶设计不合理等环境因素会增加跌倒发生的风险。

7. 照护缺失：无陪护人员或陪护人员缺乏安全意识、患者缺乏良好的遵医行为、

疏忽大意、照护不到位等,均会造成跌倒发生率显著增高。

8. 其他方面:是否穿防滑拖鞋、衣裤大小是否适中、行动不便患者是否正确使用辅助器具,护理人员是否不足、是否按时巡视病房、是否及时满足患者需求等,均是跌倒的影响因素。

(三)预防跌倒的重要性

跌倒是导致老年人受伤害的首要原因,不仅损害患者的身心健康,影响原发病的康复,还会延长住院时间,降低生活质量,同时易引起医疗纠纷,增加医疗卫生保健成本,给个人、家庭及社会带来沉重的负担。通过实施多方面的综合安全管理策略,可有效预防跌倒的发生,保障患者安全。

(四)跌倒严重度的分级

患者跌倒后会造成不同程度的伤害甚至死亡,根据跌倒对患者造成的影响,美国护理指标国家数据库(NDNQI)对其做出的分级见表 10-1。

表 10-1 跌 倒 分 级

严 重 度	表　　　现
无	没有伤害
严重度 1 级(轻度)	不需要或只需要稍微治疗与观察的伤害程度,如擦伤、挫伤、不需要缝合的皮肤小撕裂伤等
严重度 2 级(中度)	需要冰敷、包扎、缝合或夹板等医疗或护理处置与观察的伤害程度,如扭伤、大或深的撕裂伤、皮肤撕破或小挫伤等
严重度 3 级(重度)	需要医疗处置及会诊的伤害程度,如骨折、意识丧失、精神或身体状态改变等
死亡	患者因跌倒产生的持续性损伤而最终致死

二、跌倒风险的评估

大多数住院患者的跌倒是可以预防的,使用适宜的风险评估工具,准确全面地评估入院患者,尽早甄别高危人群,并采取针对性的干预措施进行重点防范,是预防跌倒的首要环节。风险评估通常包括内部因素与外部因素的评估,通过责任护士的评估,护理员应知晓患者的跌倒风险级别(高风险、中风险、低风险)。

(一)内部因素评估

1. 生理改变:如肌肉骨骼系统、感官系统(视觉、听觉)、泌尿系统等的改变。

2. 跌倒史:过去 1 年发生过跌倒的患者,其再跌倒风险将增高。

3. 意识：6 个月内曾发生意识障碍或有精神疾患的患者，跌倒风险也将增高。

4. 躯体活动：如活动能力受损、肢体偏瘫、平衡失调、共济失调等。

5. 年龄：≥65 岁。

6. 疾病因素：如眩晕、晕厥、抽搐、发热、尿频、尿急、腹泻等。

7. 药物因素：服用影响意识或活动的药物，如镇静安眠药、降压利尿药、降糖药、止痛药、抗肿瘤药等。

（二）外部因素评估

1. 环境：通道狭窄、路面湿滑、台阶较高、照明不足等。

2. 设施及设备：病床较小或较高、缺乏扶手、衣裤过大等。

3. 陪护人员：住院期间无家属或其他照护者陪伴。

4. 制度：预防跌倒的相关制度不完善，教育与执行不到位等。

三、跌倒的预防措施

（一）确保环境安全

1. 患者卧床时，应拉起双侧床栏固定。

2. 移去地上多余的杂物，以保持地面与走道通畅。

3. 保证患者活动时光线明亮，夜间开启走廊灯、地灯，确保夜间行走环境安全。

4. 保持地面干燥，若有潮湿积水应立即处理；有潜在跌倒危险的地方，应摆放醒目标识。

5. 在走廊行走或在厕所起身时，使用墙壁上扶手以协助活动。

6. 将常用物品放置于患者伸手可触及的地方。

7. 避免让儿童在病房、走廊等场所嬉戏及玩耍。

（二）注意生活护理

1. 穿大小合适的衣裤，并穿防滑鞋，有鞋带应系好鞋带。

2. 多食用含钙及维生素丰富的食物，适量摄入粗纤维食物，保持大便通畅。

3. 跌倒高危患者应由家属或照顾者 24 小时陪护。

4. 行动不便患者应使用拐杖、助行器等辅助工具。

5. 下床时应放下床栏，且不要翻越床栏。

（三）落实护理措施

1. 加强跌倒安全防范教育与培训，提高护理人员防范意识。

2. 根据实际情况合理安排人力，确保各班次人员充足。

3. 定期对护理安全质量相关问题进行查检、讨论、整改。

四、跌倒的预案及处理流程

发现患者意外跌倒后,勿随意搬动患者,立即通知责任护士及医生,待医护人员查体、测量生命体征、评估伤情后,根据实际情况,协助责任护士安置好患者并保持合适体位,给予患者必需的照护,安抚患者,告知家属并做好安慰及解释工作。跌倒预案及处理流程见图 10 - 1。

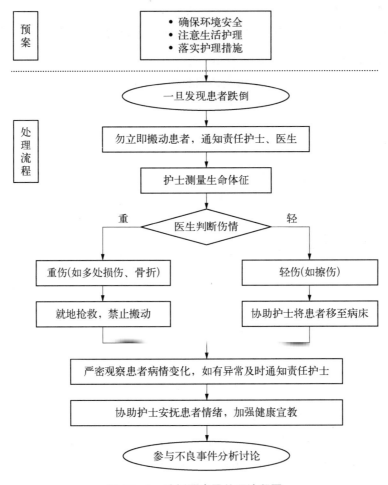

图 10 - 1 跌倒预案及处理流程图

五、注意事项

1. 当患者服用安眠药或感有头晕及血压不稳定时,下床前需先坐在床边,适应后再由护理人员或家属辅助下床活动。改变体位应遵守"三步曲",即卧床 30 秒→坐起 30 秒→站立 30 秒→行走,避免突然改变体位。

2. 化疗、注射胰岛素后未进食、扩瞳、服用安眠药等治疗会造成患者视力上的不适和体力上的不支,应指导患者卧床休息,避免下床发生跌倒。

3. 年老体弱、心脑血管疾病、消化道出血、接受化疗、术后初次下床的患者下床时一定要有人陪伴,改变体位应遵守"三步曲",特别是夜间;行走需要助行器或拐杖者,要保证行走辅助工具的安全性。

4. 患者出现双眼发黑、下肢无力、步态不稳和不能移动时,立即原地蹲下或者坐下,呼叫医护人员或者他人帮忙。

5. 使用轮椅时,先固定轮椅双侧的刹车杆,并收起脚踏板,再协助患者缓缓坐于床缘,请患者尽量利用较有力的下肢做支撑,再将患者移至轮椅慢慢坐下,最后放下脚踏板。若患者虚弱无力可用枕头做支撑,并用约束带进行适当约束。

六、健康教育

1. 向患者及家属介绍病区环境、各类设施的使用以及警示标识的含义。

2. 向患者及家属解释预防跌倒的重要性。

3. 向患者及家属介绍预防跌倒的相关知识及注意事项。

第二节　坠床的风险认知、防范与处理

一、坠床概述

(一) 定义
属于跌倒的一种情形,指患者从病床跌落至地面。

(二) 坠床的原因
1. 年龄:低龄患儿活泼好动、依从性差,识别危险能力及自身防护能力差,易发生坠床;高龄患者可能存在肌肉力量减退、视觉和听觉功能减退、自理能力下降,从而诱发坠床。

2. 长期卧床:长期卧床者,突然的体位变化(如起床过快),引起晕厥而发生坠床。

3. 疾病因素:如脑血管意外后遗留肢体偏瘫、意识不清且躁动不安的患者、认知障碍患者。

4. 药物因素:如服用降压药、利尿剂等,可引起血压一过性降低或小便次数增加,增高坠床风险。

5. 环境和设备:如床铺过高、未加用护栏或护栏故障、病室光线不足等。

6. 照护缺失：无陪护人员或陪护人员安全意识淡薄、缺乏良好的依从性行为、疏忽大意、照护不到位等。

7. 护理因素：照护人员对发生坠床预见性差，参与安全管理意识不强，安全监管和宣教不到位，未能动态评估危险因素，过分依赖家属；巡视病房不到位，未及时发现坠床的危险因素等。

（三）坠床的高危人群

1. 病情危重、手术后及需要严格卧床休息、生活不能自理的患者。

2. 各种内出血或外伤、高热、昏迷、休克、极度衰弱的患者。

3. 瘫痪、惊厥、婴幼儿、年老体弱的患者。

4. 躁动、癫痫、视力障碍、精神障碍、依从性差的患者。

（四）预防坠床的重要性

坠床可造成患者软组织损伤、骨折甚至颅脑损伤等，坠床导致的伤害可加重患者病情，延长住院时间，不利于患者的康复。同时还易引发医疗、护理纠纷，增加医疗卫生保健成本，给患者个人、家庭及社会带来沉重的负担。预防坠床是照护工作的重要环节，通过落实各项措施，减少不必要的意外伤害，从而保证患者的生命安全。

二、坠床风险的评估

同跌倒风险的评估。

三、坠床的预防措施

（一）正确评估患者

1. 评估患者及环境，如为坠床高危患者，在接受各种检查与治疗时，应注意语言提醒、搀扶、请人帮助或使用警示标识等办法，防止坠床事件的发生。

2. 意识不清、躁动不安的患者应有家属或照护者 24 小时陪护。

（二）确保环境安全

1. 适当降低床的高度，并使用病床防护栏，注意检查维修，保证功能完好。

2. 病室内光线适宜，夜间开启地灯，常用物品置于患者易于拿取处，防止因伸手取物导致坠床。

3. 对于极度烦躁的患者可征得家属同意后，实施保护性约束。

4. 禁止家属或照护者与患者同床。

5. 正确使用平车等转运工具，搬动患者前应先固定好平车。

（三）加强护理管理

1. 严格落实巡视制度，及时发现危险因素，消除隐患。

2. 加强照护人员培训，提高照护人员防范意识、风险识别及评估能力。

3. 加强对患者及家属的健康教育，采取多途径、多样化的宣教方法，提升患者及家属的安全意识。

4. 定期对护理安全质量相关问题进行查检、讨论、整改。

四、坠床的预案及处理流程

发现患者意外坠床后，勿随意搬动患者，立即通知责任护士及医生，待医护人员查体、测量生命体征、评估伤情后，根据实际情况，协助护士安置好患者并保持合适体位，给予患者必需的照顾，并向患者及家属做好安慰及解释工作。坠床的预案及处理流程见图 10 - 2。

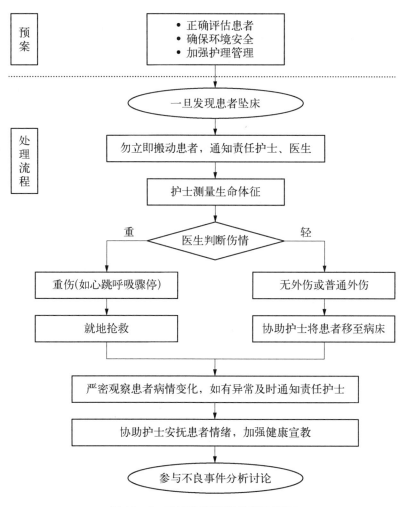

图 10 - 2　坠床的预案及处理流程图

五、相关知识链接

跌倒或坠床后几种情况的处理：

1. 无明显受伤者，可协助上床、平卧，测量生命体征、意识、瞳孔、身体着地部位、酌情测量血糖，给予吸氧并密切观察。

2. 普通外伤、擦伤者，局部伤口予以清洁、消毒、包扎。

3. 对于局部出现疼痛、红肿、功能障碍的骨折患者，协助将患者扶、抬上床，予以平卧制动，由骨科医生进一步处理。

4. 颅脑损伤患者，主要表现为意识障碍、恶心呕吐、单侧肢体功能障碍，可将其抬上床，后续进行吸氧、降低颅内压等治疗。

5. 颈椎、脊髓损伤者，表现为颈部疼痛、截瘫，在责任护士评估后需多人将患者呈轴线抬至床上或平车，注意头、颈制动，再由外科医生采取相应治疗。

6. 呼吸、心搏骤停者，应就地抢救，实施心肺复苏，并根据情况采取其他抢救措施。

六、健康教育

1. 向患者及家属介绍病区环境、床栏及呼叫器的使用。

2. 向患者及家属解释预防坠床的重要性。

3. 向患者及家属介绍预防坠床的相关知识及注意事项。

第三节　烫伤的风险认知、防范与处理

一、基础知识

（一）皮肤的正常结构

皮肤是由表皮、真皮、皮下组织构成，并含有附属器官（汗腺、皮脂腺、指甲等）以及血管、淋巴管、神经和肌肉等。

（二）皮肤的生理功能

皮肤覆盖于人体表面，是人体面积最大的器官，也是人体的天然屏障。具有保护体内器官和组织免受外界有害因素的伤害，分泌和排泄汗液等人体代谢产物，调节体温、保持体温恒定，感受外界刺激，吸收外界物质等作用和能力。

二、烫伤概述

(一)定义

烫伤主要是由高温液体(沸水、热油等)、高温固体(烧热的金属等)或高温蒸气等所致的皮肤组织损伤,皮肤长时间接触高于体温的低温物体也可导致低温烫伤。

(二)高危人群

婴幼儿、老年人、糖尿病患者,以及皮肤感觉功能障碍的患者,如昏迷、瘫痪、麻醉未清醒等患者。

(三)烫伤表现

主要为皮肤红肿、水疱以及疼痛等,及时治疗一般预后良好。若治疗不及时,容易造成感染、瘢痕增生,严重者可导致休克。

(四)烫伤深度

根据皮肤损伤深度不同可分为Ⅰ度烫伤、浅Ⅱ度烫伤、深Ⅱ度烫伤和Ⅲ度烫伤。

1. Ⅰ度烫伤:只损伤皮肤表层,局部轻度红肿、无水疱、疼痛感明显。

2. 浅Ⅱ度烫伤:伤及真皮浅层,保留部分生发层,局部红肿疼痛,水疱较大,有剧痛的感觉。

3. 深Ⅱ度烫伤:伤及真皮深层,残留部分网状层,局部肿胀,或有较小的水疱形成,去除表皮后,创面发白,有时可见针尖或粟粒般大小红色小点,水肿明显,感觉迟钝。

4. Ⅲ度烫伤:伤及皮肤全层,甚至累及深部肌肉、骨骼,创面苍白或焦黄碳化、干燥、无渗液,硬如皮革样,针刺或拔毛无疼痛感。

三、烫伤的识别

(一)高温烫伤

通常发生在接触高温物体的瞬间,患者会做出本能的回避反应,局部皮肤会出现红肿、水疱,以及疼痛感等表现,患者会非常明确自己被烫伤。

(二)低温烫伤

当患者局部皮肤与低温热源长时间、持续接触,在局部形成"热蓄积"后,就会发生低热烫伤。低热烫伤的发生通常在不知不觉中,尤其是一些特殊的人群如老年人、皮肤感觉功能障碍患者等,更容易发生低热烫伤。一般认为,造成人体正常皮肤烫伤的温度阈值为45℃,热源的温度、与皮肤的接触时间同烫伤的发生和烫伤程度呈正相关。如皮肤温度保持于44℃,约需6小时即可引起皮肤表皮基底层细胞不可逆的病变,如果温度升高至70℃及以上,则1秒即可引起贯穿表皮全层的坏死。

四、烫伤的防范

1. 在日常生活中，正确使用热水袋、电热毯等取暖工具，如使用热水袋时，用毛巾包裹，以手摸上去感觉不到烫为宜。注意拧紧热水袋的螺帽盖，防止热水漏出烫伤患者。

2. 合理放置暖水瓶，热水炉等盛装热水的器具，使患者与热源保持安全距离。可配合使用"防烫伤"警示标识，避免患者误触、打翻烫伤。

3. 给婴幼儿、老年人或感知功能障碍的患者放洗澡水时，应先放冷水再兑热水，调配至合适温度的水温，以 37～40℃ 为宜。

4. 拿取微波炉、蒸笼等高温环境内的器具时，应垫一层隔热布、防烫伤手套或等温度降低后再拿取。

5. 条件允许时，鼓励患者的家属多陪伴，加强患者及家属的防烫伤意识，加强宣教。

五、烫伤的预案及处理流程

见图 10-3。

六、注意事项

1. 烫伤发生后，立即使烫伤部位脱离热源，千万不要揉搓、按摩、挤压烫伤处的皮肤，也不要着急用毛巾擦拭，应冷静处理。

2. 如果患者烫伤面积过大或是婴幼儿、老年人，则应避免持续冷水浸泡过久，以免体温下降过度，造成低温或休克。

3. 不要直接将冰块置于皮肤表面来降温，以免造成冻伤。

4. 当患者发生Ⅱ度、Ⅲ度烫伤，或烫伤面积达全身皮肤 30% 以上，患者出现面色苍白、四肢发凉、脉搏细弱等休克症状时，切忌冷水冲洗或浸泡创面，须在责任护士或医生指导下，给予患者紧急处理措施。

5. 如患者烫伤部位出现水疱时，应尽量保护水疱，不可自行将水疱挑破，在短时间内水疱可起到保护创面作用。已破的水疱切忌剪除表皮，避免伤口感染。

6. 切不可在烫伤处吹气或自行涂用有色药物（如碘酊、甲紫）或膏类药物，也避免使用酱油、牙膏、蜜糖等土方法涂抹伤口，以避免伤口污染及影响医生对患者病情的判断。

7. 注意受伤观念，提供患者心理支持，缓解焦虑或恐惧情绪。

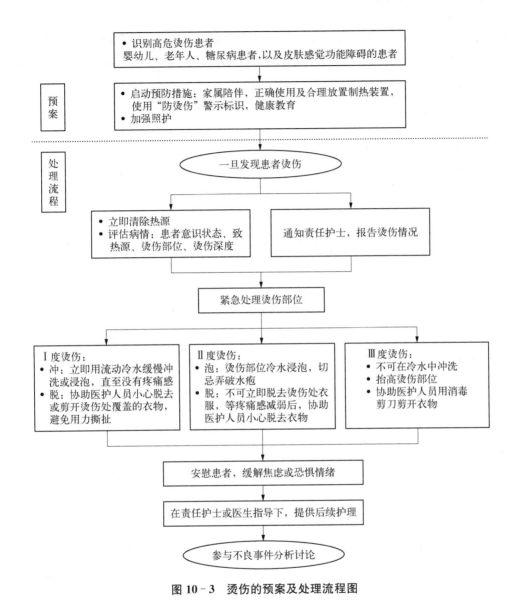

预案

- 识别高危烫伤患者
  婴幼儿、老年人、糖尿病患者,以及皮肤感觉功能障碍的患者

- 启动预防措施:家属陪伴,正确使用及合理放置制热装置,使用"防烫伤"警示标识,健康教育
- 加强照护

处理流程

一旦发现患者烫伤

- 立即清除热源
- 评估病情:患者意识状态、致热源、烫伤部位、烫伤深度

通知责任护士,报告烫伤情况

紧急处理烫伤部位

Ⅰ度烫伤:
- 冲:立即用流动冷水缓慢冲洗或浸泡,直至没有疼痛感
- 脱:协助医护人员小心脱去或剪开烫伤处覆盖的衣物,避免用力撕扯

Ⅱ度烫伤:
- 泡:烫伤部位冷水浸泡,切忌弄破水疱
- 脱:不可立即脱去烫伤处衣服,等疼痛感减弱后,协助医护人员小心脱去衣物

Ⅲ度烫伤:
- 不可在冷水中冲洗
- 抬高烫伤部位
- 协助医护人员用消毒剪刀剪开衣物

安慰患者,缓解焦虑或恐惧情绪

在责任护士或医生指导下,提供后续护理

参与不良事件分析讨论

图 10‐3 烫伤的预案及处理流程图

七、相关知识链接

(一)引起烫伤的常见热源

引起烫伤的热源种类繁多,常见有热油、热汤以及热蒸汽等,也包括热熨斗、热灯泡、热毛巾、热的厨房用具、摩托车排气管,以及冬天用的暖手宝、热水袋、电热毯、艾灸治疗仪等热物体,使用不当时都有可能引起不同程度的烫伤。

(二)烫伤后的饮食指导

在恢复期尽量多吃清淡食物,促进伤口恢复,如豆制品、瘦猪肉、青菜等;宜食新鲜水果和蔬菜,补充维生素,如香蕉、苹果、生梨等;忌食发物,如羊肉、海鲜等;禁食辛辣刺激食物,如辣椒、洋葱、胡椒粉等,以免加重伤口。保证合理膳食的前提下均衡营养,以便得到更好的恢复。

八、健康教育

1. 向患者及家属强调烫伤防范意识。
2. 向患者及家属介绍烫伤相关处理方法。

第四节 误吸的风险认知、防范与处理

一、基础知识

(一) 吞咽

食物咀嚼而形成的食团由口腔经过咽和食管到达胃的过程称为吞咽。

(二) 吞咽功能异常

由于口腔、咽、食管等吞咽器官结构和(或)功能受损,不能安全有效地将食物送到胃内,引起进食障碍。

二、误吸概述

(一) 定义

误吸是指在进食或非进食时,吞咽过程中异物进入声门以下呼吸道的过程,这些异物包括口咽内食物、胃内容物、血液、分泌物等,其中以口咽内食物及胃内容物误吸为临床最常见的类型。

(二) 高危人群

心脑血管病、帕金森病、阿尔茨海默病、吞咽障碍、糖尿病、慢性阻塞性肺炎等患者是误吸的高风险人群。

(三) 危险因素

1. 自身因素:由于高龄、自理能力减弱等原因,组织结构衰老,功能减退,导致部分长期卧床、消化吸收功能减退的老年患者,易发生误吸。
2. 疾病因素:颅脑病变、糖尿病、手术麻醉患者、神经系统疾病、呼吸系统疾病、喉部及其邻近部位损伤的患者。
3. 医源性因素:留置胃管或肠管者、气管插管或切开、机械通气、镇静镇痛剂以

及肌松剂的使用者等。

三、误吸的识别

根据有无临床典型表现,可将误吸分为显性误吸和隐性误吸。临床上隐性误吸发生率高于显性误吸。

(一)显性误吸

伴随患者进食、饮水及胃内容物反流突然出现的呼吸道症状,如刺激性呛咳、气促、发绀,甚至窒息或吞咽后出现声音改变。呼吸困难是其首发和典型表现。

(二)隐性误吸

由于疾病、年老或睡眠等原因,导致吞咽反射、咳嗽反射通路受损或迟钝,往往直到出现吸入性肺炎才被发现,常不伴有咳嗽、气急等症状。

四、误吸的防范

(一)误吸风险评估

1. 评估患者意识情况,意识是否清晰。

2. 评估患者自理能力,是否可以自主进食。

3. 评估患者的导管留置情况,如有无胃管或肠管、气管插管或切开等。

4. 了解患者药物使用情况,如麻醉镇静药、肌肉松弛药、抑酸药、抗精神病药等。

5. 了解患者的既往史及疾病史,如老年患者、痴呆、肌无力等。

6. 评估进食时周围环境,如有无干扰患者进食的注意力、体位、饮食类型等。

(二)防范措施

1. 了解误吸发生的危险因素,准确评估、识别高危误吸患者。

2. 确保患者进食环境安静无干扰,进食过程中勿交流说话,避免过激运动。

3. 鼓励患者进食时取坐位或半卧位。若无法自行进食的患者,喂食时需少量多次喂食,待口腔内无食物残留后再次进行喂食。

4. 有轻微吞咽障碍的患者,应小口进食,宜选择柔软易消化的食物。

5. 有呼吸道疾病的患者,在进食前应给予吸氧,痰多者应在排痰后进食,呼吸机辅助通气的患者应在医生同意下,更换鼻导管吸氧进食,进食结束后,确保患者口腔无食物残留,并征询医生意见后,配合医生和责任护士再次进行呼吸机辅助通气。

6. 鼻胃管留置患者,进食前需评估患者的胃内容量,胃内潴留量应＜100 mL,鼻饲前抬高床头 30°～45°,每次胃内注射量≤200 mL(胃内容量＋鼻饲量),鼻饲间隔时间＞2 小时,鼻饲 1 小时后方可摇平床头,若胃内容量＞200 mL,表示有胃潴留,及时通知医生。

7. 气管插管或切开机械通气患者,鼻饲前摇高床头 30°～45°,鼻饲方法同(6)。

鼻饲后30分钟内避免进行翻身、吸痰、拍背等较大刺激性的操作。

8.进食进水过程中需要密切观察患者反应，一旦出现上述临床症状，及时通知医生和护士，采取相应的急救措施。

五、误吸的预案及处理流程

（一）昏迷患者发生误吸的预案及处理流程

见图10-4。

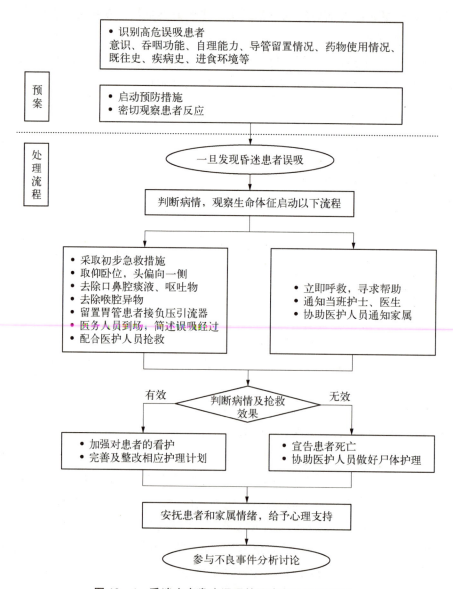

图10-4 昏迷患者发生误吸的预案及处理流程图

（二）清醒患者发生误吸的预案及处理流程

见图 10 - 5。

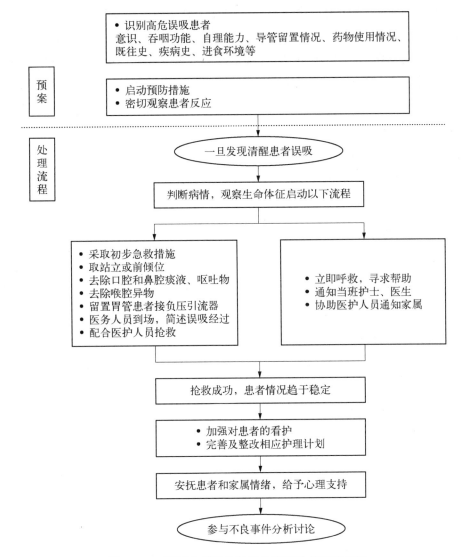

预案

处理流程

- 识别高危误吸患者
  意识、吞咽功能、自理能力、导管留置情况、药物使用情况、既往史、疾病史、进食环境等

- 启动预防措施
- 密切观察患者反应

一旦发现清醒患者误吸

判断病情，观察生命体征启动以下流程

- 采取初步急救措施
- 取站立或前倾位
- 去除口腔和鼻腔痰液、呕吐物
- 去除喉腔异物
- 留置胃管患者接负压引流器
- 医务人员到场，简述误吸经过
- 配合医护人员抢救

- 立即呼救，寻求帮助
- 通知当班护士、医生
- 协助医护人员通知家属

抢救成功，患者情况趋于稳定

- 加强对患者的看护
- 完善及整改相应护理计划

安抚患者和家属情绪，给予心理支持

参与不良事件分析讨论

图 10 - 5　清醒患者发生误吸的预案及处理流程图

六、注意事项

1. 识别高危人群，熟知会发生误吸情况的相关疾病特征及相关因素。

2. 判断患者意识情况，是否可以自行进食，吞咽功能是否良好。

3. 评估患者误吸发生风险，做好防范工作。

4. 了解患者的既往史及药物使用情况，及时和医务人员沟通。

5. 进食前评估进食环境,避免外界因素干扰患者进食。

6. 经口进食且能完全自理的患者,在进食时应取坐位或半卧位,少量多次进食,细嚼慢咽,确保口腔无残留食物后再继续进食。喂食结束前要确保患者口腔内没有任何食物残留,方可离开。

7. 经口进食但不能自理的患者,在喂食时取半卧位,少量多次进食,待口腔内无食物残留后再次进行喂食。喂食结束前要确保患者口腔内没有任何食物残留,方可离开。

8. 进食时,密切观察患者情况,有无呛咳、呕吐、呼吸困难、气促、面色发绀、烦躁不安、血氧饱和度下降等异常情况。

9. 若发现患者误吸,应及时呼救,立即通知责任护士和医生,同时采取相应的急救措施,去除口腔和鼻腔异物、呕吐物,头侧向一边,保持呼吸道通畅,配合医务人员急救,安抚家属情绪。

七、知识链接

(一) 误吸的判断标准

1. 经口进食的患者,若出现以下 1 项及以上的情况,视为发生误吸。

(1) 吞咽过程中或进食后有刺激性呛咳。

(2) 进食过程中有异常发音。

(3) 吞咽过程中或进食后出现面色、口唇发绀、呼吸困难、气喘、大汗淋漓、烦躁不安、血氧饱和度突然下降等表现。

2. 经鼻饲进食的患者:若出现以下 1 项及以上的情况,视为发生误吸。

(1) 患者生命体征不平稳,氧饱和度突然下降。

(2) 患者出现呕吐,十咳。

(3) 使用呼吸机患者,出现呼吸机人机抵抗明显,气道有分泌物吸出。

(4) 患者出现面色、口唇发绀、呼吸困难、气喘急促、大汗淋漓、烦躁不安、肺部听诊湿啰音、喉头有痰鸣音等。

(二) 评估患者吞咽功能

1. 检查方法:患者取端坐位,喝下 30 mL 温开水,观察所需时间和呛咳情况。

(1) 1 级(优):能顺利地 1 次将水咽下。

(2) 2 级(良):分 2 次以上,能不呛咳地咽下。

(3) 3 级(中):能 1 次咽下,但有呛咳。

(4) 4 级(可):分 2 次以上咽下,但有呛咳。

(5) 5 级(差):频繁呛咳,不能全部咽下。

2. 评定方法:根据以上检查方法,将患者吞咽功能分为正常、可疑和异常。

（1）正常：1级，5秒之内。

（2）可疑：1级，5秒以上或2级。

（3）异常：3～5级。

八、健康教育

1. 向患者及家属宣教防止误吸的重要性。

2. 向患者及家属宣教误吸发生的危险因素。

3. 向患者及家属宣教识别误吸发生的方法及观察要点。

4. 向患者及家属宣教误吸发生时的急救方法及应对措施。

5. 向患者及家属宣教进食的方法及要点。

第五节　噎食的风险认知、防范与处理

一、噎食概述

（一）定义

噎食是指食物堵塞咽喉部或卡在食管的起始端，甚至误入气管，引起呼吸道堵塞，出现呼吸困难，乃至危及生命。

（二）好发对象

高龄老年、有精神障碍史者、暴食和抢食倾向者、药物不良反应严重者、吞咽动作迟缓者等。

（三）好发部位

食管是一条由肌肉组成的通道，连接咽喉到胃，主要功能是帮助运输食物进入胃内。整个食管有三处狭窄，即食管起始端、入口和裂孔处。噎食常发生在食管的起始端，相当于环状软骨和第6颈椎体下缘。

二、噎食的识别

（一）快速识别

患者在进食后表现为手呈"V"字状紧贴颈前喉部，表情痛苦、不能说话、不能咳嗽、严重时出现面色青紫，呼吸困难、双手乱抓、晕厥倒地等窒息表现。

（二）重症识别

持续噎食时患者可突然没有意识、全身瘫软、四肢发冷、大小便失禁，甚至呼吸心跳停止等危急情况。

三、噎食的防范

1. 保持进餐环境整洁、安静、舒适、安全。

2. 年老体弱、吞咽动作迟缓的患者在进食时要有专人照护,根据患者咀嚼功能和疾病康复情况给予软食或将食物打成糊状食用,建议少量多次喂食。

3. 如遇情绪不稳、精神异常的患者,应暂缓进食,防止发生误吸。

4. 气管插管拔管后或者吞咽功能障碍的患者在自主进食前进行吞咽功能评估。

5. 暴食和抢食倾向者,引导患者放慢进食速度,劝导患者细嚼慢咽。

6. 进食期间,要严密观察其进食情况,劝阻患者不要说话、开玩笑、边吃饭边看电视等不良行为,注意力要集中。

7. 卧床进食者,取端坐位或抬高床头 45°,进食后不能立刻平卧,一般进食 30 分钟后才可躺下休息。进食后需要确认患者口腔中是否残留食物。

8. 对年老体弱伴有呼吸道疾病的患者在进食前先清理呼吸道分泌物,保持呼吸道通畅,进食时密切观察患者进食的速度、吞咽节律、呼吸节律等情况。

四、噎食的预案及处理流程

见图 10 - 6。

五、注意事项

1. 孕妇、过度肥胖患者实施救治手法时要采用胸部立位冲击法,施救者环抱噎食者身体中心上移,勒住胸腔,重复冲击动作,直至异物排出。

2. 施救者要经过急救手法的培训方可施救,以免方法错误加重病情。

3. 进行腹部或胸部冲击时勿用力过猛,以免造成腹腔内脏器的破裂和挫伤。

4. 专人陪护,严密监测生命体征,给予患者心理支持,缓解焦虑和恐惧情绪。

六、相关知识链接

(一) 预防噎食的给食技巧

1. 给食前准备:让患者端坐,先喝 1～2 勺水,如无问题,将 30 mL 温水端给患者,嘱咐其正常喝下,像平时自己饮水习惯一样喝下,观察饮水情况。在 5 秒内一次喝完,可以让患者正常进食。超过 5 秒喝完,减慢进食速度和单位进食量,专人照护。发生呛咳、流口水等吞咽困难时,告知责任护士,给予进一步处理。

2. 给食量:从标准汤勺的小半勺开始,无呛咳过渡到半勺,最后以 1 勺为单位进食。

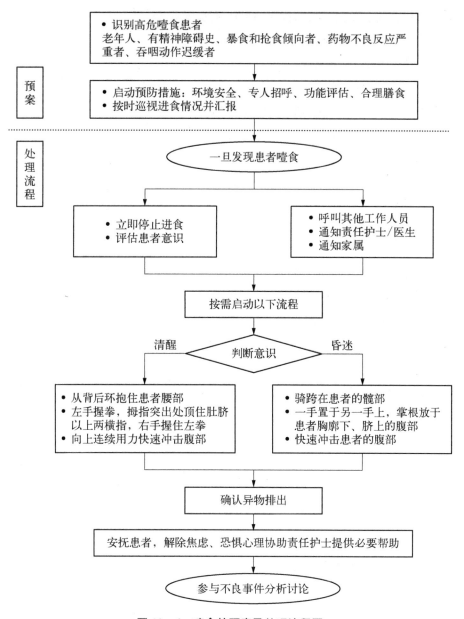

图 10-6　噎食的预案及处理流程图

3.给食工具：可以选用匙、杯等。

（二）噎食高风险患者食物的选择

1.常见食物的形态和食物种类

（1）稀流质：水、牛奶、果汁、西红柿汁等。

（2）浓流质：麦片饮料、汤、冲泡饮品等。

（3）糊状食物：米糊、菜糊、肉糊、藕粉、蒸水蛋等。

（4）半固体：烂饭、软面包、米饭、白粥等。

（5）固体：饼干、干馒头等。

2. 不适合选用的食物

（1）干或易松散的食物：饼干、蛋糕、炒饭等。

（2）多加咀嚼的食物：大块的肉、花生、坚果等。

（3）黏性高的食物：年糕、糯米类食物。

（4）混合质地的食物：汤泡饭、稀肉、粥等。

（5）有骨有刺的食物：鱼类、带骨的肉类。

七、健康教育

1. 向患者及家属指导防范噎食的方法，日常进食宜选用温软的食物，食物的体积不宜过大，进餐时速度要慢，可分多次少量喂食。进食时要注意周围环境安全，无干扰、嘈杂的事件发生，保持心情平静，气氛轻松。

2. 向患者讲解噎食自救的方法，一旦发现自己在进食过程中发生噎食时立即停止进食，用力咳嗽，使食物从气道内咳出。

3. 向家属介绍噎食急救的方法，积极学习腹部冲击急救法，一旦发现患者噎食，迅速采用腹部或胸部冲击法解除噎食。

第六节　皮肤黏膜压力性损伤的风险认知、防范与处理

一、皮肤黏膜压力性损伤的概述

（一）定义

位于骨隆突处、医疗或其他器械下的皮肤黏膜和（或）软组织的局部损伤。可表现为完整皮肤或开放性溃疡，可能会伴疼痛感。损伤是由于强烈和（或）长期存在的压力或压力联合剪切力引起。

（二）形成机制

局部皮肤组织因长期受压力的压迫导致局部血管受压，使血流受阻，细胞缺血，组织供应氧气和营养缺乏，造成局部的细胞坏死、溃疡。

（三）发生压力性损伤的原因

1. 外源性因素

（1）压力：主要是压力的强度和持续的时间，皮肤及其支撑结构对压力的耐受程度。

（2）剪切力：即身体同一部位受到不同方向的作用力，与体位的关系密切，发生在深部组织中。

（3）摩擦力：如床单皱褶不平、有渣屑，或搬动时拖、拉、拽、扯等动作，均会产生较大摩擦力。

（4）潮湿：如大小便失禁、大汗或多汗、伤口大量渗液，从而使表皮受损。

（5）器械使用：患者体位摆放时垫靠物摆放位置不佳，约束带使用时间过长，以致长期压迫皮肤。

2. 内源性因素

（1）年龄及营养状况：老年人、营养不良的患者易发生皮肤压力性损伤。

（2）体型：肥胖与极度消瘦体弱的患者皮肤压力性损伤风险升高。

（3）慢性疾病：心肺疾病、糖尿病、低蛋白血症、贫血、风湿性疾病等为高危因素。

（4）活动能力：由于肢体挛缩、帕金森病、重度认知症等引起的行动受限。

（5）感觉障碍：神经疾病、脑血管意外等引起的感觉障碍。

（四）皮肤压力性损伤发生的高危人群

1. 老年人。

2. 神经系统疾病患者，如脑梗死、脑出血患者。

3. 使用镇静药的患者。

4. 水肿患者。

5. 肥胖或消瘦患者。

6. 疼痛患者。

7. 长时间使用医疗器械的患者，如使用无创呼吸机面罩、石膏固定、氧气导管等患者。

8. 营养不良、贫血及糖尿病患者。

9. 大小便失禁患者。

10. 发热患者。

11. 因医疗护理措施限制不能活动的患者。

（五）皮肤压力性损伤好发部位

皮肤压力性损伤与卧位有关，不同卧位时损伤好发部位如下。

1. 平卧位：枕部、肩胛、肘部、骶尾部、足跟。

2. 俯卧位：面颊、耳廓、肩缝、膝部、足趾、乳房(女性)、生殖器(男性)。

3. 侧卧位：耳部、肩缝、肘部、髋部、膝关节内外侧、内外踝。

4. 坐位：肩胛、肘部、坐骨粗隆、腘窝、足跟。

(六) 皮肤压力性损伤的分期及临床表现

见表 10 - 2。

表 10 - 2　皮肤压力性损伤的分期及临床表现

分　期	表　现
1 期	局部皮肤完好,出现压之不变白的红斑
2 期	部分皮层缺失伴随真皮层暴露,创面呈粉红色,无腐肉。也可表现为完整的或开放或破损的浆液性水疱
3 期	全层皮肤缺失,常常可见脂肪、肉芽组织和边缘内卷。可见腐肉和(或)焦痂
4 期	全层皮肤和组织缺失,并伴有骨骼、肌腱或肌肉的暴露。在创面基底某些区域可有腐肉和焦痂覆盖,通常会有窦道
不可分期	全层皮肤和组织缺失,由于被腐肉和(或)焦痂掩盖,不能确认组织缺失的程度
深部组织损伤	完整或破损的局部皮肤出现持续的指压不变白,深红色,栗色或紫色,或表皮分离呈现黑色的伤口或充血水疱

(七) 预防皮肤黏膜压力性损伤的重要性

皮肤压力性损伤属于临床常见的并发症,一旦出现,不仅对患者的基础疾病治疗带来影响,也会使患者的心理状态和生活品质受到干扰。因此,积极预防压力性损伤不仅能促进患者尽早康复,改善患者生存质量,缩短住院周期,减少住院费用,对患者的预后及家庭、社会支持都有深远的意义。

二、皮肤黏膜压力性损伤的风险评估

通过评估患者是否存在发生压力性损伤的风险及发生风险的等级,以识别压力性损伤的高危患者,及时采取针对性的防护措施,降低压力性损伤的发生率,这是预防的重要环节。通过责任护士所评估的风险分值,护理员应知晓患者发生压力性损伤的风险等级(无风险、低风险、中风险、高风险、极度风险)。

1. 感知能力：患者对压力引起不适的反应能力。如对疼痛刺激反应的程度与方式,能用呻吟或烦躁来表达,或是能用语言表达。

2. 潮湿度：皮肤处于潮湿状态的程度。如是否有大量出汗、大小便失禁的情况使患者皮肤一直处于潮湿的环境中,可根据更换床单、衣裤的频率来判断。

3. 活动能力：患者身体的活动能力。如患者是否限制在床上，只能卧床；或在必须协助的情况下才能坐椅；或在他人帮助下能行走很小一段路。

4. 移动能力：改变或控制身体位置的能力。如患者在没有帮助的情况下无法移动身体或四肢；或是能轻微移动；或是能独立完成。

5. 营养摄入情况：评估患者食物的摄入量。如患者长期不能吃完一餐饭；或很少吃完一餐饭，摄入食物的质和量不足；还是基本能吃完一餐饭，也可用鼻饲或静脉补充营养等方式。

6. 摩擦力和剪切力：患者是否存在肌肉挛缩、痉挛或烦躁等因素造成的摩擦或是在移动过程中产生摩擦或剪切力。

三、皮肤黏膜压力性损伤的预防措施

(一) 教育告知
对患者及其主要照顾者的教育告知。

(二) 皮肤护理
1. 在患者入院时尽早(8 小时内)检查全身皮肤。

2. 评估患者皮肤的受压点，如骶尾部、髋部、肘部、足跟等以及使用医疗器械下压的部位，做好皮肤及黏膜保护。

3. 保持皮肤的适度湿润，清洁后可给予润肤品。

4. 促进皮肤的局部血液循环，可定期给予温水擦浴。

5. 保持床单位的干燥、平整、无碎屑，及时擦干患者汗液、尿液等，选择透气性良好的护理垫，避免患者皮肤受潮湿的不良刺激。

6. 翻身时动作应轻柔，避免拖、拉、拽、推等引起皮肤的摩擦和剪切力。

7. 禁止对受压的部位用力按摩。

(三) 减压预防
1. 局部减压

(1) 可借助减压工具对患者压力性损伤高危部位进行局部减压，可采用薄膜敷料、水胶体敷料或泡沫敷料等来减小皮肤承受的压力。

(2) 对于无法移动的患者要充分考虑患者的体型、体重，选择适当的支撑物。

(3) 限制坐位的患者应使用透气的减压坐垫。

(4) 对于足跟或医疗器械下压的高危位置要及时使用预防性敷料等方式减压。

2. 全身减压

(1) 对于年老、长期卧床、大手术后等翻身不便的患者应睡气垫床，以减轻骨突部位皮肤的压力。

（2）定时帮助患者变换体位，以减少身体易受压部位承受压力的时间和强度。

（四）加强营养

加强营养支持，防止发生营养不良。

四、皮肤压力性损伤预防的预案及处理流程

见图 10 - 7。

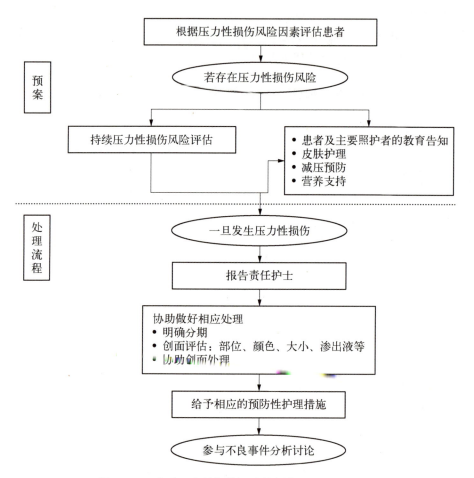

图 10 - 7　皮肤压力性损伤预防的预案及处理流程图

五、注意事项

1. 适时改变体位，病情危重不宜翻身者，应每 1～2 小时在受压部位垫软枕以减轻受压部位压力。半卧位时床头不宜超过 30°，时间不超过 30 分钟。

2. 避免使用橡胶气圈及按摩发红的皮肤，以免加重软组织损伤。

3. 加强营养摄入，尤其是丰富的蛋白质、矿物质、维生素摄入。对于不能进口进食者，要保证其他营养方式的供给，如静脉输入、肠内营养。

六、健康教育

1. 向患者及家属说明预防皮肤黏膜压力性损伤的重要意义。

2. 向患者及家属说明合理使用减压方式的重要性。

3. 向患者及家属介绍皮肤黏膜压力性损伤的相关知识及注意事项。

第七节　自杀倾向患者的风险认知、防范与处理

一、自杀倾向的概述

（一）定义

指自我结束生命的想法或意向，包括个体通过直接或间接方式表达自我终止生命的意愿，尚未采取实现此目的的任何表现行为，具有隐蔽性、广泛性和偶然性。

（二）住院患者产生自杀倾向的原因

1. 躯体疾病或癌症：严重的慢性病及恶性疾病的患者如恶性肿瘤晚期，老年性疾病生活无法自理者、疼痛性疾病、艾滋病、有机磷中毒等患者。

2. 不同程度的抑郁：常表现为情绪低落、精神萎靡、动作迟缓、沉默寡言、睡眠不佳、拒绝进食等。

3. 认知缺陷：对疾病缺少正确的认知，认识问题范围狭窄，看不到解决问题的多种途径，因而失去信心、绝望，认为自己所患疾病无药可救、感到生存没有价值等。

4. 缺乏家庭及社会支持：如夫妻关系不和、家庭矛盾突出的患者，此类患者常感觉自己被家庭和社会所遗弃而产生悲观厌世情绪。

5. 负性生活事件的刺激：如发生人际冲突、失业、离异、亲人逝世、恋爱失败、工作压力等，可导致急性应激，引发心理冲突。若自我调节不良，极易诱发自伤、自杀等后果。

6. 家庭经济状况不佳：巨额医疗费用使家庭负债累累，导致患者焦虑、无助、抑郁，不能理性地宣泄，从而易产生极端举动。

（三）产生自杀倾向的三个阶段

1. 意念或动机产生阶段：表现为遇到难以解决的问题，想逃避现实，为解脱自己

而准备把自杀当作解决问题的手段。

2. 矛盾冲突阶段：产生了自杀意念后，求生的本能会使打算自杀的人陷入生与死的矛盾冲突之中，从而表现出谈论自杀、暗示自杀等直接或间接表现自杀企图的信号。

3. 行为选择阶段：从矛盾冲突中解脱出来，决死意志坚定，情绪逐渐恢复，表现出异常平静，考虑自杀方式，做自杀准备。如寻找刀具、买绳子、收集安眠药、爬高楼等。等待时机一到，即采取结束生命的行为。

（四）自杀高危患者评估依据

1. 既往有自杀未遂史或抑郁症病史、精神病病史。

2. 获知患严重疾病（如癌症、血液病、重症肝炎、截瘫等）导致出现悲观、绝望情绪。

3. 病情出现恶化或治疗结果未达到自己内心的预期目标。

4. 患慢性和（或）难治的躯体疾病（如慢性肾功能不全需要血液透析治疗等），反复多次住院，疾病预后不良。

5. 住院期间出现重大的负性生活事件（如丧失亲人、离异、失业等）。

6. 无法忍受的疼痛、入睡困难，经常使用地西泮或镇痛药、精神类药品。

7. 家庭经济状况差，住院费用压力大，家庭社会支持系统不足（如孤寡老人、亲朋探视少、缺少家庭温暖等）。

8. 对疾病严重程度认识有偏差，对诊治无信心。

9. 疾病导致的功能受限或毁形带来的痛苦（如失明、截肢、烧伤等），不能参加正常的社交活动。

10. 近1年感到绝望的频率高、亲属有过自杀行为。

（五）预防患者自杀的重要性

对于有自杀倾向的患者，及早给予心理疏导，能帮助他们缓解疾病压力，改善情绪问题，改变消极观念，树立积极向上的心态，配合治疗与康复。同时，帮助建立和谐医患关系，降低医患矛盾与纠纷的发生，促进患者身心健康的恢复，早日回归社会。

二、自杀倾向患者的心理评估

（一）把握患者心理状态

责任护士正确评估患者情绪，及时掌握患者的心理变化，并将评估结果及时与护理员沟通，对高危患者需要护理员加强观察与沟通。

（二）善于观察

仔细观察并记录患者的言语、情绪、行动及日常行为的变化，可从矛盾心态或态度变化中看出自杀先兆。

（三）沟通疏导

通过与患者面对面的交谈沟通，创造信任的环境，从而充分了解患者面临的困难或烦恼，内心的矛盾与痛苦，及时给予心理上的安慰，满足患者的隐性心理需求。

三、自杀倾向的预防措施

1. 患者入院时及时完成心理评估，从家属和照护者了解患者日常生活习惯和谈吐习惯。

2. 热情、积极、主动地接触患者，及时了解患者的需求。

3. 多与患者沟通，鼓励其倾诉心中的想法，建立信任和谐的关系。

4. 对伴有焦虑或抑郁情绪的患者要耐心倾听其主诉，引导其宣泄。

5. 要了解患者的随身物品，一旦发现利器、危险品，要及时移除。

6. 要掌握患者的服药规律，责任护士做到发药到口，护理员协助责任护士帮助患者服药。对高危药品做好管理，及时清点数量，并明确知晓服药方法，防止患者将药物积蓄。

7. 与患者家属沟通，及时获取患者的心理变化，争取家属的配合与协助，鼓励家属陪伴患者，给予患者心理支持。

8. 对有高度自杀倾向的患者，建议家属进行 24 小时无间断陪护，并保证患者活动范围始终在陪护者或护理员的视线范围内。

9. 及时告知责任医生、护士患者躯体上的疼痛或不适，帮助患者缓解疾病带来的困扰。

10. 掌握患者的心理、行为变化，如有自杀倾向的意念或行为发生，应马上告知责任护士、床位医生及患者家属，从而及早落实干预措施。

四、防止自杀的预案及处理流程

见图 10-8。

五、注意事项

1. 及时、细致地观察患者的心理变化，特别是言语和行为，准确掌握患者的心理、情绪状态。

2. 发现患者有自杀倾向时，应立即报告责任护士、床位医生及护士长。

3. 注意排除环境中危险因素，及时离开危险位置，关好门窗，提供保护性环境。

4. 若有私藏药品、利器等情况，应及时移除并报告责任护士。

5. 患者若出现情绪激动或过度抑郁，应做好安抚，稳定情绪，并报告责任护士和医生酌情处方给予镇静药物，必要时给予约束等措施。

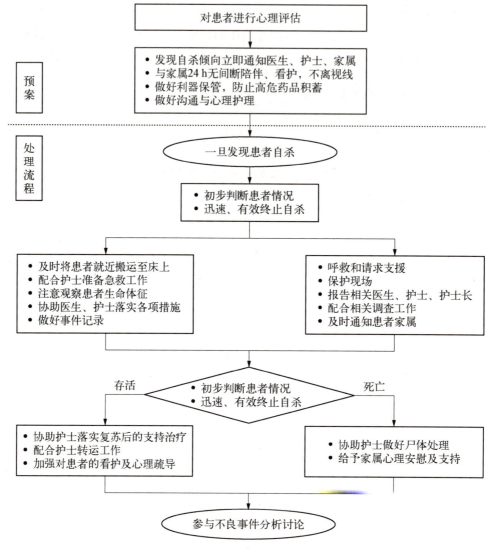

图 10-8　防止自杀的预案及处理流程图

6. 患者出现自杀倾向时应及时与家属联系沟通,告知家属应 24 小时陪护。

7. 患者出现异常言行举止,有自杀意图时,应加强监护,做好相关防范工作,并有针对性的做好心理护理,尽量减少对患者的一切不良刺激。

8. 持续做好患者的观察,留意患者的情绪和行为,防止再发生自杀行为。

六、健康教育

1. 告知患者及家属保持健康心理状态的重要意义。

2. 让家属明确认识到安全教育的重要性,让患者远离危险品及危险环境,消除安全隐患。

3. 帮助家属重视患者的心理情绪变化,了解自杀倾向的相关情绪及表现。

4. 指导家属多给予患者关心和爱护,帮助患者树立积极、正确的生活态度。

5. 指导患者进行自我心理调节,纠正不良的情绪及心理因素,坚定战胜疾病的信心。

第八节　心脏骤停患者的初级急救

一、基础知识

(一)心脏的功能

心脏的主要功能是供血,通过心脏的舒张和收缩,将回流的静脉血泵入大动脉,再分布到全身各个组织器官,以满足机体的需要。

(二)心脏骤停

指心脏射血功能突然终止,发生心脏骤停,大动脉搏动消失,重要器官(如脑)严重缺血、缺氧,最终导致生命终止。脑部血供中断10秒左右,患者即可出现意识丧失,如不及时抢救,将导致死亡。若及时采取正确、有效的急救措施,有可能挽回患者生命。

(三)心脏骤停的原因

以心脏内原因居多,包括冠心病、心肌梗死、恶性心律失常、心肌炎等,心脏外原因包括各类创伤、药物中毒、过敏性休克、电击伤、电解质紊乱、酸碱失衡等。

(四)心脏骤停的症状

当发生心脏骤停时,患者突然意识丧失、呼之不应、大动脉搏动消失、呼吸呈濒死样或呼吸停止。面色苍白或转为发绀,瞳孔散大、反射消失。

(五)心脏骤停的高危人群

冠心病患者,曾经发生过心脏骤停者或有心脏骤停家族史者,扩张型心肌病伴有心衰患者以及一些先天性和遗传性疾病,如肥厚型心肌病患者等。

二、心肺复苏术概述

(一)定义

对心跳、呼吸骤停患者采取的一项急救技术,包括胸外心脏按压、开放气道、人工呼吸、除颤等。

（二）目的

通过胸外心脏按压和人工呼吸等，维持人体有效循环，保障重要脏器的血液供应和氧气供应，达到挽救生命的目的。

（三）适用人群

由心脏病、车祸、触电、溺水、食物、药物中毒等原因导致患者意识丧失、心跳呼吸停止的情况，均可以用心肺复苏术来急救。

三、心脏骤停的识别

心脏骤停的识别一般并不困难，最可靠且出现较早的临床征象是突然意识丧失、大动脉搏动消失，且伴有濒死样呼吸或呼吸停止。一般可以通过轻拍患者肩膀，并大声呼喊，以判断其意识是否存在，用示指和中指触摸颈动脉，以感觉有无动脉搏动，同时看胸廓有无起伏。如果患者无意识，无颈动脉搏动，且呼吸异常或呼吸停止，就可做出心搏骤停的判断，应立即实施初步急救和复苏，即心肺复苏术。

四、心脏骤停的防范

1. 养成良好的作息及饮食习惯，遵循合理的生活方式，避免暴饮暴食、剧烈运动及情绪激动等容易引起猝死的诱因。

2. 预防各种心脏病发作的危险因素，如合理控制血糖、血脂和血压，定期进行体检。

3. 有心脏疾病的患者，要及早进行诊治，遵医嘱规律口服相关药物，定期复诊。

4. 对急性心肌梗死患者，在发病一周内要进行密切的监护，24 小时有人看护，让患者保持安静和静养状态，避免氧耗增加的活动，预防急性心肌梗死再发。

5. 增强安全意识，注意安全生产和劳动保护，预防触电等意外事件的发生。

五、成人单人徒手心肺复苏术操作步骤

见图 10 - 9。

六、注意事项

1. 施行心肺复苏术时应松解患者的衣扣及裤带，以免影响复苏效果。

2. 整个心肺复苏过程，由胸外按压与人工呼吸交替进行，以 30 次胸外按压，2 次人工呼吸，为一个循环，即按照 30∶2 的比例进行，连续进行 5 个循环后，再进行复苏效果的判断。

3. 胸外按压的位置要正确，以免损伤其他脏器。两手以叠放的方式，放于胸骨下

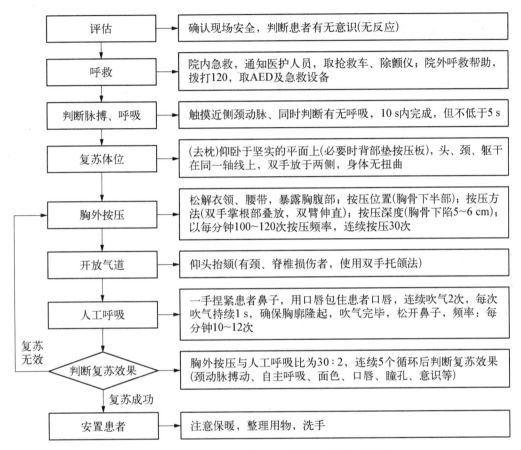

图 10-9 成人单人徒手心肺复苏术操作步骤图

半部分,着力点位于掌根部。按压时手指向上抬起,不能触及患者的胸壁。

4.确保胸外按压的深度和频率,按压深度使胸廓下陷至少5 cm,但应避免超过6 cm。按压频率在每分钟100~120次。每次按压后确保胸廓充分回弹,尽量减少按压中断,中断时间一般不超过10秒。

5.按压过程中,施救者的肘关节伸直,利用自身体重垂直向下按压,手掌根部不离开患者的胸壁。

6.每次吹气应持续1秒以上,吹气量不宜过大,以患者胸廓抬起为效。

7.如患者已有明确的气胸、肋骨骨折、胸部内伤、活动性内出血、咯血等情况,应禁止胸外按压。

8.每五个循环后判断复苏效果,复苏成功的指标包括可触及大动脉搏动;恢复自主呼吸;面色、口唇、甲床、皮肤色泽转为红润;散大的瞳孔缩小,甚至有眼球活动及四肢抽动;意识逐渐恢复。

七、相关知识链接

(一)黄金 4 分钟

心脏骤停以后,最好的抢救时间是在 4 分钟之内,4 分钟以上缺氧会对大脑造成不可逆转的损伤,如果心脏骤停时间超过 10 分钟,即使抢救成功,也可能是脑死亡,即植物人,所以心脏骤停的急救要争分夺秒。

(二)自动体外除颤器(AED)

自动体外除颤器是一种便携式的医疗设备,它可以自动识别异常心律,并给予电击除颤,是可被非专业人员使用的一种抢救心脏骤停患者的医疗设备。

使用者可按其语音提示进行操作,有以下 5 个步骤。

1. 打开外包装,开启电源。

2. 贴电极片,分别贴在患者右侧胸上部和左侧乳房外侧。

3. 连接电缆,将插头插入 AED 主机插孔。

4. 嘱周围人员离开,AED 将自动分析心律。分析完毕后,AED 会发出是否进行除颤的建议。

5. 当 AED 建议“电击”时,嘱周围人员离开,确保无人碰触后,施救者按下“电击”键,进行除颤。除颤后,从胸外按压开始,继续进行 2 分钟的心肺复苏,完成后等待 AED 下一次分析心律。如 AED 建议“无须电击”,则进行 2 分钟的心肺复苏,再等待 AED 分析心律。

八、健康教育

1. 严密观察患者的神志、生命体征、皮肤、口唇颜色、四肢温、湿度等情况的变化,发生患者异样情况及时呼救医护人员到场。

2. 待患者神志清醒后,告知医护人员,陪伴患者,给予心理支持,缓解焦虑、恐惧情绪。

3. 给患者创造良好的环境,保证患者得到充足的休息和睡眠。

4. 劝告患者戒烟、戒酒,减少增加心脏骤停风险的活动。

(冯　丽)

第十一章

住院患者与家属的心理护理

第一节　患者及家属心理特点

一、患者的心理特点

希波克拉底曾说过:"了解什么样的人得了病,比了解一个人得了什么病更为重要。"治疗疾病前,需要了解和认识患者和其心理需要和特征。医学社会学认为,"患者"是指那些寻求医疗护理或正处在医疗护理中的人,同时也被看作社会群体中与医疗卫生系统发生关系的有关疾病行为和求医行为的社会人群。"患病"包括个体器质性病变和生理功能损害、个体主观体验的病感以及生理社会功能异常。

每一个人在生活中要承担多种社会角色,每一种社会角色因其社会要求不同而赋予了各自的特征与相应的义务和权利。患者角色也称患者身份,是一种处于患病状态中,同时有求医要求与行为的社会角色,个体一旦进入角色,便会出现与其角色相称的心理与行为,如不能顺利完成角色转换,则会出现一系列身心反应,又称角色适应不良。常见的角色适应不良包括以下五类。

(一) 角色行为缺如

患者未能进入角色,虽有医生的明确诊断,但仍否认自己患病,认为医生的诊断有误。例如,患者否认患病的事实而拒绝接受治疗,采取等待或观望的态度。

(二) 角色行为冲突

在适应患者角色过程中,个体不能从平常的社会角色进入到患者角色,两种不相容的期望导致其心理矛盾与行为冲突现象,具体表现为焦虑不安、悲伤、愤怒甚至恐惧以及相对应的行为矛盾等。例如,患病的母亲为了照顾幼子而不愿住院接受手术治疗,造成了母亲角色与患者角色的冲突。

（三）角色行为减退

在适应患者角色后，由于某些原因，其不得不重新承担本应免除的社会角色带来的责任。例如，肝移植术后患者长期服用昂贵的抗排异药物，因家庭经济拮据，提前中断治疗返回工作岗位，赚钱补贴家用。

（四）角色行为强化

在患者角色向正常社会角色转换时，虽然病情已渐好转，但患者已经习惯患者角色，对于承担正常社会角色的能力缺乏信心，有退缩和依赖心理。例如，手术后患者虽已痊愈，但安于患者角色，康复后不愿意回归工作岗位。

（五）角色行为异常

患者受病痛折磨无法承受患病的压力与挫折，从而产生悲观、抑郁、厌世等不良情绪，表现为拒绝治疗、对医护人员产生攻击性言行甚至自伤自杀等异常行为。

二、患者的心理需求

需求是个体内部的一种不平衡状态，表现为人对内部机体环境或外部生活条件的一种稳定的要求，并成为人类活动的源泉。需求被满足时会产生积极情绪，反之则会产生消极情绪。对患者而言，其生存期的各项需求以及需求被满足的程度影响着患者的心理健康。对患者需求的评估能够直接了解到患者的期望，并且帮助医生确定患者最关心和迫切需要解决的问题。

患者的心理需求呈现多样化、个性化趋势，结合马斯洛层次需求理论、奥尔德弗ERG需要理论、弗洛姆潜能需要学说以及基本心理需要理论，将患者的心理需求主要分为：基本生理需求、疾病信息需求、支持性照顾需求、性相关需求、社会交往和情感支持需求、临终关怀需求、精神灵性及宗教信仰需求等。由于疾病原因，患者对自身的安全、归属与爱的关注往往会提升到更为重要的位置。

三、患者家属的心理特点

得知亲人患病的消息后，患者家属心理也会受到巨大影响，在照顾患者过程中往往出现抑郁、忧虑、焦虑等心理改变。其主要表现有以下几点。

（一）焦虑和紧张

患者家属对疾病缺乏认识，反复询问病情的情况，希望得到肯定的答案，或不断打听医护人员的情况，希望得到经验最丰富的医护人员的医治；当患者病情变化时，家属往往焦虑紧张，要求医护人员不断观察，担心遗漏病情变化；由于患者长期住院经济负担较重，家属精力、体力耗竭，不能有效地照顾患者，造成患者不安心治疗，要求减少检查或提前出院。

（二）恐惧与缺乏安全感

家属对疾病预后产生恐惧感，对其他相同疾病患者的预后极为敏感，尤其是急危重患者家属更是悲观，回避谈及生死问题甚至生死字眼。

（三）怀疑和不信任

由于对疾病不了解，很多患者家属会查阅网上或书籍与医生的诊断进行对比，对医生的治疗方案表示怀疑，并拒绝配合医护人员的各种护理治疗；对医护人员的年龄、性别、言语、着装等外在条件和表现不信任，怀疑医护人员的技术水平，要求更换主管医护人员；因医疗设施和环境的局限性也挑剔住院环境设施，要求转院等。

（四）同病相怜感

相同疾病的患者家属之间具有亲和力，非常容易沟通，有同病相怜感，尤其是绝症或重症入院的患者家属对病友的信任程度极高。

（五）依赖感

在对患者的日常照顾中患者家属会依赖护理人员，对自己缺乏信心，担心自己照顾不当。

（六）容忍

许多家属会对患者不正确的行为予以容忍，甚至满足患者不合理的要求，对许多过激行为也不劝阻，并对医护人员的制止表示不满。

当家庭成员患病时，患者家属处于应激状态，原有的生活规律会被打乱，生活质量会受到严重影响，故而需要建立新的、适合照顾患者的生活模式。因此，患者家属需要做出一些调整，放慢个人工作与生活速度，从而增强与患者共同战胜疾病的信心和勇气。

第二节 患者异常情绪识别

情绪，是对一系列主观认知经验的通称，是多种感觉、思想和行为综合产生的心理和生理状态。最普遍、通俗的情绪有喜、怒、哀、惊、恐、爱、恨等，也有一些细腻微妙的情绪，如嫉妒、惭愧、羞耻、自豪等。情绪常和心情、性格、脾气、目的等因素互相作用，也受到激素和神经递质影响。无论正面还是负面的情绪，都会成为引发人们行动的动机。尽管一些情绪引发的行为看上去没有经过思考，但实际上意识是产生情绪重要的一环。

患病后，患者通常会出现心情不佳、情绪不稳定、情感脆弱、易激惹、易受消极情绪的暗示和诱导等表现，并伴随产生躯体症状与情绪反应的不适感，主要包括失眠、食欲不振、不确定感、窒息感以及对最坏情况和死亡的恐惧。对患者常见的心理问题与异常情绪的识别,有助于在其出现异常情绪时及时加以调节,降低情绪对患者的生活及身体的负面影响。

常见的患者心理问题和异常情绪包括以下几个方面。

(一) 恐惧

由于个体对疾病的认知存在不同程度的片面性,多数患者在未确诊前常会产生恐惧心理。恐惧是人们面对危险情境时产生的一种负性情绪反应,引起患者恐惧的主要因素来源于疾病引起的一系列不利影响,例如疼痛、疾病导致生活或工作能力受限、对疾病和预后未知的恐惧等。不同社会经历、年龄、性别的患者,其恐惧的对象也不尽相同,例如,儿童患者的恐惧多与疼痛、陌生、黑暗有关,而成年患者的恐惧则多与手术、创伤性特殊检查或疾病预后有关。

(二) 焦虑

焦虑是个体对现实或未来事物的价值特性出现严重恶化趋势所产生的情感反映,也是临床患者最常见的情绪反应之一。引起患者产生焦虑的原因诸多,例如,肿瘤患者在疾病初期对疾病的性质、病因、转归和预后尚不明确;对诊断、治疗方案和护理方案心存疑虑;对具有一定危险程度的检查和治疗担心其安全性和可靠性;对住院环境的不适应,进入新的场所后原有睡眠习惯与生活规律被打乱;目睹危重患者的抢救过程和死亡情景;担心疾病治疗费用加重家庭经济负担等。根据患者产生焦虑的原因及表现可将其归纳为 3 种类型:① 期待性焦虑,主要是面临即将发生但又尚未确定的重大事件时的焦虑,常见于疾病初期或不了解自己疾病性质及预后的患者。② 分离性焦虑,主要是与熟悉的环境或亲人分离,产生分离感所伴随的情绪反应。③ 阉割性焦虑,表现在自我完整性受到威胁或破坏时产生的情绪反应,常见于外伤或手术切除某肢体或脏器的患者。

(三) 抑郁

抑郁是一种由现实的或预期的丧失而引起的消极情绪,以情绪低落为特征。患者抑郁的主要原因在于知晓所患疾病的严重性,对治疗丧失信心,对预后产生悲观预期,从而产生对死亡的抑郁心境。抑郁多见于危重患者、预后不良或治疗不顺利的患者,一般处于急性期的患者在得知诊断后需要做出很多治疗性决策,如住院、确定治疗方案等,很少有时间去考虑疾病会对他们自身产生什么样的影响,一旦急性期结束,患者就会进入思考状态,真正去理解疾病的全部含义和所带来的影响,因此,抑郁会成为疾病的一种"延迟反应"。临床实践中,患者的抑郁反应主要表现在 4 个方面:① 消极情绪,出现悲观、失望、冷漠、绝望、悲哀、无助、依赖等不良心境。临床上患者的抑郁反应多与丧失及悲哀有关,患病后患者可能失去健康、生活能力、工作能力、隐私、个人的控制感,造成患者的依赖、无助、茫然感,使患者采取消极的心态看待周围的一切。② 自我概念消极,伴有消极的自我意识产生,表现为自我评价下降、丧失自信心、有自卑感、自责、内疚、自怜、自我无价值感,感觉自己是家人及社会的负担,悲观失望,对治疗及护理态度冷漠消极,严重者会出现自杀倾向。③ 生理改变,出现睡眠障碍、食欲的改变、性欲障碍等。④ 社交功能的改变,在行动方面患者表现为活动水平下降、寡言少语、兴趣减弱、哭泣、沉思、退缩等。

(四) 愤怒

愤怒是由于个人在追求目标愿望受限时,出现的一种负性情绪反应。患者可以为一些小事而发火,为生活不能自理而恼怒。这种愤怒来自患者常常因为自己得病是不公平的,是不幸的事情,以及疾病的痛苦折磨。有时患者自己也说不清为什么发火,这种莫名的怒火可能是潜意识的。引起患者愤怒的原因主要包括:① 无法治愈的疾病,或患者期望值过高而无法实现;② 家庭关系紧张,经济负担过重,社会对某些疾病存有偏见;③ 医院环境差,医疗水平低,服务质量差,无法满足患者的就医需求。

(五) 依赖

依赖是患者进入患者角色后产生的一种退化或幼稚化的心理和行为模式。患病后的患者,期待得到家人、朋友、同事的关心与关注,害怕受到冷落,依赖的心态非常重。经常出现行为变得幼稚、被动、顺从、依赖;生活自理能力明显低下,被动性增强,能胜任的事情也不愿去做;对事物缺乏主见,自信心下降,要求周围的人给予更多的关心并呵护自己,即使意志坚强的人得病后也会变得优柔寡断,一向好胜的人也会变得畏缩不前。

(六) 孤独

孤独是与分离相联系的一种消极心理反应,也称社会隔离。主要是因患者离开了自己熟悉的环境和人群,进入医院陌生的空间,缺乏安全感,有种被隔离和孤立的感受。

(七) 否认

否认是患者怀疑和否定自己患有疾病的心理状态,是一种潜意识的心理防御。患者不承认自己有病,不接受医务人员对自己所患疾病的诊断,常用自我感觉良好来否认疾病存在的事实。患者对自己所患疾病的严重程度估计不足,内心中仍存在侥幸心理,误认为医务人员把病情说得过于严重,不能有效地接受医护人员的诊治与护理。同时,部分患者怕影响家庭和自己的工作而否认自己有病,也有部分患者缺乏医学知识和科学态度,对疾病诊断半信半疑,总认为诊断是错误的。

(八) 猜疑与怀疑

猜疑与怀疑是一种消极的自我暗示,由于缺乏根据的猜测,常常影响患者对客观事物的正确判断。一些患者变得特别敏感,对诊疗、护理有猜疑的心理,当听到或者看到别人在谈话时,误认为是谈论自己的病情,感到自己病情在加重,有时甚至曲解别人的好意,怀疑诊断的正确性,怕吃错药、打错针。在治疗中不能遵守医嘱用药,对诊断和治疗心存疑虑,出现不遵医嘱的行为。还有的患者因缺乏医学常识和科学态度,加之文化水平低,对疾病胡乱猜疑,甚至存在迷信的认识,常见于某些慢性患者和多次就诊但一直未明确诊断的患者。

第三节　患者及家属的心理关怀与疏导

对疾病的无知、恐惧以及茫然会使患者陷入巨大的心理压力中。如何面对突如其来的疾病树立战胜疾病的信心,从容地面对未来,是一个非常重要的问题。如果不及时对处于心理危机状态中的患者进行有效的心理疏导,就有可能导致患者出现许多严重的心理问题,进一步加剧病情恶化。因此,除了疾病本身的治疗,更需要抚慰患者心灵、疏解其压力,帮助患者尽快恢复正常心理状态。

患者心理疏导方式主要是一对一疏导,可以是专业人员与患者,也可以是患者对自己的心理疏导。心理疏导的主要目的在于调整患者的心理状况、情绪状态、认知评价、应对方式,进一步改善患者的生理和免疫功能,并改善生活质量。具体目标有:① 减少负性情绪症状(如焦虑和抑郁);② 支持患者表达出应激性情感,如愤怒、恐惧、暴怒和失望等;③ 学习应对疾病的行为技巧;④ 学习建立生活新秩序;⑤ 减少家庭或伴侣关系中的情绪应激;⑥ 学习放松技术以减轻失眠、疼痛和恶心;⑦ 解除对死亡开展讨论的禁忌。

心理疏导人员要尊重患者,使双方建立一种积极有效的合作关系,促使患者接受进一步的帮助。热情、温和、坚定的态度能使患者感受到一定程度的安全感和信任。在与患者交谈之前,详细了解患者的资料(如病情、工作、家庭情况等),以便更好地缩短与患者的心理距离。交谈中要使用患者的姓名,邀请对方坐下,并向对方保证谈话的保密性,以表示尊重。始终保持无条件的积极关注,指导他们尽快找到对自己有帮助的人际资源,了解他们在患病过程中所遇到的心理问题,帮助他们与其他拥有相似际遇的人建立联系。

沟通中,患者容易出现紧张、焦虑、自责、愤怒和悲伤等情绪反应,疏导者要注意保持合适的面部表情和身体姿势,通过点头、眼神接触、微笑、简短语言回应等言语和非言语的沟通方式,向对方传达关心、参与和信任的态度。在交流中注意评估患者的心理状态和精神状态、有无自杀意念以及患者的社会支持情况等,为后续问题的解决奠定基础,并提供适当的方法让求助者进行选择,如倾诉宣泄、寻求支持、积极心理防御、放松训练、认知转变、合理情绪疗法等。

一、心理疏导的原则

(一)信任性原则
良好的医患关系是实施心理疏导的首要条件。疏导者(或咨询师)应与患者建立互相信任的良好关系。

(二)针对性原则
疏导者(或咨询师)应根据患者存在的具体问题,结合自己对各种心理治疗技术掌握的熟练程度,有针对性地选择合适的疏导方法。

(三)计划性原则
心理疏导方法确定后,应制订治疗计划,对疏导实施的时间、手段、疗程、目标等进行设定并及时调整。

(四)综合性原则
疏导时要采取心身综合的疏导方法,以期取得更好的效果。

(五)灵活性原则
在整个疏导干预的过程中,疏导者(或咨询师)应密切观察患者的心理变化,灵活、果断地调整疏导干预计划。

(六)保密性原则
严守职业道德,涉及患者隐私的部分应严格保密。

二、心理疏导的注意事项

(一)认识心理疏导的地位和作用
心理疏导的应用虽然很广泛,但对于大多数疾病,更提倡心身综合治疗。

(二)良好的医患关系是基础
融洽和谐的医患关系有利于患者对疏导者(或咨询师)产生信任感从而认真遵从医嘱;有利于准确掌握患者的心理动向,及时调整治疗的步骤和方案;有利于患者坚持治疗,增进疗效。

(三)注重自身素质的培养
疏导者(或咨询师)应具备丰富的知识,包括哲学、社会学、心理学、医学及各行各业常识和良好的个人素质,促进与患者沟通交流,促进患者的遵医行为。

(四)严守职业道德
在治疗过程中保持中立态度和隐私保密,尊重患者的人格,具有强烈的同情心。

（五）合适的心理疏导环境

环境应安静、整洁、舒适,适合单独会谈。

三、常用的心理疏导技术

（一）倾听

倾听是指疏导者(或咨询师)以开放的心态,认真、耐心地接受患者的一切言语信息,包括叙述、感慨、抱怨、牢骚、责难等,以及在此过程中流露出来的各种表情与心声。与此同时,倾听也是收集信息的重要途径,是对患者积极关注的直接表现。正确有效的倾听要求疏导者与患者能够共情,疏导者不仅用耳朵听,还要用眼睛观察患者的行为举止,不仅听懂患者表面表达出的问题,还要用心琢磨其省略和隐含的内容,甚至是患者的潜意识。在使用倾听技术时,应做到以下 3 个方面。

1. 集中注意,注意是指心理活动对一定对象的指向与集中。个体在注意中会出现朝向性反应并停止无关动作。听者集中注意的初步表现为:坐姿的身体微微前倾、目光随和地看着患者、不做与心理疏导无关的事情、不要随意打断求助者想说的内容、让其能够自由地表达。

2. 空杯状态,心理疏导者在进行心理照护时应集中注意倾听患者的表达,并让自己处于空杯状态,尽可能屏蔽自己原有的情感、态度、价值观,无条件接纳患者的表达,不随意打断、指责、训斥患者。

3. 恰当回应,倾听不等于无言,心理疏导者在实施心理照护的过程中应通过信息反馈让患者感受到这种倾听,在合适的时机做出恰当的回应,如点头、摇头、皱眉、惊讶、紧张、放松、悬念、释然等表情,或者如"嗯""是吗""我在听着""后来呢"等语气助词和简单问题,适时以身体上的接触安慰患者,如拍拍患者的肩膀、递给对方纸巾等,来让患者明白自己是被关注、被接纳、被理解的,所处环境是安全的,以及面前的倾听者是与自己同在、愿意为自己分担的。

（二）具体化技术

具体化技术是在危机干预过程中协助患者准确清楚地表达出他们的观点、概念、体验到的情感和经历的事件。在经历应激事件的初期,许多患者出现认知问题,使患者感到困惑,疏导者应该根据具体化技术,协助患者澄清那些模糊的问题和观念,明确真实的情况和患者自己的真实思想。通过具体询问患者的绝望和兴趣丧失问题的原因,找到患者身上发生事件的全部情况,以便了解患者的认知和行为方式,为进一步实施心理疏导奠定基础。

（三）询问技术

患者在心理疏导的过程中可能会出现缺乏热情和反应的表现,此时疏导者想要获得更多的有用信息，需要使用询问技术。询问技术一般包括：开放式的询问和封闭式的询问。运用开放式的询问可以获得更多的相关信息，鼓励患者完整地叙述怀疑患病、医院检查、住院等整个过程：一方面能够帮助患者宣泄自己的情绪；另一方面能够让疏导获得更多的有用信息。开放式询问通常使用"什么""如何""为什么""能不能""愿不愿意"等词来发问，可以让患者自由表达。封闭式询问通常使用"是不是""对不对""要不要""有没有"等词，而回答也是"是""否"式的简单答案。当患者的叙述偏离主题时，用封闭式询问适当地终止其叙述。疏导者可用封闭式询问对收集到的资料条理化、澄清事实，获取重点，缩小讨论范围。封闭式询问要少量、适度、适时使用。

（四）面质技术

面质也称对质，是疏导者当面指出患者自身存在的观念、情感、行为的矛盾，使患者面对问题、正视这些矛盾的一种语言干预技术。实施面质技术的目的不在于纠正求助者说错了什么话或者犯了什么错误，而在于帮助患者面对问题所在，鼓励患者消除或减弱自我防御机制，正视自己的问题，进而客观地梳理并妥善处理问题。面质的意义不是要疏导者贬低、否定、教训求助者，而在于引导、开启并激励求助者，使其学会客观辩证地看待当前所面临的问题。因为面质技术具有一定的威胁性，使用时要充满真诚、尊重和共情，在给予患者心理支持时运用，促进心理疏导的改善。

（五）共情

也称"同理心"，与"同情"属于不同的概念范畴。"同情"是对他人不幸境遇的判断和怜悯，人们对表示同情的方法通常是一定程度的情感抚慰或物质帮助，而"共情"则是表达"与你同在"的诚恳态度。"共情"由人本主义创始人罗杰斯提出，是指个体体验他人的精神世界犹如体验自己的精神世界一样感同身受。人与人之间共情能力的高低存在着巨大差异，但对心理疏导而言，共情是一种必不可少的工作胜任特征，是对患者实施积极关注的进一步体现。共情的具体含义包括：第一，疏导者通过患者的言行，深入对方内心去体验他的情感与思维；第二，疏导者借助于知识和经验，把握患者的体验与其经历和人格之间的联系，更深刻理解患者的心理和具体问题的实质；第三，疏导者运用咨询技巧，把自己的共情传达给对方，表达对患者内心世界的体验和所面临问题的理解，影响对方并取得反馈。共情的目的是促进疏导者与被疏导者建立良好心理干预关系；鼓励并促进患者进行深入的自我探索、自我表达、认识自我；促进双方进行更深入的理解和交流，达到良好效果。

四、心理疏导方法

（一）以求助者为中心疗法

罗杰斯（1902—1987 年）创建的一种心理疗法，被公认为人本主义疗法的代表。

人本主义疗法是现代心理治疗中的"第三种势力",采用的途径与心理动力学和行为疗法不同,认为不正常的行为,不能光靠探求无意识记忆或者改变反应来纠正,相信患者只要得到治疗者的温暖和鼓励,发挥出他们内在的潜力,完全有能力做出合理的选择和治疗自己。与传统的心理治疗相反,人本主义疗法旨在与患者建立融洽的医患关系,使患者感到温暖并产生信任感。治疗者不对患者发出指令,也不进行调查、解释或分析,不控制治疗的程序及内容,只决定治疗的时间和长短。治疗过程集中在患者的思维和情感上,治疗者耐心倾听患者的陈述,抱着充分理解和宽容的态度,通过重复患者所说的话,对患者陈述中的情感做出反响,让患者尽量表达和暴露自己,充分体验到他的情感和自我概念的不协调,将此揭露出来加以改变,就能使患者有所进步。人本主义疗法认为人类有自我实现的潜力,能够了解自身,使生活态度和行为产生建设性的改变。患者的这种潜力,在与治疗者建立起融洽的关系后,就能得到释放和发挥,治疗的关键是医患关系。

(二) 认知疗法

干预者通过认知和行为技术来矫正求助者的错误认知,从而影响情绪和行为的一种心理治疗方法。认知理论认为患者之所以出现各种心理困扰,是因为他们对患病这件事情的不正确认知和不合理信念造成的。因此,认知疗法的关键就是帮助患者纠正不合理认知和信念,用更具适应性的想法去代替原有的非理性的想法,从而消除或缓解因患者认知导致的心理障碍发生。认知疗法常采用认知重建、心理应对、问题解决等技术进行心理治疗,其中认知重建最为关键。心理学家艾利斯(Ellis)认为,经历某一事件的个体对此事件的解释与评价、认知与信念,是其产生情绪和行为的根源,不合理的认知和信念引起不良的情绪和行为反应,只有通过疏导、谈论来改变和重建不合理的认知与信念,才能达到治疗目的。贝克也指出,心理困难和障碍的根源来自异常或歪曲的思维方式,通过发现、挖掘这些思维方式,加以分析、批判,再代之以合理的、现实的思维方式,就可以解除患者的痛苦,使之更好地适应环境。认知疗法治疗过程如下: ① 建立求助的动机。在此过程中,要认识适应不良的认知-情感-行为类型。疏导者与患者对其问题要达成认知解释上意见的统一,对不良表现给予解释并且估计矫正所能达到的预期结果,例如,可让患者自我监测思维、情感和行为,疏导者给予指导、说明和认知示范等。② 适应不良性认知矫正。促使患者发展新的认知和行为,用新的认知和行为替代旧的认知。③ 处理日常生活问题。练习将新的认知模式用到社会情境之中,取代原有的认知境式。④ 改变有观点的自我认知。在此过程中,作为新认知和训练的结果,要求求助者重新评价自我效能以及自我在处理认识和情境中的作用。贝克的认知转变疗法(Cognitive Conversion Psychotherapy, CCP)在研究抑郁症时发现,抑郁症患者普遍存在认知歪曲。贝克认为,心理疏导的重点应该是减轻或消除功能失调性活动,同时鼓励患者监察其内在因素,即导致障碍的认知行为和情感因素,改变其不良认知模式。认知转变疗法就是矫正患者的不良认知。美国心理学家艾利斯 1955 年创立了合理情绪疗法(Rational-Emotive Therapy,RET)。他认为,人既是理性的,同时又是非理性的,人的心理障碍或情绪与行为问题的困扰,多是由于不合乎逻辑或不合乎理性的思考所致。因此,帮助患者以合理的思维方式代替不合理的思维方式,使其情绪性反应理性化,通过减少不合理的信念从而减轻患者的苦恼和忧郁。

(三)行为疗法

许多患者在手术之后会担心自己的形象问题,比如直肠癌手术后的腹壁造口、癌症患者化疗后头发脱落等。因此,患者在患病的不同阶段都可能会产生恐惧的情绪。行为疗法可以有效地帮助患者减少恐惧心理,勇敢地面对疾病。行为疗法是以学习理论和条件反射理论为依据的心理治疗技术,它认为人的问题行为、症状是由错误学习所导致的,主张将心理治疗或心理咨询的着眼点放在患者当前的行为问题上,注重当前某一特殊行为问题的学习和解决,以促使问题行为的变化、消失或新行为的获得。行为主义的创始人是华生,但对心理治疗产生较大影响的是巴甫洛夫的经典条件反射理论、斯金纳的操作性条件反射理论和班杜拉的社会学习理论。常用的方法有系统脱敏法、厌恶疗法、正强化技术、示范法等。

系统脱敏疗法在护理工作中可以用于降低患者住院期间的情景性焦虑,在运用情景导入的教育模式基础上,配合放松治疗,使患者情景性焦虑情绪在与引起这种情绪的条件刺激分步接触中逐渐消退,最终使焦虑情绪得以矫正。系统脱敏疗法也可以增强患者应对能力,及时适应角色转变,帮助其建立有益于心理健康的防御机制和有效的行为应对方式,使患者保持良好、稳定的情绪。

(四)意义疗法

在治疗策略上着重于引导患者寻找和发现生命的意义,明确生活目标,以积极向上的态度来面对生活的心理治疗方法。弗兰克尔说过:"意义治疗学是建立在一种详尽的生活哲学基础之上的。"即意志的自由、追求意义的意志以及生命的意义。他认为人类具有精神上的自由,通过自己的意志,能够把握自己的命运,拥有自己独特的人生。人要寻求意义是其生命中的原始力量,是人们生存的动力,在存在中尽可能地发现更多的意义并实现更多的价值,才能满足其生命意义感。每个人的生命都有其独特价值,所以每个人都有其自己存在的意义,治疗者不能强加给患者某一生命意义,需要由患者自己去发现,去探索自己存在的意义与价值。

(五)放松疗法

又称松弛疗法、放松训练,可以消除或减轻因焦虑、紧张、恐惧等造成的精神压力,使人的身心得到充分的休息和恢复,调节情绪状态,提高生活质量。放松疗法的原理是,一个人的心情反应包含躯体与情绪两部分,若能改变躯体的反应,情绪也会随着改变。躯体反应,除了受自主神经系统控制的"内脏内分泌"系统反应控制外,也受随意神经系统控制的"随意肌肉"反应,后者可由人的意念操纵。因此,人的意念可以控制"随意肌肉"活动,从而间接地把情绪松弛下来,建立轻松的心情状态。放松疗法就是通过意识控制使肌肉放松,同时间接地松弛紧张情绪,从而达到身心轻松的状态,有利于身心健康。放松治疗有很多训练方式,如渐进性放松、想象性放松、自生训练、瑜伽、生物反馈技术等,在临床心理疏导中得到了广泛应用。

(六) 绘画疗法

心理艺术治疗的方法之一,是让绘画者通过绘画的创作过程,利用非言语工具,将潜意识里压抑的感情与冲突呈现出来,并且在绘画的过程中获得疏解与满足,从而达到诊断与治疗的良好效果。咨询师可以通过绘画解读其心灵深处的秘密,剖析困扰人们的"症结"。绘画形式可以是自由绘画,不需要经过任何思考过程,想到什么就可以画什么;也可以是规定了内容的绘画,如较为著名的房、树、人。此外,还有介于两者之间的,治疗师做一些指导,但并不规定具体画什么,主要是对未完成的绘画进行添补,通过绘画投射出的信息是灵活的、丰富的、开放的。

五、团体心理疏导

团体心理疏导是心理辅导的主要形式之一,是一种为了某些共同的目的将成员集中起来进行心理治疗的方法。团体心理治疗的形式是一种非常有效的心理疏导方式之一,通常包括一两名领导者和多名团体成员,由几次或十几次团体聚会或活动组成。在团体活动中,领导者根据团体成员问题的相似性,通过团体内的人际互动,引导成员共同讨论大家关心的问题,彼此启发反馈,相互支持鼓励,增进成员对自己的了解和接纳,增进成员对他人心理的认识,促使成员调整和改善与他人的人际关系,学习新的良好行为方式,提高成员的社会适应性和促进成员的人格成长。团体心理干预还没有统一的分类,团体心理干预的分类方法各不相同。在对患者的心理疏导中,经常采用教育与治疗相结合的团体心理干预模式。团体心理疏导的意义主要在于有较强的感染力、有很高的效率、效果容易巩固与迁移。团体辅导常用的干预技术有以下几点。

1. 倾听:需要领导者用心去倾听患者的感受,让患者有被重视的感觉,促进团体发展。

2. 提问:通过提问的形式促进患者更清楚的表述,形式以开放式提问为主。

3. 重复:通过重复深度挖掘患者所要表达的意思,帮助患者理清思路,更清楚自己的感受。

4. 共情：可以通过语言、动作或眼神来表达，使患者产生温暖感，鼓励患者进一步自我暴露，使患者获得支持感。

5. 自我暴露：某些特定情况下，自我暴露可以让患者产生信赖感，但自我暴露的内容应与活动主题相关，把握好分寸，避免暴露过多或过少。

6. 支持：领导者的支持对于患者来说十分重要，有助于提高患者的自信心，增强团体凝聚力。

7. 总结：在每次团体完成活动时，领导者都要概括一下活动对大家的积极影响，使这种正面的引导得以强化。

第四节　患者及家庭的隐私保护

患者隐私权是指患者拥有保护自身的隐私部位、病史、身体缺陷、特殊经历、遭遇等隐私，不受任何形式的外来侵犯的权利。卫生部颁发的《医务人员医德规范及实施办法》及《护士条例》等条款都涉及了有关患者隐私保护的相关规定。

一、患者隐私权

（一）树立保护患者隐私的观念

加强相关的卫生行政法规的学习及宣传，提高法律素质。正确处理权利与义务，把法律意识转化为自觉的依法行使权利、履行义务的法律行为。尊重患者的生命价值、人格尊严，保护患者个人隐私。

（二）提高道德修养

做到语言文明、仪表文明、举止文明。严格区分正常介入隐私和利用职务之便侵犯患者隐私的界限，按照技术操作规程办事。介入患者隐私的行为应该基于诊疗目的，如男医生检查女性患者必须有女同事或家属在场；一般体检没有必要暴露身体时则不必让患者暴露身体；特殊检查确需患者裸露检查时，必须向患者说明原因，并要求其他医护人员在场；在诊疗中与治病无关的事不做，与诊疗无关的话不问，在患者面前不进行病例分析讨论。不在公共场合、医院走廊、电梯内等地方谈论患者的病情和隐私。

（三）加强病案管理与监督

提高病案使用者保护患者隐私权的意识，提高职业自律性。认真落实病案借阅制度、病案外调复印制度、病案保密制度，不得以口头形式或书面形式泄露和公开病案中的隐私,更不能利用工作之便索取非法利益,以所掌握的隐私信息为筹码对患者进行威胁。其他工作人员不得借工作之便私自查看病历和其他医疗资料。未经患者许可、授权,不得允许他人复印患者的病历资料,涉及公检法工作时例外。单位集体体检涉及个人隐私的相关资料一人一袋封存,直接交给本人。

(四) 教学活动中的隐私保护

为教学工作的需要,进行现场示教的,需要取得患者的同意。医生为患者做人流手术、妇科检查等治疗时,在未事先征得患者同意的情况下,严禁实习医生、见习医生介入。

(五) 加强就医环境的改造和设施更新

建立单独隔离小诊室、急救室、注射室、综合治疗室,男女患者分开。在检查治疗和处置中要耐心、细致。对患者进行有关治疗护理时,如擦浴、清洗会阴部、更换衣裤等操作前,请无关人员先离开房间,拉上窗帘或用屏风挡蔽。

二、患者民族风俗习惯及宗教信仰

(一) 对待患者一视同仁

不分民族、职业、外貌、地位、财产状况,都应认真履行告知义务,充分尊重患者或家属的知情权、选择权、监督权,实施医疗行为应以尊重患者的人格为前提。

(二) 尊重宗教信仰

患者有宗教信仰的自由,医务人员应尊重患者的宗教信仰。

(三) 尊重患者的民族风俗习惯

确认患者系少数民族或宗教信仰者后,应主动了解其在生活和饮食方面的禁忌,询问患者需求,根据患者需求为患者准备相应的饮食,并在病历中做好相应记录。

(四) 重视宗教信仰和民族风俗知识的宣教工作

通过医院网站、公共授课等形式宣传少数民族风俗习惯和宗教信仰知识,对少数民族风俗和宗教信仰知识要点培训,重点了解饮食和生活习惯方面的禁忌。

(五) 保障患者在院期间合理进行宗教和民族活动

凡属国家法律允许的宗教和民族活动要尊重和保护,在条件许可时应主动提供相应的服务。不得嘲笑、歧视和在公共场所议论。当患者的宗教和民族活动已经影响医院工作秩序和其他患者的就医环境时要做好劝导工作,劝导过程注意方式方法,避免粗暴干涉。

(俞静娴)

第十二章

特殊人群的人文关怀

第一节　住院患者的跨文化人文关怀

为全方位满足住院患者的健康需要,照护人员需了解其种族、宗教、信仰、性别、职业、受教育程度、经济社会地位等文化背景,理解他们在一定文化背景下产生的行为及其文化背景在疾病发生、发展过程中的影响与作用,满足患者在住院期间生理、心理、精神及社会文化等方面的照护需要,从而为不同文化背景的患者提供真诚的关怀和照护。20 世纪 60 年代,美国的护理专家莱宁格首次提出了跨文化护理理论。莱宁格指出,护理的关键是提供以文化为基础的照顾或关怀。

跨文化护理是指护理人员根据患者的社会环境和文化背景,了解其生活方式、道德信仰、价值取向,向患者提供多层次、多体系、高水平、全方位、有效的护理,使其处于一种良好的心理状态,促进其疾病的康复。人们在对待健康、处境和生活方式的改变或面对死亡的文化中,存在着对照护的意义、价值和方式的差异性。因此,实施跨文化人文护理的要求是需要首先了解文化差异,其次认同其文化差异,最后必须融合文化差异。在跨文化的护理临床实践中,评估患者的文化背景是实施跨文化人文关怀的基础,照护措施则是实施跨文化人文关怀的主体,下面着重介绍这两方面的内容。

一、正确评估文化背景

在护理实践中,当照护一个陌生的患者时,特别是可能存在文化休克或文化强迫的患者,我们需要评估患者所处的文化社会结构和世界观、价值观方面的信息,收集患者使用的语言、沟通方式、教育背景、认知方式、宗教信仰、文化特质、对健康及疾病的观点、对医疗服务的态度、所属文化中的医疗模式、其社会支持、家庭中的角色和作用、饮食习惯、日常活动方式、做决策的方式及依据等,这些文化背景信息对后续实施护理及人文关怀至关重要。

二、跨文化护理及人文关怀

(一)采用合适的沟通方式

护理员应根据不同文化背景下患者偏好的交流方式来改变自身的沟通交流方式,如高情境文化背景的人注意非语言信息沟通,喜欢间接灵活的含蓄情境,依赖知觉或内心感觉,不太依赖事实和资料,喜欢迂回式推理来得出结论,通常认为暗示比说出来更重要。低情境文化背景的人惯于直接坦率陈述,依赖明确、内容丰富的情境,强调语言沟通,喜欢直接风格,偏爱直线式推理,依赖事实,注意个人主动性,期待个人成就与表现。同时,非语言符号差异也影响护患交流。此外,交流中不同的表情、动作、眼神等在不同文化背景中也传递了不同的涵义。

1. 眼神:和西方人对话的时候,要尽量保持眼光的接触。游离的目光或目视其他地方都会给对方留下不可信任和傲慢的印象。因此,在和西方人打交道时保持微笑、眼神接触很重要;而日本人与人交谈时的目光一般落在对方的颈部,他们认为直接眼神接触会给人一种自大、轻视他人的感觉,是一种失礼的行为。

2. 面部表情:美国文化微笑一般代表友好、快乐和愉快,而很多亚洲文化中,微笑则代表恐惧或尴尬。

3. 点头:点头在不同的文化中意义不同,可能表示"我在听,并且我同意""我在听,但未必会同意""我不明白,但我会认真听下去""我只是对你鼓励,请继续讲"。美国等大多数国家点头表示同意,而保加利亚、斯里兰卡、新斯顿则表示不同意。

4. 触摸:性别、社会文化背景不同,触摸的形式、礼节规范和交往习惯等都不同,阿拉伯人喜欢触摸,苏丹人在交往中更讲究接触、拥抱礼、握手礼等。而在英美等国家,对于身体接触十分敏感,通常极力避免,这会给他们带来尴尬甚至不愉快。

5. 手势与姿势:在很多国家的文化中,用一个手指指向他人是不礼貌、不雅观的,并且不尊重别人;对于希腊人应避免比"V"的手势,在希腊文化中这种手势表示对人不恭或侮辱;同印度、阿拉伯人交往时,忌用左手递东西,因为在这些国家的文化中,认为左手是不干净的。此外,同一姿势的意义也有不同,如招手(掌心向下)在亚洲国家意思为招呼人过来,而在美国意思是召唤狗。

(二)提供舒适的个人空间

不同的人对隐私和个人空间的需求是由其所处的文化背景决定的,不同文化背景下的人对空间的概念是不完全一样的,因此,对于不同文化背景的患者在安排病房上应有所区别,比如,把文化背景相同或相似的患者安排到同一间病房,有利于患者间的沟通交流。

（三）注意个人隐私

欧美人比较注意自己的隐私，也尊重他人的隐私，比如不能向对方询问收入、年龄、住址等。比如，我们经常会在聊天的时候问一些私人问题表示友好，比如家庭成员、生活状态的问题，我们认为这种话题是为了显示我们的友好，拉近彼此之间的距离，但可能在西方人看来这种行为是在窥探他的个人隐私。因此，在跨文化交际之前一定要全面地了解对方的文化，掌握好聊天的分寸，选择合适的话题，尽量选择一些大家都感兴趣的又不牵扯到隐私的问题，如天气、新闻等。

（四）重视不同社会家庭文化背景的差异

不同社会、家庭文化背景下，患者对疼痛的反应及态度有所不同，亚洲人常常会抑制表达疼痛，拉丁美洲男性往往对于疼痛的忍耐程度较高，而美国人通常认为疼痛是很严重的，难以忍受的。不同家庭文化背景的患者，在住院期间也会有一些特殊的需求，如患者可能需要佩戴特殊的配饰、进特殊的饮食或临终时进行特殊的仪式等。

（五）注重价值观念的差异

在美国、加拿大、澳大利亚、新西兰等国家，人们崇尚个人主义价值观，非常重视个性发展，生活中的一切问题都由个人来决定，他人不能干涉；而亚洲、非洲、中东地区等国家主要持集体主义核心价值观，每个人都隶属于有凝聚力的大家庭，讲究和谐的家庭关系与亲情，忠诚于群体，把群体利益置于个人利益之上。因此，要注重不同价值观念对照护的影响。

（六）尊重不同民族的饮食习惯

护理员应了解不同民族的饮食习惯，在责任护士的指导下提供适合不同民族习惯的饮食照护。如满族、锡伯族禁吃狗肉；回族、塔吉克族、维吾尔族禁食猪肉，甚至连谈话中也忌带"猪"字或同音字。西藏牧区患者没有吃稀饭的习惯，并且大部分藏族人忌食鱼类，在做饮食照护时需先关注不同民族的饮食习惯。

（七）尊重患者的风俗习惯

护理员应了解不同民族的风俗习惯，注意不触犯患者的特殊忌讳和民族风俗。如汉族、藏族、布依族对长辈不能直呼其名；南方人忌讳数字"4"。藏胞最忌讳别人用手摸佛像、经书、佛球和护身符。此外，在病情观察、疼痛护理、临终护理、尸体料理和悲伤表达方式等方面要尊重患者的文化模式。

（八）正确处理时间观念的差异

德国人、美国人认为时间是神圣的，时间与效率紧密相连，因而特别重视时间计划，按钟表来集中精力做事，很少变更，不喜欢被打扰；他们关注未来，非常计较人们对待时间的态度，对不守时的人会极端恼火。而意大利、西班牙、希腊、阿拉伯人对于时间的流逝却毫不在意。护理人员应了解不同文化背景下时间观念的差异,有助于理解患者的观念差异。

(九) 确保与健康有关的环境稳定

护理员工作时,应尽量减少对患者的打扰,保持环境的安静。改善医院及病区的文化环境,设置一种温馨、宜人的空间。此外,家属的陪伴也可让患者得到支持,减轻患者在医院环境中的不适感。应用通俗易懂的语言及非语言的方式,对照护行为进行解释,帮助患者适应医院文化环境。

(十) 帮助患者尽快熟悉医院环境

医疗环境和医院的环境均会使患者及其照护者产生迷茫及恐惧,护理员在患者入院时应热情接待,通过入院介绍使患者尽快熟悉和了解医院、病区以及病房环境,工作人员,病区的作息时间等文化环境。

不同种族、宗教、信仰、社会特征、心理状态、饮食习惯的患者对疾病的敏感性和获得性上有许多共同的特点,又存在一些差别。因此,护理员应正确理解,切不可歧视,掌握不同患者的文化特点,提供准确的评估,并实施精准的个体化人文关怀。中国医疗的发展日趋国际化,跨文化的人文关怀是护理员必不可少的临床技能之一,也是提高我国医疗服务国际竞争力的必备能力。

第二节 癌症患者的人文关怀

癌症是导致人类死亡的第一或第二大原因,严重危害人类生命健康。癌症作为强烈应激源,使患者出现严重的身心反应。现代肿瘤学认为癌症患者的生活质量比生存率、病死率更能准确地反映患者的治疗和康复状况。因此,医务人员不仅要关心患者的生存时间,更要关心他们的生活质量。现代生物医学模式中强调的人文关怀服务可以极大地满足癌症患者精神、文化、情感的照护需要,从而提高癌症患者的生活质量。医疗护理员在癌症患者治疗中承担了大量生活照护,是医院中最直接、最密切接触癌症患者的护理服务人员,除了需要掌握规范专业的生活护理技术外,更需用人文关怀的服务意识和方法为癌症患者实施人性化的优质护理服务。

目前对癌症患者临床上主要的治疗方法分为手术治疗、化学治疗和放射治疗,不同的治疗技术必须给予患者相适应的人性化关爱照护,并创造良好的治疗环境,以提高癌症患者的治疗依从性,保证治疗效果,提升住院满意度。医疗护理员在癌症患者治疗护理中体现人文关怀的服务实践如下。

一、手术患者的人文关怀

（一）手术前的人文关怀

1. 减轻焦虑和恐惧：因文化背景、心理特征、病情及对疾病的认知程度，癌症患者会产生不同的心理反应，应给患者必要的心理干预和更多的人文关怀，使他们拥有良好的情绪和健康的心理状况，可以更好地激活机体的免疫力，抑制肿瘤的生长。同时，应根据患者所处的疾病适应阶段采取个性化的关怀措施。

（1）震惊否认期：患者初悉病情后，眼神呆滞，不言不语，知觉淡漠甚至晕厥，继而极力否认。对于此期患者，护理员应协助家属一起予以情感上的支持和生活上的关心，使之有被重视感和安全感。

（2）愤怒期：当患者接受疾病现实后，会产生恐慌、哭泣，继而愤怒、烦躁、不满，甚至出现冲动性行为。对于此期患者，护理员应通过交谈和沟通，尽量诱导患者表达自身的感受和想法，协同医护人员纠正其认知错误，教育和引导患者正视现实。同时，对冲动性行为落实防护安全措施。

（3）协议期：患者步入"讨价还价"阶段，常心存幻想，祈求生命的延长。此期患者易接受他人的劝慰，有良好的遵医行为。因此，应维护患者的自尊，兼顾身心需要，做好心理慰藉。

（4）抑郁期：当治疗效果不理想时，患者往往感到绝望无助，对治疗失去信心，表现为悲伤抑郁、沉默寡言、黯然泣下，甚至有自杀倾向，应予以重视。对抑郁期患者，应给予更多关爱和抚慰，满足其各种需求。对情绪极度抑郁的患者要提高警惕，及时报告给责任护士，做好无缝隙持续陪护，以防意外发生。

（5）接受期：患者经过激烈的内心挣扎，接受事实，心境变得平和，不再自暴自弃，能积极配合治疗和护理。晚期患者常处于消极被动的应付状态，处于平静、无望的心理状态。对进入接受期患者，应向其介绍治疗成功的康复病例，以此激发患者的生存欲望，增强他们对生命强烈的眷恋之情，令其能够正确对待癌症并积极配合正规治疗。

2. 纠正营养不良：癌症患者因疾病消耗或慢性失血，可引起贫血、低蛋白血症和水电解质紊乱，应予以补充营养，提高手术的耐受性。首先，对患者宣教术前改善营养的必要性，尊重患者的饮食习俗文化，充分征求患者的饮食口味和喜好，建议营养师或家属为患者烹调色香味俱全、营养丰富和易消化饮食，避免辛辣和刺激的食物，并注重为患者创造利于改善食欲的周围环境，减少各种干扰因素。胃肠道癌症患者术前要进行肠道准备，术前一天根据医嘱在责任护士的指导下，协助责任护士落实患者禁食、口服泻剂或灌肠等计划，并做好相应的宣教、协助和整洁工作，保护患者的隐私、维护患者的尊严、确保患者的舒适。

3. 缓解疼痛：术前疼痛是肿瘤浸润神经或压迫邻近内脏器官所致。护理员除协助观察疼痛的部位、性质、持续时间外，还应为患者创造安静舒适的环境，鼓励其适当参与娱乐活动以分散注意力，在责任护士的参与指导下，与患者共同探索控制疼痛的不同途径，如松弛疗法、音乐疗法等，同时鼓励家属参与镇痛计划。

（二）手术后的人文关怀

1. 心理抚慰：手术后患者麻醉逐渐复苏清醒的过程中，会出现躁动，甚至谵妄，要做好患者的保暖和约束，预防导管滑脱等意外事件发生；患者清醒后的第一次沟通，可以轻抚患者的肢体，以平和、鼓励的语气祝贺患者手术顺利完成，使患者心情得到安慰和放松；嘱咐患者术后随时倾诉不适，及时报告医生和护士处理，以缓解各种不良刺激对患者术后康复的影响。同时，通过调动患者家庭的支持系统，使患者有一个心理逐步接受的过程，为今后的一系列治疗和康复奠定基础。

2. 饮食和营养支持：癌症患者术后由于创伤组织修复、免疫力提升的需要，必须尽早补充机体所需营养，以促进术后快速康复。术后在责任护士的指导下，应加强对患者做好相关宣教，鼓励术后能经口饮食者尽早进食，指导患者术后少食多餐，渐进饮食，并给予易消化且营养丰富的食物；在患者进食未恢复到正常饮食前，护理员要积极配合医护人员，严格按照医嘱饮食途径、种类和时间落实营养计划，在掌握治疗饮食原则的基础上尽量满足患者对饮食品种、口味和习惯等的选择，保持患者口腔清洁，创造愉悦的心境和环境，为患者提高进食主观能动性提供各项温馨服务。

3. 活动和锻炼：护理员要积极做好患者的宣教，协助责任护士鼓励患者术后早期床上或下床活动，以促进胃肠功能恢复、防治深静脉血栓形成、促进切口愈合和心肺功能恢复；在患者早期活动锻炼时，护理员首先要协助医护人员做好患者切口镇痛管理，同时妥善处置好各类引流管的固定，在确保安全的基础上，以关爱鼓励的语气语调、轻柔娴熟的辅助技术、安全有效的功能器具，循序渐进地帮助患者完成主动或被动的活动和功能锻炼，使患者在不断地尝试成功后增加信心，提高自我管理的意识和能力。

二、化学治疗患者的人文关怀

（一）恶心呕吐以及腹泻的照护

化疗患者普遍会出现恶心、呕吐、腹泻等不良胃肠道反应，严重者导致营养不良，严重影响治疗进程及效果。护理员应鼓励患者以积极顽强的意志，克服化疗后食欲不振、恶心不适等反应，坚持采取少食多餐、营养丰富、食物多样化的进食原则，保持机体营养平衡，注意食物的色、香、味，增加新鲜蔬菜、水果等绿色食品，在枕边放置装有橘皮、姜片的香包。对腹泻患者要以易消化、低纤维食物为主,鼓励多饮水。

(二) 防止发生感染、出血等不良反应

化疗患者由于骨髓严重抑制,易感染和出血,要注意察看患者皮肤有无瘀斑、齿龈出血、血便血尿等全身出血倾向,指导患者保持皮肤清洁、注意保暖,避免受伤,提供细软牙刷;保持病室整洁、加强通风,创造舒适的休养环境;在责任护士指导下,请患者家属协助脱发患者选购合适的发套,避免因外观改变所致负性情绪。

三、放射治疗的人文关怀

(一) 防止皮肤黏膜损伤

放射治疗期间,护理员在责任护士指导下协助患者注意照射野皮肤清洁干燥,忌摩擦、忌搔抓;禁用肥皂、粗毛巾搓擦皮肤,局部用软毛巾吸干;穿着柔软的棉质衣服,及时更换;局部皮肤出现红斑瘙痒时禁搔抓,禁用酒精、碘酒等涂擦;照射野皮肤有脱皮现象时,禁用手撕脱,应让其自然脱落;外出时戴帽,避免阳光直接暴晒,减少阳光对照射野皮肤的刺激。

(二) 预防感染出血等并发症

放射治疗患者会引起白细胞、血小板降低,有感染出血的可能。护理员在协助患者生活护理时,要严格执行消毒隔离操作,接触患者前做好手卫生,保持患者周围环境清洁无污染;指导患者做好个人卫生,如口腔清洁、肛周清洁等;外出时注意保暖,防止感冒诱发肺部感染;遵循清淡、易吸收、富含维生素与蛋白质等饮食原则,以提高机体的免疫力,保持大便通畅,防止腹泻等。

第三节　急危重症患者的人文关怀

一、急危重症患者的定义

急危重症患者是指病情严重随时可能发生生命危险的患者。如果抢救及时,护理得当,患者可能转危为安;反之,即可发生生命危险。急危重症患者的特点是患者生命体征不稳定,病情变化快,两个以上的器官系统功能不稳定、减退或衰竭,病情发展可能会危及患者生命。

急危重症患者病情重,抢救治疗任务繁重,护理工作量大,医护人员往往将关注点重点集中到患者的"抢救治疗",而对患者的心理状况关注度不足,同时,由于缺乏良好的沟通技巧,急危重患者得不到足够的人文关怀,最终影响患者的病程及转归。

二、急危重症患者人文关怀的内涵

人文关怀属于哲学伦理学概念,是对生命与人的身心健康在终极意义上的敬畏、尊重与关爱,是以理想的人或人性的观念去关心、爱护人。它包括以人为中心的思想,理性、善良、仁慈、博爱的原则,对人的生存状况的关注和幸福的重视及对人的信任、支持,对人价值和权利的尊重。

医学上人文关怀具体体现在:① 医疗质量和技术水平;② 建立在医疗水平上的延伸服务——人性化医疗卫生服务;③ 患者利益最大化,即患者受到最少痛苦、最少损伤,得到最好疗效,最适宜患者经济承担能力的医疗成本等。

急危重症患者的人文关怀是医护人员以人性、人道的基本原则关心、关注、关爱急危重患者的感觉世界、精神世界,以患者为中心,最大程度塑造为急危重患者着想的医院文化。

人文关怀在护理工作中,主要是提倡以患者为中心,不仅要保证护理的质量,护理人员还要关心患者的心理状态,关注患者及其家属的心理需求,并在护理工作中要维护患者的人格尊严。

三、急危重症患者人文关怀的特点

(一)主体的单元性、个体性

每个个体都有自己的特点和适宜关怀方法,不可作具体规定,这就要求提供照护服务时,应充分考虑每个患者所处的社会环境、家庭环境、文化背景及心理状态,注重个性与共性的有机结合

(二)客体的特殊性

急危重患者的原发病以及临床表现具有较大的异质性,临床实践中,既有清醒的患者,也有昏迷的患者;既有外科患者,也有内科患者;既有积极治疗和积极配合的患者,也有消极对待病情的患者。由于这些特殊性,对急危重症患者的人文关怀内容也各不相同。

(三)内容的综合性

急危重患者在医疗护理单元内要接受多重复杂的治疗、护理,因此在关怀的内容上也是综合性的,既包括躯体层面,也包括心理以及社会层面。

(四)患者具有主观能动性

患者不是被动接受医疗服务的对象,而是主动的寻求者和参与者。护理员需要重视患者的主观能动性,并发挥他们的主观能动性,通过患者的积极配合,与医护人员共同战胜病痛。

（五）患者具有意志和情感

患者的情绪是影响疾病转归和预后的重要因素，而在疾病的特殊时期患者常常表现有意志薄弱、情感脆弱和情绪的不稳定。护理员要善于给予患者情感上的支持，让患者有战胜疾病的意志和信心。

（六）患者具有社会属性

社会属性是人的本质特性。马斯洛认为：人的欲望除短暂的时间外，极少达到满足状态。一个欲望满足以后，往往会迅速地被另一个欲望所占领。而欲望的满足可以使身体健康，可以治疗由需要被剥夺而造成的疾患。护理员要充分了解患者的特点，尽可能满足患者的需求。

四、急危重症患者的人文关怀措施

（一）强化人文关怀理念

对护理员不断强化人文关怀的理念，明确人文关怀对急危重症患者疾病转归的重要性。鼓励护理员主动与患者或家属交谈，详细了解患者的性格特征、生活习惯，提供个性化的护理服务。从细节做起，让患者感觉到护理员的关心和体贴。

（二）注重护理员素质的提高

定期对护理员进行仪容仪表、动作、语言沟通等方面的培训，训练护理员在工作中要注意语言轻柔、行动干练、举止端庄等，同时也要求护理员注意提高自身的文化素质。

（三）改善病房环境

营造舒适的环境，提供合适的温湿度，提高患者的舒适感。保证病房环境整洁干净，降低病房内噪声；控制室内的温度和湿度，将病室温度控制在 $22\sim25℃$，湿度保持在 50% 左右；可以在不干扰各种仪器正常的情况下，根据患者的喜好给患者播放舒缓的音乐，以帮助患者放松紧张的情绪，减轻患者的陌生感。可以在患者看得见的地方放置钟或主动告知时间，增加患者对于时间的把握程度。

（四）加强患者病情观察

严密观察患者病情变化，包括生命体征、意识、出入量等，发现异常情况及时通知医护人员。

（五）满足患者生理需求

1. 保持呼吸道通畅：清醒患者应鼓励定时做深呼吸或轻拍背部，以助分泌物咳出；昏迷患者应使患者头偏向一侧，及时吸出呼吸道分泌物，保持呼吸道通畅。并通过咳嗽训练、吸痰等，预防坠积性肺炎等并发症的发生。

2. 及时缓解疼痛：急危重症患者经常存在疼痛不适，患者常表现为痛苦表情、呻吟面色苍白、躁动不安等，严重影响患者的休息和睡眠。护理员要关注患者疼痛，及时帮助患者采取措施缓解疼痛。

3. 给予生活护理

（1）眼部护理：眼睑不能自行闭合者应注意眼部护理，在责任护士指导下可涂眼药膏或覆盖油性纱布，以防角膜干燥而致溃疡、结膜炎。

（2）口腔护理：保持口腔清洁卫生，对不能经口腔进食者，也应保持口腔清洁，防止发生口腔溃疡、口臭等。

（3）皮肤护理：勤翻身、勤观察、勤擦洗、勤按摩、勤更换、勤整理，保持皮肤清洁干燥，护理过程中注意避免摩擦力与剪切力，预防皮肤压力性损伤的发生。

（4）排泄护理：帮助患者大小便，必要时协助责任护士给予人工通便及导尿。

4. 保护患者安全

（1）护理员在护理急危重症患者过程中要提高安全防护意识，多倾听患者主诉，及时解决患者诉求。

（2）根据患者病情安置适宜卧位，昏迷、瘫痪患者保持肢体功能位置，使用热水袋、冰袋时防止高温、低温伤害。

（3）保持各类导管通畅：注意妥善固定、安全放置各种引流管，防止扭曲、受压、堵塞、脱落，保持管路的通畅。同时注意管路和引流袋的位置，防止逆行感染。补液过程中加强补液观察，及时发现补液有无外渗等异常情况，并及时报告责任护士。

（4）对谵妄、躁动和意识障碍的患者，在责任护士指导下正确使用防护用具，防止意外发生。牙关紧闭、抽搐的患者，可用牙垫、开口器，防止舌咬伤。

（5）急危重患者鼻饲过程中存在误吸危险，护理员要加强观察，发现异常及时通知医护人员。

5. 开展被动训练：情况允许时，应在医护人员的指导下尽早帮助患者进行肢体被动运动，并同时作按摩，以促进血液循环，增加肌肉张力，帮助恢复功能，预防肌肉萎缩、关节僵直、足下垂和下肢深静脉血栓等的发生。

6. 给予饮食护理：协助生活自理缺陷的患者进食进水，对鼻饲患者注意鼻饲的温度、观察患者对鼻饲的反应，如有无呛咳、反流等。

（六）积极与患者沟通，做好心理护理

急危重症患者多是突然起病或突然遭意外，或者在原有疾病的基础上病情加重。而由于急危重症患者的特殊性，多无家属陪护。患者会表现出各种各样的心理问题，包括恐惧、焦虑、孤独等；对于慢性病忽然加重的患者，也会表现为消极、多疑等。作为一直陪伴在患者身边的护理员，在促进患者躯体健康的同时，还要做好患者的心理支持。

1. 主动做好自我介绍，向清醒患者介绍环境及病房工作特点。

2. 保持环境的安静、整洁、有序，创造良好的休息环境，减少环境因素刺激。

3. 用轻柔的语言与患者进行沟通和交流,要用温柔的动作以及鼓励的眼神,向患者表示肯定,给予患者支持,让患者感受到温暖,以缓解患者内心的不良情绪。

4. 多给予患者鼓励和支持,帮助患者树立治疗成功的信心。

5. 操作尽量集中,为意识清醒患者实施任何操作,特别是使用各种约束带时,要向患者解释使用的必要性,使其消除人格受限的感觉,取得良好的配合。

6. 语言沟通障碍者,通过其他方法保证与患者的有效沟通。

第四节　临终患者的人文关怀

一、临终关怀概述

(一) 临终

临终又称濒死,是指各种疾病或损伤造成人体主要脏器趋于衰竭,患者接受根治性和姑息性治疗后,病情仍加速恶化,各种迹象显示生命即将终结,也就是通常所指的各种疾病的终末阶段。临终过程可能很短,历经几小时、几天,如各种严重创伤性疾病;也可能几个月,如恶性肿瘤晚期、多脏器功能衰竭。

(二) 临终患者

国外一般将无治愈希望、预计生存期在 6 个月以内的患者称为临终患者,即临终关怀服务的对象。在我国,临终关怀的对象是指预计生存期不超过 3～6 个月的终末期患者,主要包括晚期肿瘤患者和一些存在疾病进展、器官衰竭而且现有医学无有效治疗手段的非肿瘤患者,如肺心病晚期、心力衰竭晚期、脑血管疾病并发感染、尿毒症晚期、糖尿病晚期等。

(三) 临终关怀学

临终关怀学是一门以探讨临终患者的生理、心理特征和社会实践规律为主要目的,并与多学科领域的知识与方法密切相关的新兴边缘性交叉学科。在国外又称安宁缓和医疗、善终服务、安宁疗护,它需要临床医师、护士、营养师、心理治疗师、康复医师、志愿者及家属等多方面人员共同参与。临终关怀学的内涵是指在当前医疗条件下,关注对尚无治愈希望的患者在临终过程中产生的痛苦和诸多问题,通过早期识别、积极评估、控制疼痛和治疗其他痛苦症状(包括躯体的、社会心理的、宗教的和心灵的困扰)等全面舒缓的疗护,以缓解病痛,改善面临威胁生命的疾病患者的生命质量,使临终患者安详、舒适并有尊严地度过人生最后的旅程,同时给予家属提供社会和心理乃至精神上的支持,以使他们的健康处于适应状态。

二、临终患者的身心变化、需求与权利

(一) 临终患者的生理变化

临终患者的生理变化是一个渐进的过程,濒死期各器官功能均已衰竭。生理变化具有以下特点:循环功能衰竭、呼吸功能衰竭、胃肠道功能紊乱、肌张力丧失、感知觉改变、意识改变、疼痛,出现临近死亡的体征。

(二) 临终患者的心理变化

患者除了生理上的痛苦之外,更重要的是对死亡的恐惧。有学者通过研究绝症患者从获知病情到临终的心理反应过程,将其分为 5 个阶段:震惊与否认期、愤怒期、协议期、抑郁期和接受期。因此,要在控制和减轻患者机体痛苦的同时,关注患者的心理变化,做好临终患者的心理关怀。由于社会、家庭及个人差异,临终期患者的心理变化各阶段很难严格区分,有些患者也会缺失其中的部分阶段。

(三) 临终患者的需求

临终患者的需求大致可分为生理需求、心理需求和精神需求。

1. 生理的需求:在临终过程中患者可出现疼痛、呕吐、呼吸困难、厌食、便秘、腹泻、皮肤压力性损伤等症状,患者往往要求缓解症状,以减轻痛苦。护理员应针对患者的生理需要,选择合适的措施如:安排安静、便于抢救的病室;长期卧床的患者,要经常给予翻身和改变姿势,以使患者感到舒适预防压力性损伤的发生;补充营养,鼓励患者进食;保持排便畅通;注意患者的个人清洁卫生;尽量减轻疼痛。

2. 心理的需求:临终患者的不良心理情感包括易发怒、易恐惧、易焦虑、易悲伤和易失眠等。这些心理情感不一定互相衔接,有时交错,有时可逆,时间长短也不一样。患者往往希望交谈、解释、倾诉,护理员对患者的情绪变化和某些行为失常应予以理解,给予帮助,满足其合理需求。

3. 精神的需求:当死亡不可避免时,患者最大的需求是安宁、避免骚扰、有至亲至爱的人陪伴身边给予精神安慰和寄托,还有对美(花、音乐等)的需求或者其他特殊的需求,如写遗嘱和见到最想见的人等。护理员应帮助临终者了却心愿,缓解心理焦虑与死亡恐惧。

(四) 临终患者的权利

临终患者除了和享受正常人一样的基本权利外,有权利受到尊重和得到尊严,要求不承受痛苦;有权利参与诊疗及决策过程;有权对任何医疗和护理措施知情同意,有权利拒绝治疗;有权利与家人交流,有权利要求不孤独;有权利对自己的疑问得到真实的回答,保持一种希望感;有权利得到细致和全面的照护;有权利要求保护个人隐私。

临终患者的生存时间是有限的,应该让他们在有限的时间内得到良好的照护,让

临终患者有尊严地逝去。了解他们的意愿与需求,尊重他们的权利,这就是临终关怀的宗旨。

三、临终关怀的意义

中国社会已经步入老龄化阶段,社会整体节奏加快,工作人员工作和生活压力增大,老年人面临着生理衰老、社会关系脱节的状态,而对老年人的照护以及病患临终关怀的问题日益显现。开展临终关怀服务是文明的象征,是社会进步的表现,也是社会学和伦理学必不可少的组成部分。因此,发展临终关怀事业具有重要意义。它是对传统思想的纠正和补充,体现了医护崇高的职业道德,有助于减轻家庭压力、减少医疗资源开支,缓解社会压力、缓和社会矛盾。

四、临终关怀的原则

临终关怀不以延长患者的生命为目的,而以减轻患者症状、维护患者生命尊严和体现患者人生价值为宗旨。临终关怀服务有别于传统的医学服务,具体原则有以下方面。

(一)治疗以缓解症状和提高生活质量为重心

临终患者的基础疾病已经没有治愈的可能,治疗以缓解症状和减轻痛苦为主。

(二)实施全方位的护理

全面的医疗护理、生活护理和精神心理安慰可以显著改善患者的生活质量,使其在躯体和心理方面都得到关怀和安慰。临终关怀涉及患者的生理、心理特征及其相关的医学、康复、护理、社会和伦理等问题,医学最终是体现人文关怀的科学,重视躯体症状缓解、精神心理慰藉和社会支持等各个方面。

(三)重视死亡教育

重视死亡教育,认识生和死不是对立面,而是必然的过程。选择积极面对人生并积极面对死亡。通过死亡教育,降低患者及其家属对死亡的恐惧,不回避死亡,以积极、乐观的态度面对死亡。

(四)提供家属心理辅导和居丧服务

临终关怀期间,患者家属往往承受极大的心理痛苦,同时改善患者的心理状态也需要家属的配合,因此重视患者家属的心理状态,提供心理辅导和必要的居丧服务,有助于从整体上提高患者及其家属的生活质量,并可稳定社会。

五、制定临终关怀计划

临终关怀计划要满足临终患者及其家属个性化的需求,一般分为初期计划和后期计划,后者是在前者实施并扩展的基础上形成的。

初期关怀计划是医护人员对患者做出初步评估并与团队成员讨论后形成,内容包括初期患者及其家属所有的特殊要求,如饮食安排、治疗措施、具体探视安排、关怀要求、是否需要进行死前抢救等多个方面。后期关怀计划主要是以初期计划为履行依据,针对关怀过程中观察到的特殊情况和特殊问题,给予特殊的关注和问题的解决。制定临终关怀计划所需要的记载工具,如评估表格、问题清单和记录档案等,最基本的要求是简洁、直观和一目了然;记载的内容应能反映关怀计划实施的过程以及患者临终阶段的情况变化;最后应以每个患者为单位将所有记录汇编成册,为以后形成临终关怀计划的科学化提供依据。

六、实施计划

临终关怀计划的实施者包括医护人员、临终患者家属和患者本人。对临终患者进行评估和鉴定后,实施阶段的重点在于控制痛苦症状、强化个体照护、改善营养状况、提高重要脏器功能和注重心理辅导。医护人员应教给临终患者家属与患者交流的方式和技巧,对患者及其家属进行必要的心理辅导,并给予居丧服务等具体工作的指导和帮助。整个计划实施过程要动态监控,反复评估,认真分析讨论及多学科整合管理,及时发现问题和解决问题。

七、临终患者照护

临终患者的照护应以全面照护和对症治疗为核心,在全面了解临终患者的生理、心理变化的基础上,给予患者全面、细致的照料,并关注患者家属的需求。

(一)控制影响生活质量的临床痛苦症状,提高生活质量

临终患者并发多种痛苦症状,且程度较重,如疼痛、厌食、失眠、疲劳、体重下降、口干、恶心、呕吐、呼吸困难、抑郁、焦虑、意识模糊等多达 30 余种临床症状。护理人员需要严密观察患者的病情变化和临床症状,如疼痛的部位、性质、程度等,及时处理,并重视预防并发症及治疗产生的相关不良问题。

(二)加强基础护理,保持患者身体清洁卫生

临终患者的机体逐渐虚弱,脏器功能减退,经常会出现大小便失禁、吞咽困难、恶心呕吐、活动减弱、肌肉萎缩等症状,因此导致身体不洁,如会阴、肛门附近皮肤受损、口腔溃烂等,部分患者还伴有恶臭等问题,严重影响患者的舒适感和生活质量。因此,要注意这些部位的清洁、干燥,必要时放置导尿管等,加强口腔、会阴等部位的护理,协助患者翻身,保持床单位平整、干燥。

(三)加强营养

临终患者常伴有恶病质,机体营养状况逐渐变差,并出现胃肠功能下降、恶心、呕

吐等症状,导致患者营养不良,影响生活质量。护理中要重视患者的营养状况,了解患者的饮食习惯,制定营养支持方案,注意食物的色、香、味,少量多餐,增进食欲。不能自主进食的患者应采用鼻饲或胃肠外营养,保证营养供给,改善营养不良及减轻营养不良相关的临床症状。

(四)改善血液循环

临终患者机体循环系统易出现障碍,表现为皮肤湿冷、苍白、发绀、脉搏快而弱等,要注意监测体温、脉搏、血压等,维持合适室温,注意保暖,必要时予以对症处理。

(五)改善呼吸功能

部分心、肺疾病及极度衰竭的临终患者存在呼吸功能异常,如呼吸频率变快或变慢,呼吸深度变深或变浅,有的出现潮式呼吸,严重的甚至出现呼吸停止。护理员密切关注患者的呼吸变化,帮助改善呼吸功能。神志清醒的患者可采用半卧位;昏迷患者采用仰卧位头偏向一侧或者侧卧位,防止呼吸道分泌物阻塞,保持呼吸道通畅;对存在呼吸衰竭的患者及存在明显呼吸困难的患者,必要时可协助医护人员采用无创呼吸机辅助呼吸。

(六)改善生活环境

创造适宜的生活环境,使他们在舒适的环境中度过剩余的时光。

(七)开展死亡教育

注意观察患者的精神心理变化,尊重和理解患者,在获得其信任的基础上帮助其正确认识生与死的问题,消除临终患者的心理恐惧,使其能够正视死亡,坦然地接受死亡。缓解临终患者家属的压力,增加与家属的交流沟通,改善其负性心理状态。

八、终末期照护与安然离别

随着病情进展,临终患者机体消耗殆尽,生命只有最后几天,此时进入了终末期。终末期的照护遵循临终关怀的核心意义,即提高患者的生存质量,也就是减轻患者的痛苦。护理员应尽可能鼓励患者家属陪伴,核实和确定患者逝去的场所,如果部分患者及家属有在家逝去的习俗或因个人信仰而对逝去场所有特殊装饰要求等,应告知医护人员,尽量予以满足。此外,遵医嘱配合责任护士调整具体的治疗内容,适当使用镇静类药物。

当医生判定患者即将逝去,或观察到如下现象:双眼直视、眼皮微睁,下颌松弛、嘴巴微张,呼吸、心跳停止、四肢肌肉松弛、晃动时没有反应、突然大小便失禁等,表明患者正在离别之时,家属应陪伴临终患者,帮助患者安详地逝去,同时平静自己的心情。

当宣布患者已逝,要保持室内安静,除去各种医疗设备,做好尸体料理。在此期间,家属应向医生提供患者的身份证明以及户籍证明,由医生开具《医学死亡证明书》。证明书是办理殡葬、注销户口等后续事宜的合法材料,家属可复印,以备后续办理相关事宜使用。遗容整理可在遗体送入太平间后由专业人员实施,患者在世期间如有器官移植或遗体捐赠的生前预嘱,家属应在社会工作者或医护人员协助下完成逝者遗愿。

九、遗体料理

确认患者死亡之后,护理员与责任护士一起及时料理遗体,使遗体整洁、干净、无液体流出,保护遗体体位良好易于鉴别,让家属满意。

准备平车1辆,尸体识别卡3张,清洁衣物,尸体单1条,弯盘内放棉球适量,弯钳、绷带,按需要准备清洁敷料、胶布、汽油、剪刀、温水、毛巾,必要时备隔离衣及手套。

遗体料理具体操作步骤:

1. 确认遗体身份:责任护士认真填好尸体识别卡备用。

2. 备齐用物:使用屏风遮挡,并对家属进行安慰。

3. 除去各类导管:协助责任护士拔除连接在死者身上的输液管、鼻饲、给氧和导尿管等各种管道。

4. 安置体位:放平床头,使遗体仰卧,将枕头垫在遗体枕部,以免面部瘀血。按摩眼睑使其闭合,如有义齿代为装上,轻柔下颌使之闭紧。

5. 清洁尸体:脱去衣裤,依次擦洗上肢、胸部、腹部以及下肢。拭去胶布痕迹,缝合伤口,将头发梳理整齐。

6. 包裹遗体:用弯钳将棉花填塞鼻、口、耳、肛门及女性的阴道,棉花不可外露,穿上衣物,绷带固定双腕及双踝。将第一张识别卡别于胸前,斜铺包尸单于平车上,将遗体移至平车上,先包住脚,然后包严遗体,最后遮盖头部。第二张识别卡系在尸单上。

7. 遗体转运:给遗体盖上大单,送至太平间。将第三张识别卡放在鉴别牌处,大单带回,连同其他被服一起放入污物袋内。

8. 用物处理:整理、清洁、消毒病房及床单位等用物。责任护士处理医嘱病历,填写相关表格,会同家属办理手续。

注意料理遗体的操作应在患者抢救无效,医生宣布临床死亡后才可以进行。如果家属无法到场,护理员应该有两名医护人员一起清点死者遗物,将死者的贵重物品进行登记,列出清单交给护士长保管,待家属到后交给家属。

十、殡葬辅导

我国法律规定殡葬服务由民政部门提供,在预计患者即将离世时,根据患者家属具体情况给予相关的殡葬辅导,包括殡葬流程、办理各项手续要求等。

第五节　丧亲家属的哀伤疗护

哀伤疗护是临终关怀实践中在临终患者去世前后向痛失亲人的家属提供的一种社会支持服务,临终患者家属的心理关怀应贯穿着临终患者护理的始终。亲人去世的悲伤是人们在日常生活经验间所能经历的痛苦中最为强烈的一种,如何帮助丧失亲人的家属顺利度过悲伤阶段,给予心理安慰与支持,减轻患者死亡对家属生活、工作及情绪的影响,协助他们解决有关的心理、社会、经济问题,并帮助做好居丧(当临终患者死亡后,其配偶或子女称为居丧者)服务,尽快恢复正常生活是非常重要的。

一、悲伤的发展过程

悲伤是由于失去自己心爱的人或对自己非常重要的人所造成的自我丧失而产生的心理反应。

心理学家派克斯(Parkes,1972)研究提出:个人悲伤的过程可以分为 4 个不同的阶段,这 4 个阶段是循序渐进的,每个阶段间的转换是逐渐推进的,中间没有明显的界限。居丧者经历上述 4 个阶段大体需要 1 年的时间。据观察,居丧者经历 1 年左右的发展过程,通常悲伤也不会完全终结,甚至对一些人来说,悲伤永远也不会终结。

(一)麻木

丧失亲友的第一个反应是麻木和震惊,特别是突然和意料之外的亲友死亡。个体可能会发呆几分钟、几个小时,甚至几天,不能通过正常渠道发泄自己的悲伤。

(二)渴望

这个阶段内心的悲痛升级,常常表现为渴望见到已逝去的人,盼望死去的人能够活过来。丧亲家属也可能反复思考死者去世前发生的事情,希望可以发现以前有什么地方出了错而纠正过来。有时丧失亲友的人会强烈感觉到死者的存在,经常看到死者的影子,或听到他的声音。

(三)颓丧

随着时间的推移,悲痛逐渐消减,丧亲家属会变得颓丧,感到人生没有意义,并对周围的事物不感兴趣。

(四)复原

悲痛逐渐削减到了可以被接受的程度,并开始积极地探索可以面对的世界。丧失亲友者会渐渐放弃不现实的希望,重新开始新的生活。

二、哀伤疗护的定义

哀伤疗护是指以医学心理学的理论为指导,应用各种方法来协助丧亲者在合理的时间内,顺利度过哀伤的心理反应,协助其正视痛苦,引导其正确表达对失去的亲友的感情,从而实现帮助人们走出哀伤,并获得重新开始正常生活及工作的能力。

三、哀伤疗护的内容

哀伤疗护通常从临终患者进入濒死期开始,即开始协助临终患者家属做好后事准备,在患者去世后,协助办理丧葬事宜,并重点做好家属的哀伤心理疏导工作。大致可分为以下 5 个方面。

(一) 陪伴与聆听

悲伤者此时最需要一位能够理解且有同情心的听众。因此,如何适时地引导他们说出内心的悲伤与痛苦是非常重要的,护理员要做一名好的听众,以高度的同情心、爱心,主动接近患者亲属;表示充分的理解,给予恰当的安慰,使其能承受心理上的巨大哀伤与震惊。

(二) 协助办理丧事

包括协助悲伤者组织、完成葬礼。葬礼的过程肯定了死者在社会中的地位与影响,可以帮助悲伤者接受死者已逝的事实,给予悲伤者充分表达和宣泄内心悲痛的机会,并将亲朋好友聚在一起,提供悲伤者一定的支持与帮助。

(三) 协助亲属把心中的哀伤用不同形式表现出来

哭泣是悲伤者最常用的情感表达方式,悲伤者需要哭泣,这是一种很好的缓解内心悲伤情绪的有效方式。护理员应协助悲伤者自由、痛快地哭出来,不要压抑其内心的悲痛。悲伤者的愤怒情绪和罪恶感也需要表达,同时适当地澄清悲伤者非理性和不切实际的想法。

(四) 协助处理实际问题尽早恢复日常作息

亲人去世后会有许多实际问题需要处理,护理员要了解他们的实际困难,积极提供可行的支持和帮助。

(五) 帮助适应新生活

协助其独立生活,建立新的人际关系,鼓励积极参与社会活动。

四、哀伤疗护的方法

哀伤疗护给予临终患者家属支持与安抚,减轻患者死亡对家属生活、工作及情绪的影响,让逝者安息,生者带着怀念释然地生活下去。

（一）减少亲属的遗憾

应尽可能地在患者神志清醒时提前通知患者的亲属进行探视，让患者及亲属有机会进行情感的交流，并交代后事，哪怕只是四目相对和握手，以满足他们的心理需求，避免患者及家属留下"没能见上最后一面"的遗憾，对于缓解丧亲家属的哀伤反应能够起到良好的效果。

（二）让生命有尊严的离场

让生命有尊严的离去是护理员对于丧亲家属心理疗护的重要一步。当生命走到尽头的时候，丧亲家属都不希望看到患者遭受痛苦与折磨。因此，护理员应尽力恢复患者安详平静的面目，协助责任护士及时地撤去或拔除各种导管，初步清洁，摆好体位，在家属进来道别时协同家属一起为患者清洁好身体，换上患者生前喜欢的衣服，让患者离开人世时是洁净且安详的。同时，护理员还应当与家属共同为患者做最后的默哀告别，送生命有尊严地离场。

（三）劝慰家属，真诚安抚

亲人离世，家属的伤痛和为照料患者所承担的身体和心理方面的透支都使其心理、行为处于应激状态。如果条件允许，尽可能地向丧亲家属提供安静整洁的单独空间，责任护士与护理员应以同情、理解的态度，通过认真、细致的遗体护理以及真诚的劝慰，使其心理得到慰藉。

（四）引导丧亲家属

长时间压抑不良情绪不利于家属的身心健康。由于中国人性格较为内敛，通常难以在公众场合下宣泄情绪，因此，在不影响其他患者及家属的情况下，引导丧亲家属尽早表达出悲伤的情绪，使家属的情感得到释放，是哀伤疗护的重要任务之一。在此过程中，应当注意老年家属的身体状况，切勿出现过度悲伤引发的身心疾病。同时，近代的安宁疗护专家建议，在患者心跳呼吸刚刚停止的时候，听力尚存，医护人员可以建议家属坐于患者身旁，握住患者的手"四道人生"，即道爱、道歉、道谢和道别，把最想对患者说的话倾诉出来，将最想对患者表达的情感展露出来，这是一个私密时刻，建议其他人员应短暂回避。

（五）妥善处理患者的遗嘱及遗物

在丧亲家属的哀伤疗护中，妥善处理患者的遗嘱和遗物也是重要的一个环节。患者的遗物应清点后郑重地交还给家属，如家属不在场，应当由两名护理人员共同清点并记录，并及时通知患者家属前来认领。患者在临终时，护理人员应尽可能地完成其心愿，如有遗嘱需要交代，而无家属在场时，应当由两名以上见证人在场，共同聆听遗嘱内容，护理人员应当如实记录遗嘱内容和患者当时的神志和精神状况，并当场签名。在处理患者的遗嘱及遗物的过程中，护理人员应表现出其专业性，神情应当凝重,充分尊重患者及家属的意愿。

(六)善终、善别、善生

安宁疗护的哲理在于善终、善别与善生。只有患者能够善终,家属才能善别,在世者才能善生。在患者生前做的一切事情,如环境的布置、家属的陪伴、心愿的达成等,都是为了使者能够不留遗憾,从而善终。同时,鼓励家属跟患者道歉、道谢、道爱、道别等,也是为了让患者感知人生的圆满,让家属能够善别,释然地迎接接下来的生活,让逝者安息。

（奚慧琴）

第十三章

身心障碍患者的需求识别与服务技巧

第一节 视觉障碍患者的需求
识别与服务技巧

一、视觉障碍概述

(一) 概念

视觉障碍是指由各种原因导致视觉器官（包括眼球、眼神经）及大脑视神经中枢的构造或功能发生部分或全部障碍，表现为双眼不同程度的视力损失或视野缩小，难以正常地工作、学习和参与其他活动等。视觉障碍的诊断标准为双眼最佳矫正视力<0.3。

视觉障碍者是由一种或多种视觉功能病变而导致视力损伤的人群，分为先天性视觉障碍者和后天性视觉障碍者。先天性的视觉障碍者，生来就没有经历过任何视觉体验，此类患者对于颜色等与视觉有关的事物毫无概念。后天性的视觉障碍者曾有过"看"的经历，他们对于视觉的体验存于记忆中。

(二) 流行病学特征

2006年第二次全国残疾人抽样调查数据显示，我国各类残疾人总数为8 296万人，其中视力残疾1 233万人，视障人士数量在我国残障人士中占了相当比例（14.8%），截至2010年，视力残疾有1 263万人，而且这个数字仍在持续增长。

(三) 视觉障碍临床表现

视觉障碍即指功能障碍，包括视力下降、视野缺损、视物模糊、视物变形、变色、色盲、闪光感异常及视疲劳等。

(四) 视觉障碍患者生理特点

视力的缺失导致视障者的其他感官高度敏感，他们的感知行为通过视觉以外的感知进行代替和补偿。视障者虽然视力缺失,但视觉皮层的功能并没有失效,而是在视觉以外的感知中反映出来,因此,视觉障碍者的听觉和触觉比常人要敏感。视觉障碍者对于听觉、触觉、嗅觉等感觉做出的反应和行为有一定的适应性,如果视觉障碍者长期通过触摸墙壁或利用盲道来活动,那么这类视障者更容易在触觉刺激下产生反应;若视障者长期在语音的引导下活动,那么他们就会依赖声音的提示做出反应。

（五）视觉障碍患者心理特点

有关视障人士心理健康的调查研究发现,部分视障人士由于生理缺陷等因素影响,存在不同程度的心理健康问题,主要表现在焦虑、抑郁、恐惧、偏执以及强迫等症状。

护理员在为视障患者提供照护时,需评估此类患者的心理特点。视功能障碍会使患者心理变得敏感,易产生焦虑、恐惧、多疑、理解能力减弱等心理特点。视觉障碍患者由于不能正常参加日常活动,独立执行行为的能力下降甚至丧失,所以也常伴有心理高度紧张、压力过大、悲观、失望、心情烦躁以及易怒等负性情绪反应。

二、视觉障碍患者的需求识别

（一）生活照护需求

由于视力损伤视觉障碍患者不能正常参加日常活动,生活自理能力低下或完全丧失,产生巨大的日常生活照护需求。例如打饭、上厕所、下床活动等。

（二）心理支持需求

视功能损害会不同程度地影响患者的心理和社会功能,视觉障碍引起的焦虑对患者的影响远远超过视力本身对患者生活质量的影响,加上患者对视力损害过分担忧和痛苦,需要护理员给予关注和心理支持。

（三）对治疗相关信息的需求

主要包括对手术认知、治疗配合、自我健康护理等相关知识的需求。大部分患者需要被告知疾病知识,想要了解治疗的方案、意义及配合方法,了解治疗的注意事项以及可能出现的并发症等。

（四）人际沟通需求

视觉障碍的住院患者容易产生孤独感,其内心渴望与周围人有互动关系,希望得到他人的关爱和照顾,有建立情感和人际沟通交往的需求。对视觉障碍患者热情打招呼,主动问好,态度温和友善,暖心的沟通能让其感受到医院的温暖,有助于营造和谐的氛围,消除患者孤独感。

（五）尊重的需求

尊重的需求分为内部尊重和外部尊重,内部尊重是指自尊;外部尊重是受到别人的尊重和信赖。视觉障碍患者由于生理缺陷容易产生自卑、胆怯心理,需要外部给予保护身体隐私和病情隐私的需求,如不要随意谈论患者病情、暴露身体时护理员先拉好围帘。

三、视觉障碍患者服务技巧

(一)生活照护技巧

1. 生活环境的介绍技巧:视觉障碍患者入院后,首先要向患者介绍生活起居环境。引领患者熟悉一下洗手间的位置和里面的设备,如洗手台、便器、洗浴设施等的位置。告诉患者床头柜和床的摆放位置,拉着患者的手摸一下热水瓶和水杯等物件的位置,避免因不慎碰翻物体发生烫伤。另外,要注意不要随便整理或移动视觉障碍患者的日常用品或行李。

2. 生活起居服务技巧:视觉障碍患者进餐时,护理员要向其说明筷子、汤勺、碗等餐具的位置及饭菜的位置。值得注意的是,为视觉障碍患者倒水盛汤时,只倒七分满,且温度不宜过高。若为患者提供热饮,需事先提醒患者,将热饮交给患者时,可将水杯先放在固定位置,再引导患者的手去碰触杯缘,不便放置定位时,应引导患者的手接下水杯。不要在病区过道和活动区域放置物品,避免患者绊倒摔伤。避免用手指着东西说"在这儿"或"在那儿",尽量使用"在您左边"或"在您右边"等更明确的方向定位语言。

3. 引领技巧:护理员在引领视觉障碍患者时,要主动与他们进行适当的肢体接触,让患者有安全感和亲切感。在行走时,护理员可以拉着患者的手或者让患者将手扶住护理员的上臂,让患者在左后位置行走。护理人员也可以询问视觉障碍患者偏好的引领方式,按照患者的习惯去引领。有的患者可能能力比较强,或者比较"逞强",不愿意让人引领,护理员可以不接触他的身体,但一定要密切观察患者是否能够真正独立完成他所想完成的事情,确保患者安全。引领视觉障碍患者行走遇到台阶时,事先告知有台阶的数量,遇到上楼梯以及路上有沟、坎、坑等情况时,需要事先告知患者做好准备。

(二)沟通技巧

护理工作始终与沟通相伴随,沟通能建立相互理解、信任、支持的护患关系。俗话说"良言一句三冬暖,恶语伤人六月寒",美好的语言能保证患者以良好的心境去接受治疗,并对改善护患之间的关系起到积极作用。护理员合理运用沟通技巧,体现出对患者的同情、体贴和尊重,能更加有效地提高服务质量。

1. 情感性沟通:首先,护理员要在语言及动作上表现出对视觉障碍患者的友善和同情,态度诚恳而温和。患者刚入院时,护理员应以平和亲切的询问病情,并详细介绍病区环境及同病室的患者,照护过程中多关心患者,适当引导患者沟通,让患者诉述病痛和感受。其次,与患者的沟通要体现同理心,对患者是否有同情心是患者是否愿意和护理员谈话的关键。若患者认为护理员并不同情自己,就不愿意与护理员交谈,也不可能过多流露情感和对照护工作的意见等,护理员也无法取得患者的好感。

2. 注意沟通方式:在沟通过程中,护理员可以通过适当提问的方式鼓励患者多表达、多倾诉。如患者告诉护理员"我眼痛",这时护理员可以这样回答:"什么时候痛的,怎么个痛法?"或者"痛得很厉害吗?"随后患者开始回答,在回答中护理员再继续提问或发现值得谈下去的话题。又如患者术前精神紧张、焦虑,对护理员说:"我有点怕。"如果护理员回答:"你不用怕。"那么谈话就这样终止了。也许护理员本意想安慰一下患者,但缺乏语言沟通技巧,结果患者心理没有进一步表露,所以未能进一步做好心理护理。

3. 注意沟通内容:首先,与患者沟通要有针对性,根据不同的对象、不同的情况以及不同的目的来选择谈话的内容,不可漫无边际。其次,沟通谈话要有有益性,谈话内容要能够使患者安心住院、遵从治疗、遵守院规、配合治疗护理工作。再者,谈话要有严谨性,在涉及患者病情诊断、治疗和预后等问题时切不可主观臆断、夸大其词,也不可给患者过于乐观的暗示。最后,时刻顾及患者的感受和情绪,不使患者感受到不愉快或受到伤害。

4. 善于使用沟通技术:沟通过程中需讲究的语言修养和交谈艺术包括① 善于打破谈话中的沉默,设置一个话题常常是打破沉默的最好方法;② 学会聆听,不要随便打断患者的谈话,对患者谈话给出适当反馈;③ 学会共情,理解患者特定的情绪反应,待患者平静后再诚恳地做必要的解释,以得到患者的理解。

(三)心理照护技巧

视觉障碍患者可能表现为焦虑、恐惧、多疑、紧张、悲观、抑郁、易怒等负性情绪,护理人员可以根据患者情况采用针对性的心理照护技巧。

1. 焦虑、易怒:患者严重焦虑或情绪激动时,应将其安置在安静舒适的房间,避免干扰,注意周围的设施要简单安全。护理员在旁陪护、耐心劝说和安慰患者,让患者理解激烈的情绪会对身体造成不良影响。注意倾听患者诉说,允许患者有适量的情绪宣泄。帮助患者转移注意力,减少不良刺激,使患者心理松弛。鼓励患者家属和朋友关心患者,力所能及地帮助患者做一些事情,减轻患者的心理压力。

2. 恐惧、紧张:视觉障碍患者产生恐惧、紧张、不安和无助的原因,一般源于环境的陌生、自我认知的改变以及生活常规的改变。对待视觉障碍患者,护理员要用温情的话语对待患者,经常与患者交谈,多用礼貌性、安慰性、鼓励性、理解性语言,尽快让患者熟悉并适应新的环境。在不影响治疗的情况下,护理员可以为患者安排有意义的活动,允许患者进行适当的娱乐活动,消除陌生感。让患者与家属保持联系,提醒患者亲友多探视、陪伴患者,使患者得到安抚,满足安全感。

3. 悲观、抑郁:如果病情复杂、症状反复发作,患者长期经历着疾病的痛苦以及反复治疗的不便,心中的希望一次次破灭后,部分患者会对治疗失去信心,容易产生悲观、抑郁等消极情绪。护理员需要寻找燃起患者内心希望的突破口,告诉患者正向的信念可以使躯体和精神健康恢复成最佳状态,悲观、抑郁则易摧毁人的意志,加重身体不适感。帮助患者重新点燃生活信心,接纳自我,配合治疗。

第二节　听觉障碍患者的需求识别与服务技巧

一、听觉障碍概述

(一) 概念

听觉障碍是指听觉系统中的传音、感音以及对声音的综合分析的各级神经中枢发生器质性或功能性异常,而导致感测或理解声音的能力完全或部分降低。听力损失较轻患者,可称为听力减退,听力减退严重患者,可称为耳聋。

(二) 流行病学特征

全球有 3.6 亿残疾性听觉障碍(损失)患者,约占人口总数的 5%。其中我国听力残疾人数达 2 054 万人,约占残疾人总数的 24%。我国已经进入老龄化社会,在急剧增加的老年人中,老年性耳聋的发病率也有所增加,老年性听觉障碍比例已高达 30%~50%,成为现代社会最常见的慢性疾病之一。老年性听觉障碍多半是因年龄增长而产生的生理退化现象,或其他外在因素造成听觉器官加速老化所致。老年性听力障碍往往会导致精神状态和情绪反应的逐渐恶化,对老年人的身心健康产生极大的影响,影响了他们的生活质量、社会交往及个人健康。

(三) 常见原因

1. 内在因素:随着年龄的增长,外耳的骨膜弹性减弱,中耳的听骨变得僵硬。老年人的听力损伤主要表现为对高频率声音的敏感性降低,不能很好鉴别他人的讲话声音与背景声音。有些老人则表现为言语分辨率降低,部分老人可出现重振现象:即小声讲话时听不清,大声讲话时又嫌吵。大约有 1/4 的 65~74 岁和 1/2 的 75 岁以上老年人主诉听力减退。患有阿尔茨海默病的患者,听力丧失的程度较其他人更为明显。

全身性疾病的影响也是听觉障碍发生的重要因素。糖尿病可造成动脉粥样硬化以及血管壁的营养障碍,耳蜗血管的病变常导致内耳感知功能障碍和细胞凋亡;高脂血症、高胆固醇血症、高血压等心血管疾病使血黏度增加,血小板聚集等功能亢进,可导致内耳血流下降,使得耳蜗对声音的敏感度下降。

2. 外在因素:不良的生活方式可以造成听力障碍。长期高脂饮食和体内脂肪的代谢异常促进老年性耳聋的形成。除因脂质沉积使外毛细胞和血管纹变性、血小板聚集及红细胞淤滞、微循环障碍外,还可能与过氧化脂质对听觉感受器中生物膜和毛细胞的直接损害有关。同时,缺乏运动、吸烟都是老年性耳聋的危险因素。长期吸烟可引起或加重心脑血管疾病,使内耳供血不足,影响听力;长期养成的挖耳习惯可能也会损伤骨膜。

环境噪声可以造成听力障碍。在工作和生活环境中长期受到噪声刺激、有用耳塞听音乐或广播的习惯等情况下,听觉器官经常处于兴奋状态,产生疲劳。同时,噪声刺激还可使脑血管处于痉挛状态,导致听觉器官供血不足而致聋。因城市人口常遭噪声刺激,且年龄越大对噪声的敏感性越强,故城市人口的发病比农村人口的发病率高。

二、听觉障碍患者的需求识别

(一)常见的心理问题

听力下降影响社交活动,听觉障碍者多不愿与人交往,产生孤独感,损害身心健康。听觉障碍者常常会发生以下的心理问题:孤独、失落、多疑、自卑、焦虑。尤其听觉障碍者生病住院离开家庭后,周围接触的都是陌生人,听觉障碍患者内心易产生孤独、寂寞及失落感。如果是性格内向的患者,可能会因此变得孤僻,出现疏离及拒绝社交的情形。

听觉障碍患者由于听不到或听不清别人谈话,变得敏感、多疑,容易误认为他人在谈论自己,进一步影响患者的人际交流,造成人际关系敏感,表现为不信任别人,甚至有些人还会产生被害妄想症,觉得别人在说自己的坏话,或背地设计陷害自己,从而使脾气变得暴躁、喜怒无常、易焦虑、猜疑等。

(二)对环境的要求

听觉障碍的患者需要一个安心静养的生活环境,尤其应该避免周围环境过于嘈杂。

三、听觉障碍患者服务技巧

(一)与听觉障碍患者的沟通

面对听觉障碍患者,在交谈时应特别注意,应该面对面地交谈,口形清楚,即使听不清楚,也可依靠唇形及肢体语言来了解患者表达内容,而且讲话速度要放慢,逐字逐字地说,维持适当音量。交谈应尽量选择在安静处所,周围环境如果过于嘈杂,会影响听障者的专注。不要轻易放弃与听力障碍者沟通,可以运用口语、表情、肢体动作或纸笔工具来达到沟通的目的。观察听力障碍者是否真的了解沟通内容,有耐心地重复叙述一遍,让听力障碍者有表达自己意见的机会,适时鼓励他们说出自己的想法,并给予回应,让他们有参与感。运用语句要有弹性,如果听觉障碍者不了解某一个字、词,可以换其他的说法,或用纸笔写给他们看。

(二)鼓励听觉障碍患者扩展社交面

鼓励听觉障碍患者多参加集体活动,培养兴趣爱好,信赖亲属,慢慢通过助听器的辅助,开拓自己的生活空间。如果不积极从事听力的复健与重建,不仅进一步降低听力,更有可能加速老年患者失智发生。

(三)适当进行耳部清洁

对于听觉障碍患者,尤其需要提醒其不要随便掏耳朵。耳垢具有保护作用,可使耳朵不易受感染,一旦发生感染应及早就医。

(四)保持平稳的情绪

听觉障碍患者尽量避免情绪激动,以免引起全身血压上升,不但可能损伤听力,也容易对心脏血管造成伤害。

(五)创造良好的休息环境

1. 病房环境:应适合患者休息,减少不必要的陪护人员,规定探视时间,护理员在工作中要做好"四轻"。当外出时,陪护人员应选择人流较少的地方,避免发生意外。在行走过程中,应当是守护在患者身边,不要在前面或后面。

2. 家居环境:保持家庭环境整齐,光线和色彩柔和,不听打击乐、不戴耳机,他人看电视时要调至较低音量。

(六)建立健康的生活方式

对于听觉障碍患者,应保证清淡饮食,减少外源性脂肪的摄入,尤其要注意减少动物性脂肪的摄入。多吃新鲜的蔬菜、水果,以保证维生素 C 的摄入。某些中药和食物,如葛根、黄精、核桃仁、山药、芝麻、黑豆等,对于延缓耳聋的发生也有一定的作用。坚持体育锻炼,适当运动能够促进身体全身血液循环,增加新陈代谢,使内耳的血液供应得到改善。锻炼项目可以根据自己的身体状况和条件来选择,如散步、慢跑、打太极拳等。

(七)夜间护理重点

1. 防止坠床:睡前应放好床档,或者铺地毯或泡沫垫,避免发生坠床的情况。

2. 防止跌倒:保持周围环境整洁、通畅,做好患者的生活护理,睡觉前询问是否需要去洗手间;当患者主诉眩晕时,应避免下床大小便;注意病衣裤尤其是裤子不宜太长,鞋子要有防滑底。

3.夜间睡眠时应注意避光,医院应开启地灯,在家中可使用调节光线的台灯或壁灯。

（八）助听器的保养

见图 13-1。

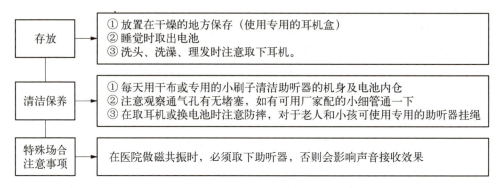

图 13-1　助听器的保养流程图

第三节　肢体障碍患者的需求识别与服务技巧

一、肢体障碍概述

（一）概念

肢体障碍一般是指某处或连带性的肢体不受思维控制运动或受思维控制,但不能完全按照思维控制行动。

（二）常见原因

出现肢体障碍的原因分为疾病导致和外伤导致两种情况。疾病导致原因主要为脑梗,其发病机制多为各种因素作用下致脑血栓和(或)脑栓塞形成,导致脑部血流供应障碍,造成脑局部区域发生缺血及缺氧性坏死。据统计,脑梗死约占所有脑卒中的70%,是导致人类残疾和死亡主要原因之一,具有高发病率、高致残率和高病死率的特点。虽然随着我国医疗水平不断进步,通过积极的、完善的救治方案,老年患者病死率可明显下降,但受送医时间和治疗水平等因素影响,部分患者仍会遗留不同程度的肢体活动障碍、大小便障碍及语言障碍等后遗症。常见的外伤原因有摔倒、车祸等意外情况。

（三）临床表现

肢体障碍主要表现为活动障碍、半身不遂、偏瘫等。

二、肢体障碍患者的需求识别

（一）心理支持的需求

由于肢体障碍者的身体缺陷，交往对象往往局限在自己的亲属，虽然随着网络的发展，社会各地的肢体障碍者通过网络结交认识更多的朋友，但网络的世界毕竟不是现实社会，而现实社会中歧视现象依然存在，所以部分肢体障碍者由于自身或者社会原因难以真正融入社会。有调查显示，90%以上的肢体障碍者在与他人交往过程中，把尊重放在首位，最不能承受他人异样的目光，希望交往对方平等尊重自己。

（二）对治疗相关信息的需求

主要包括对治疗以及相关功能锻炼等知识的缺乏。

三、肢体障碍患者服务技巧

（一）穿衣护理技巧

肢体障碍患者衣服一般应肥大柔软，穿脱方便，最好是用有拉链或尼龙搭扣的，以便于更换。穿衣方法：无肢体活动障碍时，先远侧，后近侧；一侧肢体活动障碍时，先患侧，后健侧。脱衣方法：无肢体活动障碍时，先近侧，后远侧；一侧肢体活动障碍时，先健侧，后患侧。穿衣过程中，一侧脱下后马上穿上替换的衣服，以免着凉；更换患侧时，要保护好肩关节，防止脱臼。气温低时要提高室温，盖轻而保暖的被子，不要放置热水袋，以免患者因感觉障碍而烫伤。

（二）头部清洁护理技巧

为肢体障碍患者洗头时，要注意以下几点：

1. 取仰面斜卧位，肩下垫枕头，床沿及枕头边铺塑料布及毛巾。

2. 松开患者衣服并将衣服领向内折卷，颈部围上毛巾，用棉球塞住患者两侧耳朵，用小毛巾遮盖双眼，再松散头发。

3. 用温水冲洗，并用洗发液轻轻搓洗头发、头皮，然后用温开水冲洗头发上的泡沫至患者舒适干净为止。

4. 擦干头发及面部，取出耳内棉球及盖眼的毛巾。

5. 为患者穿好衣服，并取仰卧位，头下垫大毛巾，待头发干后，取下。

（三）身体清洁护理技巧

在为肢体障碍患者做身体清洁护理时，要根据实际情况，注意清洁方式。对于虽然肢体有障碍，但是可以自行洗澡的患者，除要准备好必备的物品外，要征求患者的意见,是否需要帮助,并将室温调节到 24℃ 左右,要交代患者进入浴室后不要锁门,以便在发生意外时可及时进入。对于不能自行洗澡者,在护理过程中,动作要轻柔,注意保暖,特别是冬季气温较低的时候,要尽量与患者沟通,满足其清洁需求。如果条件允许,行动不方便的患者可在床上进行擦洗。

（四）安全照护技巧

肢体障碍的患者特别要注意防止跌倒。走廊、厕所宜安装扶手,地面保持平整干燥,防湿、防滑;走道保持通畅,去除障碍物;呼叫器应置于床头患者随手可及处;穿着防滑的软橡胶底鞋;行走时不要在其身旁擦过或在其面前穿过;同时避免突然呼唤患者,以免分散其注意力;行走不稳或步态不稳者,宜选用三角手杖等合适的辅助工具,并有人陪伴,防止受伤。

（五）老年瘫痪患者的服务技巧

1. 协助卧床患者采取正确的卧姿,正确的卧姿对于保持肢体良好的功能至关重要。尽量保持患肢在良好的功能位置上,并经常进行偏瘫肢体的被动活动与局部按摩,注意做各小关节的活动。常见的功能位包括:① 患侧卧位:患侧上肢伸展位,健侧上肢屈曲于胸,患侧下肢屈曲,足下放置软垫;② 健侧卧位:患侧上肢内收,于胸肘下放置垫子,患侧下肢屈曲,腿下放置软垫,背后置软枕,防止躯干痉挛。

2. 偏瘫肢体运动功能开始恢复时,在责任护士的指导下,应鼓励患者多做主动锻炼,并指导其以健侧肢体协助患侧锻炼。每日上、下午对患者的肢体进行被动活动各 1 次,每个关节活动 3～5 次,每次活动时间 10～20 分钟。

3. 患侧肢体注意保暖,但切忌使用热水袋或其他加热装置,防止烫伤。如有水肿,给予垫高,以利静脉回流。

4. 长期卧床患者建议使用气垫床,预防压疮的发生。每 1～2 小时翻身 1 次,定时对骨隆起部位皮肤进行按摩,保持床单整洁,做好皮肤护理。指导患者学会配合和使用便器,注意动作要轻柔,切勿拖拉和用力过猛,从而引起皮肤破损。

5. 保持室内空气流通,鼓励患者深呼吸及有效咳嗽,协助翻身、拍背,预防呼吸道感染。

6. 合理调节饮食,保持大便通畅,必要时使用缓泻剂。如患者有吞咽障碍,要注意进食安全,防止呛咳、食管异物及由此引起的窒息;如合并意识障碍的患者,注意头偏向一侧,做到定时叩背,防止口腔内分泌物或呕吐物误吸。

7. 鼓励患者多饮水(昏迷者给予鼻饲),防止泌尿系统感染。

（六）心理支持技巧

与患者多交流,逐渐缓解患者的绝望、恐惧心理和悲观情绪;尊重患者人格尊严,耐心、热情地为患者服务。在治疗过程中,可以使用良好康复患者作为示例,鼓励患者树立康复信心,调动其积极性,增强其对治疗的依从性。通过相关医学知识的宣传和教育,使患者了解自身疾病的正确的治疗康复方法,增强其主观能动性。鼓励患者接受和面对疾病的现实,克服困难,摆脱对照顾者的依赖心理,积极配合医务人员,增强自我照顾能力与自信心,争取最好的康复效果。

第四节 认知障碍患者的需求
识别与服务技巧

一、认知障碍概述

(一) 概念

认知是大脑接收处理外界信息从而能动地认识世界的过程。认知功能涉及记忆、注意、语言、执行、推理、计算和定向力等多种区域。认知障碍指上述区域中的一项或多项功能受损,将不同程度影响患者的社会功能和生活质量,严重时甚至导致患者死亡。认知障碍按严重程度分为轻度认知障碍和阿尔茨海默病。在 65 岁及以上人群中,轻度认知障碍患病率为 $10\%\sim20\%$,阿尔茨海默病患病率为 5.56%,阿尔茨海默病已成为仅次于心血管病、癌症、脑卒中之后威胁老人健康的"四大杀手"之一。2015 年中国阿尔茨海默病人数已居世界第一位。

(二) 认知障碍临床表现

早期症状主要表现为活动减少、易疲劳、头昏、眩晕、心悸、食欲减退、兴趣及主动性下降、情绪不稳、情感淡漠或抑郁以及轻度健忘。中期则出现典型的痴呆症状,包括定向力障碍,尤以时间定向障碍最为多见,随病情发展,地点和人物定向也减退,如不能辨别家人,在家中找不到卧室或厕所等;记忆力障碍,以瞬时记忆和近事记忆障碍为先导,进而出现远记忆力下降;智能障碍,患者的计算力、理解力、判断力及生活自理能力均减退;精神症状,此期患者大多伴有幻觉和妄想,以幻视、幻听和被窃妄想最为多见,情绪改变亦较常见,如焦虑、抑郁、易激怒、欣快、情感失控等,夜间谵妄此期亦较多见;人格改变;行为障碍,如失眠、冲动、漫游等。晚期则全面智能障碍,卧床、无自主运动,对语言的理解和运用能力完全丧失,情感淡漠,生活完全不能自理,常伴有大小便失禁。

二、认知障碍患者的需求识别

(一) 生活照护需求

由于认知障碍患者对事物的认知出现了问题,中、重度障碍者往往无法自理日常生活。

（二）安全的需求

因出现记忆力障碍以及其他的一些精神行为症状，常易导致外出迷路或其他激越，甚至伤害行为的发生。

三、认知障碍患者服务技巧

（一）生活照护的服务技巧

1. 穿着护理：认知障碍患者往往不能根据气候变化加减衣服，护理员应该随时根据气候变化督促或者为患者更换衣物，以免冻伤或者中暑。患者的衣服颜色最好统一，减少装饰，选用无须熨烫的面料。衣服要宽松，外衣做好能两面穿，并用尼龙搭扣取代拉链，以免伤及患者。鞋子选择松软、舒适的棉质套鞋，尽量不要选择皮鞋或者需要系鞋带的鞋子。

2. 环境护理：居室宽敞，设施简单，光线充足，室内无障碍，以免绊倒患者，室内地面、地板、浴池、厕所地不能滑，最好铺地毯，床边设置护栏；妥善保管有危险性的物品，刀、剪、药品等要收藏好，煤气、电源等开关要有安全装置，最好使患者不能随意打开；生活环境要固定，减少室内物品的变动，看护者不宜经常更换。

3. 睡眠护理：认知障碍患者往往有睡眠障碍，因此要创造良好的入睡条件，周围环境要安静，入睡前可以用热水洗脚，不要进行刺激性谈话或观看刺激类电视节目等，建议患者避免饮酒、吸烟、喝浓茶和咖啡，以免影响睡眠质量。对严重失眠者，可给予药物辅助入睡，长期卧床者要定期进行翻身、拍背，预防压疮发生。

4. 卫生护理：维持良好的个人卫生习惯，可减少感染的机会。个人卫生包括皮肤、头发、指甲、口腔等的卫生，要求早晚刷牙、洗脸，勤剪指甲，定期洗头、洗澡，勤换内衣、被褥。照顾认知障碍患者洗脸时，要从后面或旁边进行帮助，因为面对面为其洗脸，常会使患者感到很勉强而拒绝或不合作。如患者不肯刷牙或不会刷牙，轻症者可以通过鼓励的语言让患者自己刷牙，如果不行，可用棉棒沾盐水擦拭，以达到清洁的效果。戴假牙的患者要检查假牙和牙槽是否吻合，餐后要清洁假牙。

5. 饮食护理

（1）注意营养搭配合理，应多吃些清淡的食物，要多吃些含维生素、矿物质的食物，如谷物、瘦肉、豆类、海产品等；要避免吃容易造成身体伤害的食物，如辛辣刺激的食物。

（2）控制食量：防止吃得太少或者太多，部分认知障碍患者对于饱腹感知度下降，容易过食，此时应注意分次让患者进食，家中可常备一些水果或能量低的零食，当患者需要时提供。此外，也有部分患者出现进食困难有常出现营养不良。出现这种情况时,可以准备颜色丰富的食物,为其专门准备喜欢的餐具。

（3）进食需谨慎：餐具最好是不易破碎的塑料制品,不要用尖锐的刀、叉进食。如果患者视力不好,要把餐桌放在明亮的地方,餐具最好颜色比较鲜明。不要让患者吃黏性食物,液体和固体食物尽量分开。喂食时患者取坐位,一次不要喂太多,速度不要太快,给患者足够的咀嚼时间。

6. 用药护理：认知障碍患者服药时要有人在旁,帮助将药全部服下,以免遗忘或错服。管理好药品,伴有抑郁症、幻觉或自杀倾向的认知障碍患者,护理员一定要将药品管理好,放到拿不到或找不到的地方。遇到不愿服药时,应耐心说服,药吃下后,注意观察患者是否咽下,也可将药碾碎放在饭中。卧床患者应将药碾碎后溶于水中服用,或将药物切成小粒或碎块,加入食物当中。

（二）安全照护的服务技巧

1. 认知障碍患者多伴有锥体外系统病变、共济失调,患者在站立、行走时存在困难,容易跌倒,上下楼梯一定要有人陪伴和扶持,始终保持患者活动于视线内。

2. 避免患者单独外出,防止走失。由于定向障碍,外出容易迷路,找不到回家的路。因此,最好在患者外出活动或散步时,将患者的姓名、地址、电话写在纸条上装在其衣服口袋里,以免迷路、丢失或发生意外。

3. 对于有严重抑郁情绪的精神障碍患者,应置于大病房或易于监护的房间。将刀、打火机、热水瓶、电源等危险物品放在安全、不易拿到的地方。

（三）心理支持的服务技巧

1. 保持病房环境优美、整洁、舒适、安静、安全,使患者感到安心和有安全感。

2. 由于认知障碍患者各方面功能均下降,易产生不安和抑郁,因此,护理员在照护时应态度亲切、耐心,经常给予适当的鼓励和赞赏。

3. 对患者不正当的语言和动作,不能大声训斥,应给予耐心指导和教育。对患者多加安慰、鼓励,进行有效沟通,降低患者的挫败感。

（胡三莲）

第十四章

急救灾害的紧急处理

第一节 火灾的紧急处理与人员疏散

一、概述

在各类自然灾害中，火灾是不受时间、空间限制，发生频率较高的灾害，也是最经常、最普遍地威胁公众安全和社会发展的主要灾害之一。火灾多因闪电、雷击、风干物燥等气候原因导致森林大火或建筑物失火。现代社会中，家庭使用的电器、煤气、电线等都可能引起火灾。火灾不仅烧毁财物造成严重的经济损失，也会致人员死伤、残障和心理创伤。

发生火情时，温度极高的浓烟在 2 分钟内就可以形成烈火，浓烟烈火严重影响了人们的视线，使人看不清逃离的方向而陷入困境。烟雾中毒窒息是火灾致死的主要原因，火灾中被浓烟熏呛窒息致死的风险是直接被火烧死风险的数倍。一些火灾中，被"烧死"的人实际上是先烟气中毒窒息死亡而后遭火烧。浓烟致人死亡的主要原因是一氧化碳中毒。人吸入一氧化碳的允许浓度为 0.2%，当空气中一氧化碳浓度达 1.3% 时，吸入两口就会失去知觉，吸入 1～3 分钟就会导致死亡。

二、火灾的紧急处理

1. 一旦发现火情，立即按警铃或打"119"报警。在医院内发现火灾，立即拨打院内火警电话。报警内容包括地址、起火部位、燃烧物质、火势大小、有无人员被困、进入火场路线以及联系人姓名、电话等，并派人到路口接应消防车进入火场。

2. 火势较弱时，及时利用消防器材扑灭火，争取灭早、灭小、灭了。

3. 电器着火要立即切断电源，用干粉或气体灭火器灭火，不可泼水。

4. 油锅着火要迅速关闭燃气阀门，盖上锅盖或湿布，还可以把切好的蔬菜倒在锅里。

5. 室内的沙发棉被等物品着火，可立刻用水浇灭。

6. 液化气罐着火应立即关闭阀门，可用浸湿的被褥、衣物等捂盖。

7. 身上着火时，切记不要奔跑，应立即躺倒，翻滚灭火或跳入就近的水池，其他人也可用厚重衣物或被子覆盖着火部位灭火。

8. 掌握常用消防器材的使用方法。干粉灭火器使用方法：① 一提：手提灭火器至现场。② 二拔：拔掉保险销。③ 三压：右手压下压把，左手拿喷管，对准火焰根部扫射。

三、火灾的人员疏散

1. 如果火势较大，超过自己的扑救能力时，要尽早撤离。在医院里，一定要听从现场指挥人员统一指令，护理员在护士长或责任护士的统一指挥下，按照距离火点由近及远的方法，引导患者离开火场。

2. 人员疏散时，护理员不但自身要做好火灾应急保护，用冷水将身体浇湿，用湿毛巾捂住口鼻，而且要协助有行动能力的患者和家属采取正确的撤离方法，指导他们用湿毛巾捂住口鼻，保护呼吸道，防止窒息。烟雾较空气轻，要贴近地面前行，带领他们沿医院指定消防通道，一同有序撤离到安全地带。

3. 对于没有行动能力的卧床患者，护理员需要帮助其安全撤离。首先，帮助患者用水浸湿毛巾或衣服，遮盖住口鼻。病情稳定者，根据火情，也可以往头上或者身上浇冷水，或用浸湿的棉被、毯子等将头和身体裹好。对于体重较轻的儿童患者，采取单人抱着撤离。对于体重较重的成人患者，采取多人搬运的方法，或借助轮椅、床等先快速转移至楼梯口，再由 2 名或多名护理员徒手或借助淋湿的床单、担架等工具将其抬至安全场所。

4. 对于生命体征不稳的患者，根据病情考虑携带氧气袋、监护仪等一同撤离。

5. 人员疏散时避免拥挤，沿着逃生楼梯、通道或安全出口撤离，不可乘坐电梯或停留在电梯周围。并及时清理障碍物，保持疏散通道的畅通。

6. 尽量避免大声呼喊，防止有毒烟雾及高温气体进入呼吸道。身上着火，不要用手去拍打，以免烧伤双手。

7. 不要因贪恋财物，而贻误逃生良机，切记不要已经撤离后返回取财物。

8. 在火场中，失去自救能力时，护理员应该带领患者尽量靠墙或通道躲避，便于消防人员营救。消防人员进入室内救援时，一般是沿墙壁摸索行进。

第二节　地震的紧急处理与人员疏散

一、概述

地震,又称地动、地振动,是地壳快速释放能量过程中造成的振动,期间会产生地震波,是一种自然现象。地球上板块与板块之间相互挤压碰撞,造成板块边沿及板块内部产生错动和破裂,是引起地震的主要原因。

地震是一种破坏力很大的自然灾害,除了直接造成房倒屋塌和山崩、地裂、砂土液化、喷砂冒水外,还会引起火灾、爆炸、毒气蔓延、水灾、滑坡、泥石流、瘟疫等次生灾害。地震一旦发生,从有震感到发生房屋坍塌只有十几秒的时间,地震时就近躲避、震后迅速撤离到安全地方是避震较好的方法。

二、地震的紧急处理

1. 地震摇晃时必须提早观察,迅速反应。住在平房,立即跑出室外。住在高楼,千万不要跳楼,第一时间将门打开,确保逃生出口,立即切断电源,关掉煤气。

2. 地震时切莫立即惊慌往外逃跑,保持镇静,听从现场指挥人员指挥,震时暂避,震后迅速撤离。

3. 在医院里,护理员应该指导患者和家属并与其一同采取正确的避震方法,就地抱头蹲下,尽量蜷曲身体,降低身体重心,用衣服、枕头或书包等保护好头部,迅速躲在低矮、坚固的桌旁或内承重墙墙角等,或躲进卫生间、储藏室等,不要到外墙边、窗边或阳台上避震。抓住身边牢固的物品,如桌腿,防止摔倒或身体移位。

4. 若不幸被埋在废墟,一定要镇静,尽可能保护好自己的头面部等重要部位,尽可能加固周边空间,给自己增加生存概率。在地震刚结束又受伤的情况下,不盲目呼救大喊,保存体力,先为自己控制伤势,当听见动静时再呼救。如果被埋较深,短时间内无法被救援,要在有限的空间内为自己准备维持生命的粮食和水源。

三、地震的人员疏散

1. 地震结束后,护理员积极协助指挥人员有序疏散患者和家属。对于有行动能力的患者及家属,护理员应该带领他们,采取双手抱头,蹲低身体,降低重心的姿势,有序快速沿医院安全通道撤离至安全地带。行动不便者,护理员给予搀扶,帮助其安全转移。对于完全没有行动能力的患者,护理员应该用衣服、枕头等保护好患者头部等重要部位,借助轮椅、床、担架等转运工具,或采取多人搬运的方法,帮助患者安全转移,转移时要注意避开坠落物。病情危重者,可以将药物、氧气袋、监护仪等一同转移。

2. 护理员引导患者往户外跑时,要注意避开有玻璃幕墙的建筑、过街桥、立交桥等高大建筑物以及变电器、电线杆、路灯、广告牌等危险物,防止遭到坠落物砸伤。

3. 切记:不要乘坐电梯和在电梯处停留,地震时电梯容易发生故障,导致人员被困。如果地震时在电梯里,应尽快离开;若电梯门打不开,地震时要抱头蹲下,抓牢扶手,地震后尝试用电梯专用电话进行求救。

第三节　水灾的紧急处理与人员疏散

一、概述

水灾泛指洪水泛滥、暴雨积水和土壤水分过多对人类社会造成的灾害。一般所指的水灾,以洪涝灾害为主。我国的水灾大多发生在七、八、九3个月,洪涝水灾主要集中在中、东部地区,多发生在我国七大江河及其支流的中下游地区。严重的洪涝灾害不但直接引起人员伤亡和财产损失,还会诱发山崩、滑坡、泥石流等次生灾害,在突发公共事件中属于重大、频发、面广的自然灾害。

二、水灾的紧急处理

1. 关注天气预报,注意洪灾预警。水灾来临前,备足速食食品、饮用水和医药等日用品。

2. 降暴雨时,要高度警惕。时刻观察房屋周围的溪、河水位,随时做好安全转移的准备。

3. 关闭煤气阀门和电源开关,防止次生灾害发生。

4. 若时间允许,将贵重物品用毛毯包裹好放置楼上高层安全处。离开房间后将门关好,防止物品随水漂流丢失。

5. 妥善保存可以使用的通信设备,如手机,并保持通讯畅通,便于与外界联系。

6. 为防止洪水涌入室内,首先用沙袋堵住大门下面所有空隙。沙袋可用麻袋、布袋或塑料袋,里面装满沙子、泥土或碎石。

7. 洪水上涨时,快速转移至室外地势高、地基牢固处,如山坡、高地、楼房、避洪台等,或立即爬上屋顶、楼房或高墙等高处暂避。

8. 如果已经被洪水包围,可用绳子将身体与固定物相连,以防被洪水卷走。要设法尽快拨打电话，报告自己的方位和险情，或使用哨子、手电筒、旗帜、鲜艳的床单等发出求救信号，积极寻求救援。

9. 如果不幸被卷入洪水中，一定要尽可能地抓住固定的或是能够漂浮的东西，寻找机会逃生。

三、水灾的人员疏散

1. 首先要沉着冷静，听从现场指挥人员指挥，护理员做好自身救护的同时，对于有行动能力的患者和家属，护理员要带领他们沿着安全通道，多人一起，互相用绳子牵着走，快速转移至室外地势高、地基牢固处或指定的安全场所。

2. 对于没有行动能力的患者，根据水灾大小，护理员可以选择借助轮椅、床、担架、门板、木床、竹木等转运工具，或者采用多人搬运的方法，帮助患者安全转至高楼层或指定安全处。病情危重者，考虑将药物、氧气袋等一同转移。

3. 洪水凶猛时，切不可贪恋财物，贻误逃生机会。护理员应该指导患者和家属，采用多人手拉手的方式一同前行，防止被洪水冲走。最好在水深到膝盖之前完成转移，因为水深到腰部后移动会非常困难。

4. 护理员带领患者疏散至户外积水处行走时，要注意观察，贴近建筑物行走，防止跌入窨井或地坑。

5. 如果有救生衣、救生圈等应急救援物品时，护理员应该指导或帮助患者穿戴使用，也可以迅速找一些门板、桌椅、木床、大块的泡沫塑料等漂浮的材料，扎成筏帮助患者逃生。

（朱唯一）

附　录

1. 关于加强医疗护理员培训和
规范管理工作的通知

（国卫医发〔2019〕49 号）

各省、自治区、直辖市及新疆生产建设兵团卫生健康委、财政（务）厅（局）、人力资源社会保障厅（局）、市场监管主管部门、中医药管理局：

为全面实施健康中国战略和贯彻落实《关于促进健康服务业发展的若干意见》《关于促进护理服务业改革与发展的指导意见》，增加护理服务业人力资源供给，扩大社会就业岗位，不断满足人民群众多样化、差异化的健康服务需求，现就加强医疗护理员培训和规范管理有关工作通知如下：

一、高度重视医疗护理员培训和规范管理工作

习近平总书记在党的十九大报告中强调，要实施健康中国战略，为人民群众提供全方位全周期健康服务。要积极应对人口老龄化，加快推进老龄事业和产业发展。要增进民生福祉，完善职业教育和培训体系，建设技能型劳动者大军。护理服务是实施健康中国战略的重要内容，对促进健康老龄化和提升人民群众健康水平发挥了积极作用。加强医疗护理员培训和管理是加快发展护理服务业、增加护理服务供给的关键环节，有利于精准对接人民群众多样化、多层次的健康需求，对稳增长、促改革、调结构、惠民生、促进就业创业，决胜全面建成小康社会具有重要意义。

二、开展医疗护理员培训

（一）医疗护理员定义。根据《中华人民共和国职业分类大典（2015 年版）》，医疗护理员是医疗辅助服务人员之一，主要从事辅助护理等工作。其不属于医疗机构卫生专业技术人员。

（二）培训对象及条件。1. 培训对象：拟从事医疗护理员工作或者正在从事医疗护理员工作的人员，积极支持农村转移劳动力、城镇登记失业人员、贫困劳动力等人群参加培训。2. 培训对象条件：年龄在 18 周岁及以上，身体健康、品行良好、有责任心、尊重关心爱护服务对象，具有一定的文化程度和沟通能力。

（三）培训管理。要充分发挥市场在资源配置中的决定性作用，各地可以依托辖区内具备一定条件的高等医学院校、职业院校（含技工院校）、行业学会、医疗机构、职业培训机构等承担医疗护理员培训工作。要按照《医疗护理员培训大纲（试行）》（见附件）积极开展培训，提高从业人员对患者提供辅助护理服务的职业技能。强化职业素质培训，将职业道德、法律安全意识以及保护服务对象隐私等纳入培训全过程，注重德技兼修。对符合条件的人员按照规定落实职业培训补贴等促进就业创业扶持政策。

三、加强医疗护理员的规范管理

（一）规范聘用，明晰责任。医疗机构应当使用培训合格的医疗护理员从事相应工作，合法、规范用工。医疗机构可直接使用医疗护理员，并按照劳动保障相关法律法规规定，明确双方权利和义务，为其提供必要的职业卫生防护用品等；也可与劳务派遣机构、取得劳务派遣行政许可的家政服务机构签订协议，由其派遣医疗护理员并进行管理，在合同中明确双方机构管理职责和赔偿责任承担主体。

（二）明确职责，保障质量。在医疗机构内，医疗护理员应当在医务人员的指导下，对服务对象提供生活照护、辅助活动等服务；在社会和家庭中可以提供生活照护等服务。严禁医疗护理员从事医疗护理专业技术性工作，切实保障医疗质量和安全。

（三）加强管理，维护权益。聘用医疗护理员的医疗机构要建立相应管理制度，明确医疗护理员的工作职责和职业守则，制订服务规范。要指定专职部门和人员负责管理，定期对医疗护理员进行在岗培训和能力评估，以工作质量和服务对象满意度为主要指标，开展服务质量监督考核，进一步规范服务行为，提高服务水平。有资质的劳务派遣机构、家政服务机构要建立健全医疗护理员管理和派遣制度，并依法缴纳社会保险费，保障其工资福利待遇等合法权益。

四、有关要求

（一）加强组织实施。各地要高度重视加强医疗护理员培训和规范管理工作对推动健康服务业发展、积极应对人口老龄化和扩大社会就业的重要意义。要加强组织领导和统筹协调，结合实际制订具体实施办法。要加强部门间沟通协调，形成合力共同推动各项工作落实到位。

（二）明确部门分工。卫生健康行政部门、中医药主管部门要会同人力资源社会保障部门对医疗机构内医疗护理员聘用和管理工作进行指导和监督,积极推动培训和规范管理各项任务的有效落实。人力资源社会保障部门、财政部门要按照规定落实促进就业创业扶持政策,将符合条件的培训对象纳入职业培训补贴范围。市场监管部门要配合人力资源社会保障部门、卫生健康行政部门等依法加强对登记注册的劳务派遣机构、家政服务机构的监督管理。

(三)及时总结评估。各地要积极创新医疗护理员培训和管理的政策措施,鼓励有条件的地区先行先试,探索建立医疗护理员分级管理机制,拓宽职业发展路径。要及时研究出现的问题和困难,总结经验做法,以点带面,逐步推广。同时适时对发展医疗护理员队伍的政策措施和实施效果进行评估,不断调整完善相关政策,积极扩大护理服务业人员队伍,拓宽社会就业渠道,不断满足群众和社会需求。

附件:医疗护理员培训大纲(试行)

国家卫生健康委员会　　　　　　　财政部
人力资源和社会保障部　　　国家市场监督管理总局
　　　　　　　　　　　　国家中医药管理局
　　　　　　　　　　　　2019 年 7 月 26 日

(信息公开形式:主动公开)

2. 关于做好本市医疗护理员培训和规范管理工作的通知

(沪卫医〔2020〕079 号)

各区卫生健康委,申康医院发展中心、有关大学、中福会,各市级医疗机构,市护理学会:

为加快发展本市护理服务业、增加护理服务的有效供给,精准对接人民群众多样化、多层次的护理需求,根据国家卫生健康委、财政部等五部委联合印发的《关于加强医疗护理员培训和规范管理工作的通知》(国卫医发〔2019〕49 号)文件要求,结合本市实际,现就本市加强医疗护理员培训以及规范管理的要求通知如下。

一、培训要求

(一)医疗护理员定义

根据《中华人民共和国职业分类大典(2015 年版)》,医疗护理员是医疗辅助服务人员之一,主要从事辅助护理等工作。其不属于医疗机构卫生专业技术人员。

(二)培训对象及条件

1. 培训对象。拟从事医疗护理员工作或者正在从事医疗护理员工作的人员。

2. 培训对象条件。年龄在18周岁及以上,身体健康、品行良好、有责任心、尊重关心爱护服务对象,具有一定的文化程度和沟通能力。

(三)培训管理

我委委托市护理学会开展医疗护理员培训工作,着力于强化医疗护理员职业素质培训,将职业道德、法律安全意识以及保护服务对象隐私等纳入培训全过程,注重德技兼修。本市培训大纲由市护理学会根据国家卫生健康委要求另行制定。

二、管理要求

(一)规范聘用,明晰责任

医疗机构应当使用培训合格的医疗护理员从事相应工作,合法、规范用工。医疗机构可直接使用医疗护理员,并按照劳动保障相关法律法规规定,明确双方权利和义务,为其提供必要的职业卫生防护用品等;也可与劳务派遣机构、取得劳务派遣行政许可的家政服务机构签订协议,由其派遣医疗护理员并进行管理,在合同中明确双方机构管理职责和赔偿责任承担主体。

(二)明确职责,保障质量

在医疗机构内,医疗护理员应当在医务人员的指导下,对服务对象提供生活照护、辅助活动等服务;在社会和家庭中可以提供生活照护等服务。严禁医疗护理员从事医疗护理专业技术性工作,切实保障医疗质量和安全。

(三)加强管理,维护权益

聘用医疗护理员的医疗机构要建立相应管理制度,明确医疗护理员的工作职责和职业守则,制订服务规范。要指定专职部门和人员负责管理,定期对医疗护理员进行在岗培训和能力评估,以工作质量和服务对象满意度为主要指标,开展服务质量监督考核,进一步规范服务行为,提高服务水平。

三、信息维护要求

(一)证件管理

通过市护理学会培训并考核合格的医疗护理员,根据培训方向的不同,由市护理学会颁发医疗护理员(一般照护类)、医疗护理员(老年照护类)、医疗护理员(孕产妇和新生儿照护类)三种不同的培训合格证明。对已取得市护理学会颁发的护工培训合格证明且目前仍从事护工岗位的从业人员,可持原护工培训合格证明登录市护理学会网站(www.sh-na.com)或市护理学会微信公众号(上海市护理学会服务号)提出申请,结合目前从事的工作岗位,换取相应的医疗护理员培训合格证明。

(二) 医疗护理员信息库管理

为加强医疗护理员(护工)队伍的动态管理,我委委托市护理学会建立本市医疗护理员(护工)数据库,各聘用医疗护理员(护工)的医疗机构应设立联系人,并在 2020年 12月 1日之前,登录市护理学会网站或市护理学会微信公众号,在线填写本机构持有护工(已换为医疗护理员培训合格证的只需填写医疗护理员培训合格证信息)、医疗护理员培训合格证明并从事该岗位的人员信息。对于机构内医疗护理员人员(护工)信息发生变动的,应在 10天内补填相关信息,确保医疗护理员的信息准确。

上海市卫生健康委员会

2020 年 9 月 8 日

3. 关于印发《上海市护理事业发展实施方案(2017—2020 年)的通知》

（沪卫计医〔2017〕020 号）

各区卫生计生委,申康医院发展中心、有关大学、中福会,各市级医疗机构,市护理质控中心、市老年护理管理质控中心,市护理学会:

为促进上海护理事业健康发展,根据国家卫生计生委《中国护理事业发展规划纲要(2016—2020 年)》要求,我委结合本市护理工作发展实际,组织制定了《上海市护理事业发展实施方案(2017—2020 年)》。现印发给你们,请认真贯彻执行。

特此通知。

上海市卫生和计划生育委员会

2017 年 4 月 20 日

上海市护理事业发展实施方案(2017—2020 年)

为全面贯彻落实国家卫生计生委《中国护理事业发展规划纲要(2016—2020年)》,更好地谋划、促进上海护理事业的发展,根据上海市卫生事业发展形势和上海护理事业发展现状,制定本实施方案。

一、"十二五"时期上海护理事业发展现状及面临形势

(一) 发展现状

1. 护士队伍数量增加,知识结构优化。截至 2015 年底,上海注册护士已超过 7.54 万人,较 2010 年增长了 35.24%,按常住人口统计每千人口护士数从 2010 年的 2.43 提高到 2015 年的 3.12,执业(助理)医师与注册护士比由 2010 年的 1∶1.09 提高 到 2015 年的 1∶1.19,医院的医护比由 2010 年的 1∶1.37 提高到 2015 年的 1∶1.5。 其中,三级医院医护比达到 1∶1.54,二级医院达到 1∶1.49。护士队伍中大专以上学 历的护士达 67.12%,其中本科以上学历的护士占 14.5%。一批高学历、高素质的护 理人员充实到临床一线,为推进本市护理事业发展和医学科学技术进步奠定了坚实 的基础。

2. 护士队伍专业技术水平显著提升。根据临床专科护理发展,有重点地培养专 科护理领域的专业骨干。在专科护理知识和技能要求较高的重点领域,开展专业护 士适任培训。2011 年至 2015 年共培养专业适任护士 5 696 名。在已开展专业适任 护士培训的专科领域中,根据临床需求和专业发展情况,培养具有专业拓展能力的更 高层次的专科护士,为临床护理人员提供更高的职业发展平台。"十二五"期间培养 ICU 专科护士 85 名,血液净化专科护士 32 名。

3. 优质护理服务工作有序推进。2010 年初启动"优质护理服务示范工程",并逐 步推动此项工作不断深化。至 2015 年 12 月,全市二级以上医院 100%开展优质护理 服务,二级以上综合医院已在全部病房开展优质护理服务。所有医院都成立优质护 理服务领导小组,定期讨论解决护理工作问题,形成医院围绕临床工作转的格局。切 实加强基础护理,改善护理服务,提高护理质量,保障医疗安全,努力为人民群众提供 安全、优质、满意的护理服务。

4. 医院护理管理水平不断提升。以实施岗位管理为切入点,建立有效的激励和 约束机制,努力实现公立医院护理管理的科学化、专业化和精细化。各级医院积极开 展护士分级管理,完善与护理服务的数量、质量、技术难度、患者满意度相挂钩的绩效 考核制度,使护士的收入分配、职称晋升、奖励评优等更加注重临床护理实践,充分调 动临床护士积极性。

5. 护理服务领域进一步扩大。"十二五"期间,护理的服务领域扩大,护理人员除 了积极参与治疗,还参与疾病预防、协助康复、慢性病管理、老年照护、安宁疗护等工 作。各级医疗机构通过开展护理门诊、居家护理等形式,提供延续护理服务,满足广 大群众日益多样化的健康服务需求。护士在与人民群众健康相关的各个领域中都发 挥着越来越重要的作用。

（二）面临形势

"十三五"时期,上海将加快建设健康城市,努力向亚洲医学中心城市迈进,同时不断发展完善与上海经济社会水平相适应的基本医疗卫生制度和服务体系,提升医学科技水平和创新能力。在这一阶段,上海护理事业的发展也必将面临新的形势和挑战。随着上海老龄化进程加快及全面两孩政策的实施,老年护理服务和慢性病管理需求将进一步增加,妇产、儿童、生殖健康等相关医疗保健服务的供需矛盾将更加突出,这都对上海护理事业发展提出迫切要求;推进上海健康城市建设和深化医药卫生体制改革为上海护理事业发展带来难得机遇,也要求护理人员的知识水平和创新能力必须进一步提升、上海护理服务体系和管理机制必须进一步完善和创新;信息化技术的快速发展为护理事业发展创造了有利条件,也要求护理管理者要进一步优化护理服务流程、提高护理服务效率和质量。

二、"十三五"期间上海护理事业发展的指导思想与发展目标

（一）指导思想

"十三五"是本市深化医药卫生体制改革的关键时期和攻坚阶段。"十三五"时期,上海护理事业将全面贯彻党的十八大和十八届三中、四中、五中、六中全会精神,围绕本市卫生计生改革的总体布局和《中国护理事业发展规划纲要（2016—2020年）》的总体要求,以维护人民群众健康为宗旨,立足上海护理发展实际,坚持以人为本发展、均衡协调发展、内涵质量发展、创新智慧发展,进一步加强护理队伍建设、服务能力建设、管理体制机制建设,全面激发护理专业发展的内在活力,为推进上海的健康城市和亚洲医学中心城市建设做贡献。

（二）主要目标

——进一步提升护士专业素质与服务能力。加强护理队伍建设,大力培养基层护理人员和临床专科护理骨干,努力打造数量规模适宜、素质能力优良、结构分布合理的护理从业人员队伍。进一步完善护理人才培养体系,满足多层次护理服务需求。

——进一步提升医疗机构临床护理质量。根据患者诊疗服务和医学科学技术发展需求,以临床实效为依据,深化服务理念和专业内涵,提高临床护理工作的人文性、专业性和规范性,改进工作流程、提高技术水平,推进各级医疗机构临床护理质量的持续改善。

——进一步优化护理职业发展环境。完善医院护理管理体制和运行机制,推进护理岗位管理制度和分层级管理制度,在人力资源配置、绩效考核、职称晋升、岗位培训等方面实施科学管理,明晰护士职业发展路径,努力实现护理管理的科学化、专业化、精细化,为临床护士创造良好的职业环境,充分调动护士积极性。

——进一步拓展护理服务领域。根据经济社会和人口老龄化发展现状,配合上海市老年医疗护理服务体系发展规划和总体布局,大力发展慢性病管理、老年护理、康复促进、安宁疗护等服务,提高护理服务连续性和整体性,满足城市老龄化的护理服务需求。

"十三五"期间上海护理事业发展主要工作指标

指　　　标	2015 年	2020 年	性　　质
1. 注册护士总数	7.54 万	9 万～9.54 万	预期性
2. 每千人口注册护士数	3.12	3.6	预期性
3. 执业(助理)医师与注册护士比	1∶1.19	1∶1.3	预期性
4. 三级综合医院、部分三级专科医院(肿瘤、儿童、妇产、心血管病专科医院):			约束性
全院护士与实际开放床位比	0.7∶1	0.8∶1	
全院病区护士与实际开放床位比	0.4∶1	0.6∶1	
5. 二级综合医院、部分二级专科医院(肿瘤、儿童、妇产、心血管病专科医院):			约束性
全院护士与实际开放床位比	0.6∶1	0.7∶1	
全院病区护士与实际开放床位比	0.4∶1	0.5∶1	
6. 在社区从事工作的护士数	/	10 000	预期性
7. 全科医生与社区护士比例	/	1∶1	预期性
8. 培养临床急需的专科护理骨干人员	5 000	8 000	预期性
9. 社区护士参加培训比例	/	90%	预期性
其中培养社区特色"一专多能"护士	/	1 000	
10. 二级及以上医院护理管理人员参加岗位培训比例	100%	100%	预期性
11. 三级综合医院新入职护士参加岗位培训比例	/	100%	预期性
12. 老年护理从业人员参加培训比例	/	90%	预期性

三、重点任务

(一) 加强护士队伍建设

1. 扩大护士队伍总量,维护护士合法权益。进一步扩大护士队伍总量,到 2020 年,上海注册护士总数达到 9 万～9.54 万,每千人口注册护士数不低于 3.6,执业(助理)医师与注册护士比达到 1∶1.3。推动各级卫生计生行政部门和医疗卫生机构全面落实《护士条例》各项规定,切实维护和保障护士合法权益和身心健康,采取有效措施稳定护士队伍、提高护士福利待遇,改善护士工作条件,防控和减少护理职业健康危险因素等。着力宣传在本职岗位作出突出贡献的护士,依法严惩伤害护士的违法犯罪行为,保护护士人身安全。

2. 保障医院护士人力配备,满足临床工作需求。根据医院功能定位、服务半径、床位规模、临床工作量等合理配置护士人力。其中,到 2020 年,三级综合医院、部分三级专科医院(肿瘤、儿童、妇产、心血管病专科医院)全院护士总数与实际开放床位比不低于 0.8∶1,病区护士总数与实际开放床位比不低于 0.6∶1;二级综合医院、部分二级专科医院(肿瘤、儿童、妇产、心血管病专科医院)全院护士总数与实际开放床位比不低于 0.7∶1,病区护士总数与实际开放床位比不低于 0.5∶1。对于护士配备数量低于配备标准的医疗机构,由卫生计生行政部门按照《护士条例》第二十八条给予处罚。

3. 完善毕业后培养体系,提升护士专业素质和服务能力。完善护士毕业后培养体系,开展新入职护士和临床专科护理骨干岗位培训工作。(1) 到 2020 年,争取所有三级综合医院的新入职护士均参加岗位培训,其他医疗机构应当有一定比例的新入职护士参加培训。(2) 根据临床专科护理发展需要,有重点地培养临床专科护理领域的专业骨干,在重症监护、急诊急救、手术室护理、血液净化、伤口护理、产科护理等领域开展适任培训,护士在进入相关科室三年内应接受适任培训并通过考核获得适任证书。(3) 以临床需求为导向,在临床急需且发展相对成熟的领域,探索建立专科护士培训制度和专职专科护士的使用模式,逐步形成新护士岗位培训——专业护士适任培训——专科护士提升培训的阶梯式临床护士职业能力提升发展体系。对经过专业适任培训和专科提升培训的临床护士,各级各类医疗机构要完善各项支持措施,稳定和发展专科领域护理骨干队伍。

4. 加强基层护理队伍建设,提高基层护理服务水平。进一步增加社区卫生服务机构的护理力量,保障基层护士待遇,让社区护士在为居民提供健康服务方面发挥更大作用。到 2020 年,在社区从事工作的护士达到 10 000 人,全科医生与社区护士比例至少达到 1∶1。加强对社区护士的岗位技能培训,提高社区护士能力与水平,特别是慢性病护理、老年护理、康复护理、安宁疗护等服务能力。完善基层护士激励机制,在绩效分配、职称晋升、课题招标及成果奖励、教育培训等方面向社区护士倾斜,吸引更多优秀的护士到社区基层,为人民群众健康服务。

5. 加强护理管理队伍建设,为临床护理团队的高效运作提供保障。加强护理管理人员岗位培训,培养既精通护理业务又具备科学管理知识和能力的护理管理人才,适应现代医院和临床护理工作发展需要。到 2020 年,二级以上医疗机构的护理管理人员参加岗位培训达100％。

6. 激励扶持创新型护理人才成长，为人才高地建设夯实基础。通过实施护理学科建设计划和上海青年护理人才培养资助计划，并积极开展科研课题立项、器具创新展评、护理成果奖励等，为研究型创新型护理人才的成长搭建平台，为上海护理人才高地建设夯实基础。

7. 发展护理辅助人员队伍，探索建立护理员管理制度。探索建立适应老龄社会需求的护理员培养体系。明确护理员资质、职责、服务规范及管理规则等，保障护理质量和安全。规范护理员服务行为，提高人员从业能力。鼓励有条件的院校、行业学会和职业培训机构开展护理辅助人员的培养，扩大社会就业，满足群众和社会需求。

（二）提高护理服务质量

1. 加强护理服务规范化建设。根据新时期护理学科体系和临床实践的发展需求，遵循科学规律，进行充分的调研和论证，及时完善护理操作规范和服务指南，并积极推动护理规范的临床应用，提高护理工作的专业性、规范性。细化国家卫生计生委制订的护理工作制度、临床护理服务指南和操作技术规范等并组织实施和落实。

2. 继续深入推进优质护理服务。巩固"十二五"期间实施"优质护理服务示范工程"的优秀成果，在各级各类医院继续强化"以病人为中心"的服务理念，全面推行责任制整体护理的服务模式。护理人员要能够运用专业知识和技能，将患者的照护、观察、用药、治疗、沟通、指导等各项工作整合贯通，为患者提供全程规范化的护理服务，体现人文关怀和护理专业内涵。到2020年，实现二级及以上医院优质护理服务全院覆盖，并在社区卫生服务中心开展有社区特色的优质护理。

3. 促进护理质量持续改进。进一步明晰护理质量控制的关键指标，建立完善护理质量控制和持续改进的机制，利用信息化手段，建立护理质量关键指标的定期监测、反馈制度，不断改进临床护理实践，提高护理质量，提升护理服务水平。

（三）加强护理科学管理

1. 建立护士分层级管理制度。建立符合护理工作特点的护士分层级管理制度。以护士的临床护理服务能力和专业技术水平为主要指标，结合工作年限、职称和学历等，将护士分层分级使用。明确不同层级护士的工作职责和任务、能力要求、比例等，并在岗位设定、薪酬分配、晋升晋级等方面与能级挂钩，理顺护士职业发展路径，充分发挥不同层级护士作用，稳定和发展护理队伍。

2. 建立护士岗位管理制度。各级各类医疗机构应建立护理岗位管理制度，科学设置护理岗位，明确岗位职责和工作标准，科学合理配置护士人力，实现护士从身份管理转向岗位管理。同时以实施岗位管理为切入点，建立有效的激励和约束机制，进一步完善与护理服务的数量、质量、技术难度、患者满意度挂钩的绩效考核和薪酬分配制度,形成灵活机动、能进能出的用人机制,充分调动护士的积极性。

3. 推动护理管理信息化建设。大力推进护理信息化建设,提高临床工作效率,节约护士人力,减轻工作负荷,提高护理效率和质量。利用云计算、大数据、移动通信等技术,有条件的医疗机构应建立包括护理管理在内的综合管理平台,支撑业务管理、经济运行、考核分配等功能,为及时弹性调配人员、科学绩效考核、实现护理质量持续改进等创造条件。逐步实现护理资源共享、服务领域拓展、促进不同机构护理工作水平共同提高。

(四)拓展护理服务领域

1. 大力发展老年护理服务体系。"十三五"期间上海将努力建成与上海经济社会发展水平相适应、与国际化大都市功能相匹配、集"医老—养老—防老"功能三位一体的老年医疗护理服务体系,实现本市老年护理服务多元化、优质化、均衡化发展。加强老年医疗护理机构建设,加快推进本市治疗床位和护理床位的分类管理。持续实施与本市老年人口变动相适应的老年医疗护理服务供给增量政策,2020 年实现全市按户籍老年人口 0.75% 配置医疗机构长期护理床位。鼓励医疗机构与养老机构建立签约服务机制,落实社区卫生服务中心医养结合支撑平台建设。全面推进老年照护统一需求评估体系建设,做好与长期护理保险制度的衔接。建立配套的老年护理服务规范和评价指标体系。依据老年人健康服务需求的特点,加强护理辅助人员培养,构建多层次的老年护理从业人员队伍。

2. 鼓励开展延续性护理服务。支持有条件的医疗机构充分发挥专业技术和人才优势,建立医院—社区—家庭联动机制,运用"互联网+"理念打造信息平台,将护理服务延伸到社区和家庭,为出院患者提供延续性护理服务。逐步丰富和完善服务内容和方式,积极开展慢性病管理、康复促进、健康教育和咨询、安宁疗护等服务,保障护理服务的延续性。

(五)深化院校护理教育改革

遵循护理学教育规律,以"服务需求,提高质量"为主线,护教协同,深化改革。建立护理院校人才培养与护理行业人才需求的供需平衡机制,推进护理院校与用人单位之间的有效衔接,确保护理教育适应护理专业实践发展的要求。针对不同学历层次培养人才的目标,完善和改进课程设置,加大心理学、人文和社会科学知识的比重,增强人文关怀意识,大力培养临床实用型人才,全面提高护理教育质量,做好人才储备。

(六)推动中医护理发展

加强中医护理工作,充分发挥中医辨证施护及中医特色护理技术在临床医疗、老年病、慢性病防治、康复和预防保健中的作用。中医医疗机构和综合医院、专科医院的中医临床科室要按照《中医护理工作指南》开展中医护理工作,积极开展辨证施护,加快中医护理技术推广和应用,实施优势病种中医护理方案,推进中医特色专科护理工作。建立健全中医护理质量评价考核体系,持续改进中医护理质量。

大力开展中医护理管理人员和中医护理骨干人才培养,加强各级中医医疗机构、综合和专科医院中医护理人员中医药基本知识和技能的系统培训和中医护理技术专项培训。到 2020 年,二级及以上中医医院、中西医结合医院中医护理管理人员参加市级卫生计生行政部门认可的中医药知识系统培训的比例(新任管理人员以上岗 1 年内为统计节点)达到 100%、非中医院校毕业护士参加市级卫生计生行政部门认可的中医药知识系统培训比例达 90%,提升中医护理服务能力和水平,促进中医护理技术创新和中医护理学科建设。

(七)加强交流与合作

加强上海与国内其他省市、港澳台地区以及国际护理同行的合作交流,学习和借鉴国内外的先进护理理念、专业技术、实践经验、教育和管理模式等,拓宽上海护理人员的专业视野,提升专业水平,促进发展理念和发展模式与国际接轨。充分利用多方资源,优势互补,合作共赢,共同促进护理事业的发展。

四、重大工程项目

(一)护士岗位培训工程

"十三五"期间,建立"以需求为导向、以岗位胜任力为核心"的护士岗位培训制度。积极推进护士岗位培训,重点加强新入职护士、临床专科护理骨干、社区护士和护理管理人员的岗位培训,切实提高护理服务和管理水平。到 2020 年,所有三级综合医院新入职护士均参加岗位培训,其他医疗机构也应当有一定比例的新入职护士参加培训;根据临床专科护理发展需要,培养临床急需的专科护理骨干 8 000 名;培养社区特色"一专多能"护士 1 000 名。有计划分期分批地开展社区护士岗位培训,争取实现社区卫生服务中心护士培训全覆盖;二级及以上医疗机构护理管理人员岗位培训达 100%。

(二)老年护理服务能力提升工程

以《上海市老年医疗护理服务体系发展"十三五"规划》为指导,努力建设集"医老—养老—防老"功能三位一体的老年医疗护理服务体系,全面提升老年护理服务能力。推动老年护理服务学科建设,开展老年护理研究,制定并完善老年护理服务规范和评价指标体系,规范老年护理服务行为。加快老年护理人才队伍建设,加强三级医疗机构相关科室以及老年医疗护理机构内护士老年护理知识和技能的培训,提高老年专业护理水平。加大老年护理从业人员职业培训力度,优化老年护理人员队伍技能结构,提升队伍整体素质和服务水平。

五、保障措施

(一)加强组织领导,加大投入力度

各级卫生计生行政部门、各办医主体和各医疗机构要从全面建成小康社会和提高人民群众健康水平的高度,充分认识加快推进护理事业改革与发展的重要性、必然性和紧迫性,要加强组织领导,把推动护理工作发展提上重要议事日程,明确目标任务,统一部署、统筹安排、同步实施。强化政府和医疗机构对护理工作的投入责任,引导社会力量参与发展护理事业,鼓励多元化发展本市护理机构,满足人民群众日益增长医疗护理服务需求。

(二)明确部门职责,形成多方合力

卫生计生、发展改革、教育、财政、人力资源社会保障等部门要根据部门职责,形成多方合力,协调一致推进护理事业健康发展。卫生计生行政部门抓好《中国护理事业发展规划纲要(2016—2020 年)》和本实施方案的组织实施。发展改革(价格)部门建立以成本和收入结构变化为基础的价格动态调整机制,合理调整包括护理在内的医疗服务价格,体现医务人员技术劳务价值;教育部门深化护理专业人才培养改革,规范护理专业设置,加强人文教育和职业素质培养,严格临床护理实习实训管理,全面提高护理人才教育质量;财政部门按照政府卫生投入政策落实护士队伍建设、提升老年护理服务能力等相关经费;人力资源社会保障部门完善公立医院薪酬分配制度,重点向临床护理任务重、风险大、技术含金量高的护理岗位倾斜,调动护士工作积极性;完善职称评审制度,护理职称评审要强调临床护理工作数量、质量、患者满意度及医德医风等。

(三)认真贯彻落实,务求取得实效

各级卫生计生行政部门、各办医主体和各医疗机构在组织实施本方案过程中,要细化各项工作任务,积极主动与其他有关部门沟通协调,结合实际、科学统筹、创新方法、注重实效,切实维护方案的权威性和严肃性。要注重抓示范点建设,发掘先进典型,发挥示范效应,积极探索、总结经验,以点带面,逐步推广,带动本市护理工作分步骤达到规划的各项目标,确保目标和任务落到实处。

(四)加强督导评估,保证工作效果

各级卫生计生行政部门、各办医主体和各医疗机构要制订切实可行的评估方案,建立监督评估机制,对方案的执行情况进行全过程监测,开展阶段性评估和终期评估,加强工作任务落实情况的督导检查,及时发现问题,总结经验。2018 年,上海市卫生计生委将对各区卫生计生行政部门、各办医主体和各医疗机构贯彻落实方案执行情况进行中期评估,2020 年组织开展终期评估。

参考文献

［1］World Health Organization. State of the World's Nursing Report-2020［EB/OL］. https：// www.who.int/health-topics/nursing♯tab＝tab_1.

［2］Walton A L, Rogers B. Workplace Hazards Faced by Nursing Assistants in the United States：A Focused Literature Review［J］. Int J Environ Res Public Health，2017， 14(5)：544.

［3］Eurostat. Healthcare personnel statistics-nursing and caring professionals［EB/OL］. https：// ec. europa. eu/eurostat/statistics-explained/index. php? title ＝ Healthcare _ personnel _ statistics_-_nursing_and_caring_professionals♯Healthcare_personnel_.E2.80.94_health_ care_assistants.

［4］国家卫生健康委员会.关于加强医疗护理员培训和规范管理工作的通知［EB/OL］. ［2019－08－26］.http://www.nhc.gov.cn/cmssearch/xxgk/getManuscriptXxgk. htm?id＝ f239ab4290f94d3cb6b36d1705e29f34.

［5］Edwards M. The nurses' aide：past and future necessity［J］. J Adv Nurs，1997，26(2)， 237－245.

［6］曹婉莉. 从独立到融入：英国志愿医院的发展历程评述［J］. 国外医学卫生经济分册， 2016,33(01)：5－8.

［7］Thornley C. A question of competence? Re-evaluating the roles of the nursing auxiliary and health care assistant in the NHS［J］. J Clin Nurs，2000,9(3)：451－458.

［8］McKenna H P, Hasson F, Keeney S. Patient safety and quality of care：the role of the health care assistant［J］. J Nurs Manag，2004,12(6)：452－459.

［9］Maben J, Macleod C J. Project 2000 diplomates' perceptions of their experiences of transition from student to staff nurse［J］. J Clin Nurs，1998,7(2)：145－153.

［10］Chapman P. Unknown factor［J］. Nursing Times，2000,96(6)：28－29.

［11］Savage E. HCAs in midwifery：implications for qualified staff［J］. Midwifery Review， 1997,15：85－88.

［12］Crawley W, Marshall R, Till A. Use of unlicensed assistive staff［J］. Orthopaedic Nursing， 1993,12：47－53.

［13］O' MALLEY J, LLORENTE B. Back to the Future：Redesigning the Workplace［J］. Nursing management，1990,21(10)：46－65.

[14] Thornley C. A question of competence? Re-evaluating the roles of the nursing auxiliary and health care assistant in the NHS[J]. J Clin Nurs, 2000,9(3)：451 - 458.

[15] McKenna H P, Hasson F, Keeney S. Patient safety and quality of care：the role of the health care assistant[J]. J Nurs Manag, 2004,12(6)：452 - 459.

[16] Gray M, Smith L N. The professional socialization of diploma of higher education in nursing students (Project 2000)：a longitudinal qualitative study[J]. J Adv Nurs, 1999, 29(3)：639 - 647.

[17] Lewis R, Kelly S. Education for healthcare clinical support workers [J]. Nursing standard, 2015,30(15)：38 - 41.

[18] Stokes J,Warden A. The changing role of the healthcare assistant[J]. Nurs Stand, 2013, 43(7)：12 - 14.

[19] Royal College of Nursing. Careers resource for Nursing Support Workforce[EB/OL]. https://www. rcn. org. uk/professional-development/nursing-careers-resource/nursing-support-workers♯movingup.

[20] 高云,李华萍,徐玉钗,等.从福建省护理员管理案例看医疗护理员职业形态发展[J].上海护理,2021,21(9)：67 - 70.

[21] 王爱平,孙永新,刘宇,等.医疗护理员培训教程[M].北京：人民卫生出版社,2021.

[22] 崔霞.发达国家护理员发展现状[J].中华现代护理杂志,2013,19(1)：119 - 121.

[23] 张利岩,应岚,王英,等.医院护理员培训指导手册[M].北京：人民卫生出版社,2021.

[24] 毛惠娜,王莉慧,沈琼,等.护理员基础知识与技能[M].北京：化学工业出版社,2014.

[25] 杨文秀,杨根来,许世杰,等.养老护理员（基础知识）[M].北京：中国劳动社会保障出版社、中国人事出版社,2020.

[26] BLAY N, ROCHE M A. A systematic review of activities undertaken by the unregulated Nursing Assistant[J]. J Adv Nurs,2020,76(7)：1538 - 1551.

[27] TRAVERS J L, CACERES B A, VLAHOV D, et al. Federal requirements for nursing homes to include certified nursing assistants in resident care planning and interdisciplinary teams：A policy analysis[J]. Nurs Outlook,2021;69(4)：617 - 625.

[28] 崔锦,陈香萍,隋伟静,等. ICU护士跨专业合作核心能力指标体系的构建[J].中国护理管理,2021,21(6)：839 - 844.

[29] KARAM M, BRAULT I, DURME T V, et al. Comparing interprofessional and interorganizational collaboration in healthcare：A systematic review of the qualitative researc[J]. Int J Nurs Stud,2018,79：70 - 83.

[30] REEVES S, PELONE F, Harrison R, et al. Interprofessional collaboration to improve professional practice and healthcare outcomes[J]. Cochrane Database Syst Rev, 2017, 6(6)：CD000072.

[31] 杨慧,陈红,张婷,等.病房护士跨专业合作能力现状及其影响因素研究[J].实用医院临床杂志,2018, 15(6)：74 - 78.

[32] Interprofessional Education Collaborative. (2016). Core competencies for interprofessional

collaborative practice：2016 update. Washington，DC：Interprofessional Education Collaborative.

[33] 姜小鹰,刘俊荣,韩琳,等.护理伦理学[M].北京：人民卫生出版社，2017.

[34] 刘竹琴,姚金兰,庄一渝.跨专业团队合作在危重症护理中的研究进展[J].护理研究，2021,35(3)：446-450.

[35] 刘桂英,王青,刘华平.改善团队合作与沟通,促进患者安全：跨专业情景模拟教学课程学习体会[J].中国护理管理,2019,19(9)：1430-1434.

[36] GOLDSBERRY J W. Advanced practice nurses leading the way：Interprofessional collaboration[J]. Nurse Educ Today,2018, 65：1-3.

[37] HU Y，BROOME M. Interprofessional collaborative team development in China：a grounded theory study[J]. J Nurs Manag,2019,27(6)：1075-1083.

[38] HALIFAX E，MIASKOWSKI C，WALLHAGEN M. Certified Nursing Assistants' Understanding of Nursing Home Residents' Pain[J]. J Gerontol Nurs,2018,44(4)：29-36.

[39] DOBBS D，BAKER T，CARRION I V, et al. Certified Nursing Assistants' Perspectives of Nursing Home Residents' Pain Experience：Communication Patterns，Cultural Context，and the Role of Empathy[J]. Pain Manag Nurs,2014,15(1)：87-96.

[40] RUMMEL E，EVANS E M，O'NEAL P V. Educating Certified Nursing Assistants to Communicate Skin Changes to Reduce Pressure Injuries[J]. J Gerontol Nurs，2021，47(8)：21-28.

[41] FRIESEN L，ANDERSEN E. Outcomes of collaborative and interdisciplinary palliative education for health care assistants：A qualitative metasummary[J]. J Nurs Manag,2019,27(3)：461-481.

[42] PAYNE M B，LYONS J D. Preparation of geriatric aides for patient care and certification[J]. Geriatr Nurs, 1987, 8(3)：125-127.

[43] KIM J. Occupational Credentials and Job Qualities of Direct Care Workers：Implications for Labor Shortages [J]. J Labor Res, 2020：1-18.

[44] SENGUPTA M，HARRIS-KOJETIN L D，EJAZ F K. A national overview of the training received by certified nursing assistants working in U.S. nursing homes [J]. Gerontol Geriatr Educ, 2010, 31(3)：201-219.

[45] 乐晓平.从日本老年介护发展过程看中国老年护理事业发展需求 [J]. 中国护理管理，2007，(01)：73-75.

[46] 吕丽芳,石美霞. 我国医疗护理员培训体系的研究进展 [J]. 中国临床护理，2019，11(02)：181-184.

[47] WU L Y，YIN T J，LI I C. The effectiveness of empowering in-service training programs for foreign nurse aides in community-based long-term care facilities [J]. Public Health Nurs, 2005, 22(2)：147-155.

[48] 人力资源社会保障部,国家质量监督检验检疫总局,国家统计局.三部门关于做好《中华人民共和国职业分类大典(2015 年版)》应用工作的通知[EB/OL].[2016-01-29].http://

www.gov.cn/xinwen/2016-02/22/content_5044590.htm.

[49] 中华人民共和国人力资源和社会保障部,中华人民共和国民政部.养老护理员国家职业技能标准(2019 年版)[EB/OL].[2019 - 10 - 16].http://www.mohrss.gov.cn/SYrlzyhshbab/dongtaix-inwen/buneiyaowen/201910/t20191016_337083.html.

[50] Forsman W. Health care assistants could do more. Nurs N Z. 2011 Nov;17(10):4. PMID:22216613.

[51] 崔霞. 发达国家护理员发展现状 [J]. 中华现代护理杂志,2013,(01):119 - 121.

[52] 沈雁英.肿瘤心理学[M].北京:人民卫生出版社,2010.

[53] 钱明.健康心理学[M].北京:人民卫生出版社,2007.

[54] 陈璐.癌症患者心理疏导技术[M]. 北京:人民卫生出版社,2013.

[55] 黄雪薇.癌症的整合医学心理防治[M].北京:人民卫生出版社,2011.

[56] 凌志军.重生手记[M].长沙:湖南人民出版社,2012.

[57] 邹宇华.死亡教育[M].北京:广东人民出版社,2008.

[58] 宋岳涛,刘运湖.临终关怀与舒缓治疗[M].北京:中国协和医科大学出版社,2014.

[59] 化前珍.老年护理学[M].北京:人民卫生出版社,2000.

[60] 傅安球.实用心理异常诊断矫治手册[M].上海:上海教育出版社,2011.

[61] 曹新妹,黄乾坤,金小丰.护理心理学[M].武汉:华中科技大学出版社,2018.

[62] 何裕民,杨昆.从心治癌[M].上海:上海科学技术出版社,2013.

[63] 王海芳,李鸣.团体心理治疗对住院癌症病人的疗效[J].中国心理卫生杂志,2006,20(12):187 - 189.

[64] 何阳,曹军.国外舒缓疗护的现状及发展[J].医学前沿,2013,(27).

[65] 岳长红,柏宁,任守双,等.在医学生中开展死亡教育的意义及方式[J].医学与社会,2010,23(9):1 - 3.

[66] 陈灏珠,林果为.实用内科学[M].第 13 版.北京:人民卫生出版社,2009.

[67] 张伯源.医学心理学[M].北京:北京大学出版社,2010.

[68] 唐丽丽,王建平.心理社会肿瘤学[M].北京:中国协和医科大学出版社,2013.

[69] 姚丹丹.新护理模式下肿瘤患者心理干预研究[J].实用肿瘤学杂志,2010,24(1):85 - 86.

[70] 2006 年第二次全国残疾人抽样调查主要数据公报[EB/OL].http://www.cdpf.org.cn/sjzx/cjrgk/200804/t20080407_387580.shtml/2006-12-1.

[71] 中国残疾人联合会,2010 年末全国残疾人总数及各类、不同残疾等级人数调查报告[R].2010.

[72] 陈立,张海燕.近 30 年来国内视觉障碍人士心理健康研究进展[J].贵州工程应用技术学院学报,2015,33(6):104 - 108.

[73] 王文兰,朱梅红,冯陆妹.眼科患者术前焦虑水平与情感需求分析[J].护理学报,2005,12(7):72 - 74.

[74] 赵丽丽.眼科住院患者的焦虑抑郁状况及其影响因素的研究[D].山东大学,2012.

[75] Caplan L R, Gijn J V. Stroke Syndromes, 3ed [J]. Cambridge University Press, 2012.

[76] 世界卫生组织. 耳聋和听力损失-实况报道(第 300 号)[EB/OL].[2017 - 02 - 01].http://

www.who.int/mediacentre/factsheets/fs300/zh/.

［77］中国残疾人联合会. 2010 年末全国残疾人总数及各类、不同残疾等级人数 ［EB/OL］. ［2012 - 06 - 26］. http://www.cdpf.org.cn/sjzx/cjrgk/201206/t20120626_387581. shtml.

［78］张会君，王利群.老年护理学［M］.南京：江苏凤凰科学技术出版社，2013.

［79］马蕾.认知干预在听力障碍患者中的应用效果［J］医疗装备，2020,33(24)：184 - 185.

［80］贾祝军.无障碍设计［M］. 北京：化学工业出版社，2015.

［81］毕清泉，魏秀红，张小兆.内科护理学［M］. 北京：化学工业出版社，2014.